全国中等中医药教育规划教材

中医伤科学

（供中医药类专业用）

主　　编　金晓东
副 主 编　魏宪纯
编　　委　涂国卿　陈忠定
主　　审　梁伟澜

中国中医药出版社

北　京

图书在版编目（CIP）数据

中医伤科学/金晓东主编. —北京：中国中医药出版社，2002.8（2019.9重印）

全国中等中医药教育规划教材

ISBN 978-7-80156-352-1

Ⅰ.中…　Ⅱ.金…　Ⅲ.中医伤科学—专业学校—教材　Ⅳ.R274

中国版本图书馆 CIP 数据核字（2002）第 033614 号

中 国 中 医 药 出 版 社 出 版

北京经济技术开发区科创十三街 31 号院二区 8 号楼

邮政编码　100176

传真　64405750

廊坊市祥丰印刷有限公司印刷

各地新华书店经销

*

开本 787×1092　1/16　印张 15.75　字数 388 千字

2002 年 8 月第 1 版　　2019 年 9 月第 19 次印刷

书　号　ISBN 978-7-80156-352-1

*

定价　39.00 元

网址　www.cptcm.com

如有质量问题请与本社出版部调换　（010 64405510）

前　言

为适应全国中等中医药教育发展的需要，根据教育部和国家中医药管理局组织制订的中等中医药专业目录和各专业教学计划，在国家中医药管理局指导下，由全国中医药职业技术教育学会组织编写了全国中等中医药教育规划教材。本次编写出版的教材有《中医基础学》《中药学》《方剂学》《人体解剖生理学》《药理学》《诊断学基础》《中医内科学》《外科学》《中医妇科学》《儿科学》《针灸学》《推拿学》《针灸推拿学》《中医伤科学》《内科学》《中医基础护理学》《内科护理学》《外科护理学》《妇科护理学》《儿科护理学》《常见急症处理》《中医学概要》《卫生防疫概论》《常用护理技术》等中医类专业主干课程教材共24门。

本次教材是在国家中医药管理局 1988 年统一组织编写出版的中等中医药教材基础上重新编写的全国中等中医药教育规划教材。进入 21 世纪，我国职业教育有较大的发展，人才培养模式、教学内容和课程体系的改革不断深入。为适应新形势的需要，本套教材编写出版遵循了坚持以市场为导向，岗位需要为前提，综合职业能力为基础，强化专业目标，淡化学科意识，突出职业教育特点等基本编写原则，根据中等中医药人才培养目标的要求，在教材编写形式和内容方面都有了较大的改进，在教材编写的组织管理、质量评价和出版发行上亦体现了改革意识，引入了竞争机制。为了保证本套教材的质量，国家中医药管理局科技教育司和全国中医药职业技术教育学会多次召开有关教材编写出版的会议，认真学习了教育部《关于制定中等职业学校教学计划的原则意见》等文件，制定下发了《中等中医药教育教材建设的指导性原则》《中等中医药专业教材编写基本原则》《中等中医药教育教材建设管理暂行办法》和《中等中医药教材出版基本原则意见》等相关文件，成立了各专业教材编审委员会和教材建设办公室，加强了对教材编写出版的组织与管理，力求提高本套教材质量，更好地为中等中医药教育和中医药人才培养服务。

鉴于本次教材编写从组织管理、运行机制到编写要求与内容都进行了较大改革，因此，存在不足之处在所难免，希望中等中医药教育战线的教育工作者和广大读者在使用过程中，提出宝贵意见，以利再版修订时日臻完善。

全国中医药职业技术教育学会

2002 年 4 月 27 日

编 写 说 明

　　本教材是国家中医药管理局科技教育司和全国中医药职业技术教育学会共同组织编写的，供全国中医药中等教育中医医疗、中西医结合、针灸推拿、中医骨伤等医疗类专业使用。各专业可根据教学大纲对本课程的不同要求选用。

　　中医伤科学是一门临床专业课，是中医临床医学中的重要组成部分。中医伤科疗法历史悠久，使用方便，疗效显著。特别是近年来，中医伤科学在继承和发扬传统骨伤科学的基础上，吸收现代骨科学成果，初步形成了一门理论观点新、技术领域广、临床疗效高的具有中国特色的临床学科，大大提高了伤科学在中医临床学科中的地位，是中医临床医疗类各专业的必修课之一。在本书编写中，我们坚持贯彻"中等中医药教育规划教材编写基本原则"，力求保持和发扬中医特色，突出本学科的基本知识、基本理论和基本技能的学习。以强调能力培养为重点，突出职业教育的特点，强化了伤科学基本实践技能的训练，并注意吸收本学科新成果、新技术，保持了教材的继承性、科学性、先进性和实用性。

　　全书共计六章，第一章为伤科学绪论，简要介绍了伤科学的形成和伤科学的成就；第二章为伤科学基础，介绍了伤科学的主要内容，以大量的篇幅讲述了伤科学的基本技能；第三章至第六章分别介绍了骨折、脱位、伤筋及损伤内证中各病证的发病特点，主要临床表现，诊断要点和治疗要点等。并增加了伤科基本技能操作实验指导，突出了以能力培养为重点的职业教育特点，使本教材较前版更全面地概括了中医伤科学的专业范围。

　　本书采取分工编写、集体审定的形式完成，具体编写分工：伤科学绪论、伤科学基础由陈忠定、金晓东编写，骨折由金晓东、魏宪纯编写，脱位、伤筋由涂国卿编写，损伤内证由金晓东编写。全书由梁伟澜教授、主任医师审定。

　　编写全国中等中医药教育规划教材尚属首次，由于我们水平有限，时间仓促，书中错误和缺点在所难免，希望各校教师在使用过程中，提出宝贵意见，以便进一步修订提高。

《中医伤科学》编委会

2001 年 12 月

目　　录

第一章　伤科学绪论

　　人类为了求得生存，在与大自然的斗争中，积累了不少认识创伤和医治创伤的经验。在中医理论指导下，经历代医家数千年的探索总结，逐渐发展成研究防治皮肉筋骨、脏腑经络损伤疾患的一门学科——中医伤科学。

（一）中医伤科的形成

　　中医伤科学是中医学的一个分支，在中医学理论形成的过程中，伤科学的理论体系也日趋成熟。早在公元前 16 世纪殷商时期的甲骨文中就有关于骨折的论述。《内经》则更详细地记载了人体解剖、生理、病理、诊断及治疗等基本理论，其中阐发的肾主骨、肝主筋、脾主肌肉以及气伤痛、形伤肿等学说和论述，奠定了中医伤科学的理论基础。

　　1. 伤科学的基本理论　由于伤科疾病有其特殊的病因和病机，因此相应地产生了相对独立的基本理论。

　　（1）病因　东汉·张仲景在《金匮要略·脏腑经络先后病脉证》中就明确指出：“千般疢难，不越三条：一者，经络受邪入脏腑，为内所因也；二者，四肢九窍，血脉相传，壅塞不通，为外皮肤所中也；三者，房室、金刃、虫兽所伤。以此详之，病由都尽。”到宋代，陈无择将七情所伤定为内因，六淫为害隶属外因，金疮蹉折为不内外因。故骨折、脱骱、筋伤、内伤等伤科中常见的直接病因为不内外因；而六淫、七情也可成为伤科疾病的发生原因，如风寒湿杂至合而为痹，此为外因致病；七情过度，导致脾、肾功能异常，进而影响气血运化，产生筋、肉的痿、痹，此为内因致病。

　　（2）病机　无论是骨折、脱骱、伤筋还是内伤，它的病因均离不开创伤。伤有外伤、内伤之分。外伤以损伤筋骨为主，内伤以损伤脏腑和气血为主，但严重的创伤多导致复合伤，既伤筋骨，同时又伤脏腑、气血和经络。而外伤皮肉筋骨，久之亦可影响内脏。这种内伤与外伤、脏腑与气血相互影响的关系与中医的“人是一个有机的整体”的特色相一致。因此，伤科疾病在病机方面的阴阳学说、气血学说、脏腑学说等有其固有的特性和规律。

　　阴阳学说　《灵枢·本脏》云：“经脉者，所以行血气而营阴阳，濡筋骨，利关节者也。”阴阳营复，筋骨方能劲强，关节才会清利。而阴阳偏盛、偏衰，或阴阳相损，均可以由伤损引起，反之也可恶化伤损病变，使之加重或长久不愈。

　　气血学说　人体一切生理活动和病理变化与气血均有密切的关系，当机体遭受创伤，影响了气血的运行，气血失和，可生百病。伤气导致气滞、气闭、气脱、气虚、气逆等证；伤血引起出血、瘀血、血虚、血脱、血热等证。由于血可载气，气可运血，所以伤气、伤血时可以互相致病，恶化病情。

藏象学说　明·张景岳于《类经·藏象类》说："藏居于内，形见于外，古曰藏象。"藏是象的内在本质，象是藏的外在反映。人体遭受创伤，不管是外伤皮肉筋骨还是内伤脏腑气血，都可影响脏腑功能，出现相应病证。明·陆道师在《正体类要·序》中说："肢体损于外，则气血伤于内，营卫有所不贯，脏腑由之不和。"这就是藏象学说在伤科学中的具体表现。

皮肉筋骨学说　伤科学中除了骨折、脱骱、筋伤、内伤外，还有筋（肌腱、韧带、血管、神经）出槽（正常的解剖位置）、骨错缝（正常关节位置轻度偏位）之说。筋出槽和骨错缝虽然是两个病证，由于现代影像学检查还不能证实，对此二证尚有争议。但在古人及今人的医疗实践中发现，闪肭、岔气、腰痛、别筋等均与此有关，且通过简单的推拿按摩手法均可获得疗效。这又证实了皮肉筋骨学说筋出槽、骨错缝的存在。

经络学说　经络是气血周流滋润全身的通道，内系于脏腑，外络于肢体。伤在经络可内损气血、脏腑。治在经络（如穴上施针、施灸、施术、点穴、推拿、封闭、埋药）可通过经络的调整，达到调理营卫、气血、脏腑功能，以利于全身状况的改善，局部伤病的愈合。

2．伤科的诊疗技术

（1）诊法　伤科疾病的诊法具有较大的独立性。除了常用的望、闻、问、切四诊外，它还有一套特殊的检查方法，即通过手触摸、量具测量（量诊）、观察肢体活动（动诊）等达到了解局部病情，以及筋骨、关节的功能情况。在临床诊断上常运用脏腑辨证、八纲辨证、卫气营血辨证，围绕骨伤科疾病的规律、病因病机的变化、损伤后的症状特点来进行辨证论治。此外，由于科学的发达，如影像学（X线、CT、MRI、同位素扫描、超声波、骨密度仪等）和实验室检查等先进诊断技术的应用，使得现代中医伤科的诊法更趋完善。

（2）治则　伤科疾病的治疗是围绕着骨伤和骨病进行辨证论治。在骨伤的治疗方面，复位、固定、功能锻炼、中药治疗等形成了一套完整的治疗体系，现列述于下。

手法治疗　无论是对骨折、脱骱，还是对筋伤、内伤，手法实为正骨之首务，也是治疗各种损伤（筋伤、内伤等）的重要手段。

固定　错位之骨折、脱骱之关节、离槽错缝之筋骨，用手法使其复位后，尚须固定系缚，可防止损伤的重移位，并为损伤愈合提供必要的条件。临床常用杉木板、竹帘、小夹板、石膏，及外固定器、内固定器等一些固定器具或持续牵引来进行系缚固定。

药物疗法　在辨证论治的指导下，内治常在伤科疾病的初期、中期、后期采用相应的攻、和、补三法，运用活血化瘀、消肿止痛、接骨续筋、祛腐生新等治则进行治疗。外治则选用合适的药物、剂型以外敷或熏洗等治法进行疗伤。

手术　春秋战国时的扁鹊已开始施行"剖胞探心"的手术，并有"以刀刺骨"的手术记载。

导引　导引乃古代医家用来治病和防病的重要手段。如华佗所创"五禽戏"用来康复受伤的肢体。"八段锦"、"易筋经"、"洗髓经"等，均能增强体质，促进受伤肢体及关节功能的恢复，并能预防疾病的发生，延年益寿。

综上所述，中医伤科虽属于中医药学体系中的一个分支，受中医药理论体系的指导和约束，但无论在基本理论、病因病机、辨证施治、诊断治疗方面都具有本学科的特殊性。它能按照伤科疾病内在病理机制的发展变化规律，指导人们认识伤科疾病，开展伤科疾病的临床医疗、科研和教学实践，所以说它是一门独立的学科。

（二）中医伤科学的成就

中医伤科的形成很早，在发展中创造了许多先进的治疗方法和技术。

公元3世纪的中医骨外科鼻祖华佗已使用麻沸散麻醉，实施了骨外科手术。还创造了"五禽戏"，指出了功能锻炼在治疗疾病中的重要性。公元4世纪，葛洪在《肘后救卒方》中首先记载了使用夹板固定骨折和颞颌关节脱位的口内复位法。这是世界上最早的记载，并一直沿用至今。公元7世纪，巢元方著的《诸病源候论》记载了循环障碍、神经麻痹、运动障碍的症状。提出开放性损伤应立即缝合；折断的骨骼可用丝线缝合固定，这是内固定的最早记载。公元9世纪，蔺道人写出了《仙授理伤续断秘方》一书，系统地总结了骨关节损伤的诊断、手法复位、夹板固定、功能锻炼和药物内外治疗；介绍了用背椅式复位法整复肩关节脱位，用手牵足蹬法整复髋关节脱位。公元1189年，张杲记载了骨的切开复位术，发现切除大块死骨的胫骨还能再生骨骼。公元13世纪，危亦林创造了悬吊复位法治疗脊柱骨折。公元1406年的《普济方》记载了人体15个部位的骨折和关节脱位，介绍了用悬吊带快速牵引复位治疗颈椎骨折脱位。并详细地描写了伸直型桡骨下端骨折，应用揣捏法复位和超关节夹板固定。公元1742年，吴谦等编写的《医宗金鉴》记载了各部位骨折脱位达30余种，强调"一旦临证，机触于外，巧生于内"，归纳了"摸、接、端、提、推、拿、按、摩"正骨八法。指出整复时手法要轻、巧、稳、准，达到"法之所施，使病人不知所苦"。在固定方面强调"制器以正之，辅手法之所不逮，以冀分者复合，歪者复正，高者就其平，陷者升其位"。

建国后，伤科学得到了较大的发展。经多年总结，提出动静结合，筋骨并重，内外兼治和医患合作的骨折治疗原则。挖掘、整理、发展了中医的手法复位、小夹板固定及病人的功能锻炼等治疗方法，在治疗骨伤疾病方面取得了较大的进展，已经引起了世界医学界的重视和认可。当代中医伤科学是在继承和发扬传统骨伤科的基础上，吸收现代科学（特别是现代骨科学）成果，初步形成的一门理论观点新、技术领域广、临床疗效高的具有中国特色的中医临床学科。可以预见，中国的中医伤科和西医骨科在临床实践和科研中，将会进一步取长补短，相互结合，共同发展，为人类的健康作出更大贡献。

第二章　伤科学基础

本章伤科学基础中包括伤科学主要内容和伤科基本技能。

第一节　伤科学主要内容

中医伤科学是研究防治皮肉、筋骨、气血、脏腑及经络损伤疾患的学科。它的主要内容包括损伤与骨疾病两大类。

（一）损伤　是由于人体受到外界各种致病因素的作用而使皮肉、筋骨、气血、脏腑及经络等组织遭到破坏。损伤的主要范畴为以下四种：

1. **骨折**　是在外力的作用下，骨的完整性和连续性发生部分或完全破坏。骨折多伴有局部肿胀、疼痛、功能障碍、畸形、异常活动和骨擦音等症。

2. **脱位**　损伤后造成关节内各骨关节面相互之间失去正常关系。临床常可见关节畸形、弹性固定、功能障碍等症。

3. **筋伤**　由于扭、挫、刺、割及劳损等原因而使皮肤、筋肉、筋膜、肌腱、韧带等一些软组织，以及软骨、周围神经、较大血管等损伤。

4. **内伤**　是指脏腑损伤及损伤所引起的气血、脏腑、经络功能紊乱，而出现的各种损伤内证。临床根据受伤病理不同，可出现伤气、伤血、气血两伤、伤脏腑等。

（二）骨疾病　骨疾病包括范围较广，概述如下：

1. **骨先天性畸形**　是指骨与关节的先天性疾病，包括骨与关节发育障碍、脊柱和四肢的先天性缺陷。如脆骨病、颈肋、先天斜颈、先天性髋脱位等。

2. **骨痈疽**　是因化脓性细菌侵入骨、关节，而引起化脓性感染的疾病。多因余毒流注、外感六淫、七情内伤及房室劳伤等引起。常见有急、慢性化脓性骨髓炎等。

3. **骨痨**　是结核杆菌侵入骨或关节引起的疾病，中医称为"流痰"。现代医学称为骨、关节结核。该病好发于儿童和青少年，在全身各关节及骨骼部位皆可发病。多因先天不足、肝肾亏虚，或后天失调，伤及脾肾，正不胜邪，感染结核菌发病。

4. **骨关节痹症**　是由风、寒、湿等外邪侵袭人体，闭阻经络，气血运行不畅引起的肌肉、关节酸痛、麻木、重着等证。本证包括类风湿关节炎、风湿性关节炎、强直性脊柱炎、痛风性关节炎、创伤性关节炎、关节内游离体、关节滑膜炎等。

5．骨关节退行性疾病　指因骨关节退变而增生肥大、软骨被破坏的慢性关节炎。可发生在脊柱及全身各关节部位。本病包括腰椎间关节综合征、增生性脊柱炎、颈椎综合征、腰椎间盘突出症、椎管狭窄症及髋、膝、踝关节骨关节病等。

6．骨软骨病　是指骨骼发育时期，骨化中心由于某种原因的干扰而出现的骨内化骨的紊乱。病变发生在骨骺，故又称为骨骺炎或骨软骨炎。其发病原因多与创伤、血运的改变或遗传因素有关。临床常见的如：股骨头骨软骨病、脊椎骨骺骨软骨病、足舟骨骨骺骨软骨病、跖骨头骨软骨病、胫骨结节骨软骨病等。

7．骨肿瘤　是指发生在骨及骨的附属组织的肿瘤。临床可分为良性、中间、恶性，但界限并非严格。

第二节　伤科基本技能

伤科基本技能包括中医伤科辨证、诊断、治疗中的各种基本技能。是学习伤科学所必须掌握的技能。

伤科辨证基础

伤科辨证，就是通过望、闻、问、切、动、量（六法）等方法，结合影像学和实验室检查，将收集到的临床资料按八纲进行分类，并以脏腑、气血、经络等理论基础加以综合分析，作出诊断的过程。

对伤科疾病进行辨证时，既要求有整体观念，进行全面检查，还要结合伤科的特点，进行细致局部的检查，才能全面系统地了解病情，作出正确判断。

一、问诊

在伤科诊断时需重点询问以下几个方面。

（一）**主诉**　是提示病变的性质及促使患者前来就医的病症。伤科患者的主要症状有疼痛、肿胀、麻木、功能障碍、畸形、挛缩及瘫痪等。

（二）**发病时间**　问明损伤日期或发病时间，以判断是新伤还是陈旧损伤。

（三）**发病过程**　应详细询问受伤及发病的原因及情况，包括暴力的性质、强度及受伤时的体位。受伤后是否有昏厥，昏厥的时间长短，以及醒后有无再昏迷。经过何种方法治疗，效果如何。目前症状情况怎样，是否减轻或加重等。

（四）**伤情**　问损伤的部位和局部的各种症状。

1．肿胀　询问肿胀出现的时间、部位、性质、范围。损伤性疾患多为先痛后肿；感染性疾患多是先肿后痛，并伴有局部发热。如有肿胀包块，应询问发现的时间、发展情况及局部症状等。

2．疼痛　仔细询问疼痛发生的部位、时间、范围、性质、程度等。如骨折伤筋有锐痛；化脓性感染有跳痛；神经根受到刺激可有灼痛或刺痛；骨结核呈隐痛；筋肉劳损呈酸痛；骨肿瘤及软组织肿瘤有胀痛或钝痛等。

还需要询问与疼痛有关的因素，对诊断与鉴别诊断有重要意义。如各种不同的动作（负重、咳嗽、喷嚏、排便及某种肢体运动等）对疼痛有无影响；疼痛与气候变化有无关系；休息与活动时疼痛有无变化，劳损性疾患疼痛在活动时加重，休息时减轻，增生性关节炎则活动之初痛，继续活动可减轻，休息后再活动疼痛更剧。

3. 肢体功能　如有功能障碍，应问明是受伤后立即发生的，还是受伤后经过一段时间才发生的。一般完全性骨折或脱位后，立即出现功能障碍；软组织损伤则往往是在伤后一段时间，血肿逐渐加重后，才影响到肢体的功能。

4. 畸形　应询问畸形发生的时间及演变过程。外伤引起的肢体畸形，可在伤后立即出现，亦可经过若干年后才出现。无外伤者就应考虑先天性畸形和发育性畸形。

5. 创口　应询问创口形成的时间，出血情况，污染情况，处治经过，以及是否使用过破伤风抗毒血清等。

（五）全身情况　问全身情况，包括询问寒热、饮食、出汗、二便、睡眠情况等，应遵守中医诊断学上问诊的顺序，这里不再一一叙述。

（六）其他情况　包括过去史，过去的疾病可能与目前的损伤有关的内容。个人史和家庭史，对骨肿瘤、先天性畸形的诊断尤有参考价值。

二、望诊

伤科的望诊，除观察病人的全身情况外，对损伤局部及邻近部位应认真观察，以确定损伤的部位、性质和轻重。

（一）望全身

1. 望神色　神色是人体生命活动的外在表现，可通过患者的神情、面色、形体、语言气息的变化表现出来。如精神爽朗，为正气未伤，或伤情较轻；若患者精神萎靡、面容憔悴，为正气已伤或伤情严重。若损伤后出现神昏谵语、面色苍白、目暗睛迷、瞳孔散大或缩小、四肢厥冷、汗出如油、形羸色败者，则为危候。

损伤的五色所主为：白色主失血，虚寒证；青色主瘀血气闭，气血运行受阻；赤色主损伤发热；黄色主损伤脾虚湿重，湿热阻滞；黑色主肾虚，或经脉失于温养。

2. 望形体　肢体受伤较重时，常出现形态的改变。如肩、肘部损伤，患者多以健侧的手扶托患侧前臂；颞颌关节脱位时，多用手托住下颌；腰部急性扭伤，身体多向患侧歪斜，且扶腰慢步；下肢骨折，不能站立行走。

（二）望局部

1. 望畸形　可通过观察肢体标志线或标志点的异常改变，判断有无畸形，如突起、凹陷、成角、倾斜、旋转、缩短或增长等。畸形往往标志有骨折或脱位的存在。某些特征性畸形可对诊断有决定意义，如桡骨远端骨折的"餐叉"状畸形、肩关节前脱位的"方肩"畸形、斜方肌瘫痪的"平肩"畸形、强直性脊柱炎的后突强直畸形等。

2. 望肿胀、瘀斑　机体损伤时，多伤及气血，以致气滞血瘀积滞于肌表，则为肿胀、瘀斑。肿胀瘀斑的部位就是病变的所在，通过观察肿胀的程度，以及色泽的变化，可以判断损伤的性质和轻重。肿胀严重、青紫明显者可能有骨折或伤筋较重；肿胀较轻，稍有青紫者，多属轻伤。肿胀较重，肤色青紫者为新鲜损伤；肿胀较轻，青紫带黄者，为陈旧损伤；大面积肿胀，青紫伴有黑色者，为严重的挤压伤；肿胀紫黑者应考虑组织坏死。

3．望创口　若局部有伤口，需仔细观察伤口的形状、大小、深浅、边缘；其次查看创口的出血情况，要准确快速地判断是动脉或静脉出血，还是创面渗血；然后查看创口表面的组织及周围的皮肤有无缺损或坏死；最后查看创口的污染情况，是否有脓性分泌物。

4．望肢体功能　肢体功能的观察，对诊治骨与关节的损伤和其它疾患有重要意义。除观察上肢能否上举、下肢能否行走外，应进一步观察关节各方向的活动是否正常。例如：肩关节的正常活动有外展、内收、前屈、后伸、内旋和外旋六种。凡上肢外展不足90°，并外展时肩胛骨一并移动，说明肩外展受限；当肘关节屈曲，正常肩关节内收时，肘尖可接近人体正中线，若肘尖不能接近中线，说明内收受限；若患者抬臂梳发的动作受限制，说明肩关节的前屈和外旋功能受限。关节活动受限时，应进一步与触诊、动诊和量诊结合，通过对比观察，测定其主动运动和被动运动的活动度，查明是何种活动有障碍。

（三）望舌质、舌苔

舌质和舌苔，能反映人体气血的盛衰，津液的盈亏，病部的所在，病位的深浅，病情的进退，疾病的性质，以及伤后机体的变化。因此，望舌是伤科辨证的重要部分。一般来说，舌质的情况反映气血的变化；舌苔的情况反映脾胃、津液的变化。

1．舌质　正常人舌质淡红而润泽。如舌质淡红而胖嫩，为气血虚弱、阳气不足；舌质鲜红为里热；深红而绛，是热入营分；由绛而转为紫红是热入血分。舌质润泽为津液尚存，舌质干枯为津伤液耗；舌生芒刺为里热炽盛。舌色紫暗为瘀血凝聚、气血运行不畅之候；青紫而滑润为阴寒血凝之证。

2．舌苔　正常人的舌苔为薄白而润泽。一般外伤或轻度外感时，舌苔无明显变化。舌苔少为脾胃气虚之象；舌苔剥落或舌光滑无苔者为津伤液耗，阴虚水涸；苔白而干燥者为寒邪化热；厚白而干燥者为湿邪化热；薄黄而干为热邪伤津；淡黄而润为湿重热轻；黄腻者为湿热郁滞。舌苔由薄增厚为病情加重，由厚转薄为病在减退；由白变灰或由灰变黑者是病情恶化的表现。

三、闻诊

（一）一般闻诊　参见中医诊断学。

（二）局部闻诊

1．听骨擦音　骨擦音是骨折两断端相互碰撞或摩擦时发出的声音或感觉，是完全骨折的标志。听骨擦音可分辨骨折的性质，如横形骨折，其音低沉重滞；斜形骨折，其音较尖细；粉碎性骨折，其音较杂乱等。在检查中不宜主动寻找骨擦音，以免加重病人的痛苦和损伤。

2．听骨传导音　用于检查不易发现的长骨骨折，如股骨颈骨折、转子间骨折等。检查时将听诊器置于伤肢近端的适当部位，或置于耻骨联合部上，或放在伤肢远端的骨突起部上，用手指或叩诊锤轻轻叩击伤肢远端的骨突起部，可听到骨传导音。正常人的骨传导音呈清脆的共鸣音。骨传导音的改变或消失可诊断骨折的有无，而且还可判断骨折端的对位情况以及骨折的愈合情况。如：骨折端完全分离，则骨传导音消失；骨折端有部分接触，则骨传导音减弱；骨皮质断端接触，骨传导音呈清脆感；骨皮质断端未接触，骨传导音呈低沉浊音；在骨折治疗后期骨传导音越好，骨折愈合越佳。在检查骨传导音时，应注意与健侧对比，叩诊时用力大小相同。

3．听入臼声　关节脱位在整复成功时，常能听到"咯嗒"的入臼声，即关节复位成功后，关节头与关节臼相互碰撞时所发出的声音。此时应立刻停止拔伸牵引，在损伤关节的周围辅以轻揉的理筋手法即可。

4．听伤筋音　部分伤筋在检查时可有特殊的摩擦音或弹响声，常见的有以下几种：

（1）关节摩擦音：术者一手放在关节上，另一手活动关节远端的肢体，可检查出关节摩擦音，或感到有摩擦感。在临床上：①柔和的关节摩擦音可在一些慢性或亚急性关节疾患中出现；②粗糙的关节摩擦音可在骨性关节炎时听到；③在关节运动到某一角度时，关节内出现尖细弹响声音，表示关节内有移位的软骨或游离体。

（2）腱鞘炎与腱周围炎的摩擦音：屈拇与屈指肌腱狭窄性腱鞘炎患者在作手指的检查时可听到弹响声，系肌腱通过肥厚的腱鞘所产生，所以习惯上又把这种狭窄性腱鞘炎称为"弹响指"。

腱周围炎在检查时常可听到好似捻干燥的头发时发出的一种声音，即"捻发音"。多在有炎性渗出液的腱鞘周围听到，好发于前臂的伸肌群，大腿的股四头肌和小腿的跟腱部。

（3）关节弹响声：膝关节半月板损伤或关节内有游离体时，当膝关节作屈伸旋转活动时，可发出较清脆的弹响声。

5．听啼哭声　应用于小儿患者，以辨别受伤之部位。检查患儿时，若摸到患肢某一部位，小儿啼哭或哭声加剧，则往往提示该处可能是损伤的部位。

6．听创伤皮下气肿的摩擦音　创伤后皮下组织有大片不相称的弥漫性肿起，检查者手指分开呈扇形，轻轻揉按患部，可听到一种特殊的"捻发音"或"握雪音"，手下有"捻发感"。肋骨骨折后，断端刺破肺脏，空气渗入皮下组织可形成皮下气肿。开放骨折合并气性坏疽时，可出现皮下气肿，伤口常有奇臭的脓液。

四、切诊

伤科的切诊包括脉诊和摸诊两个方面。脉诊即切脉，主要掌握机体内部气血、虚实、寒热等变化；摸诊主要鉴别外伤轻重深浅和性质的不同。

（一）切脉　损伤常见的脉象有以下几种：

1．浮脉　轻按应指即得，重按之后反觉脉搏稍减而不空，举之泛泛有余。在新伤瘀肿，疼痛剧烈或兼有表证时多见。大出血及慢性劳损患者，出现浮脉时说明正气不足，虚象严重。

2．沉脉　轻按不应，重按始得，伤科在内伤气血、腰脊损伤疼痛时常见。

3．迟脉　脉搏缓慢，每息脉来不足四至。迟脉主寒、主阳虚，在伤筋挛缩、瘀血凝滞等证中多见。损伤后期气血不足，复感寒邪，常为迟而无力。

4．数脉　每息脉来超过五至。数而有力，多为实热；虚数无力者多属虚热。浮数热在表，沉数热在里；损伤发热及邪毒感染则脉数有力；损伤津液，脉虚而细数。

5．滑脉　往来流利，应指圆滑充实有力，主痰饮、食滞。妇女妊娠期常现此脉。伤病中胸部挫伤，血实气壅时多见。

6．涩脉　指脉形不流利，细而迟，往来艰涩，如轻刀刮竹。主气滞、血瘀、精血不足。涩而有力为实证，涩而无力为虚证。损伤血亏津少，不能濡润经络之虚证及气滞血瘀的实证多见。

7．**弦脉**　脉形端直以长，如按琴弦，主诸痛，主肝胆疾病，阴虚阳亢。在胸部损伤以及各种损伤剧烈疼痛时多见，还常见于伴有肝胆疾患、高血压、动脉硬化等症的损伤患者。弦而有力者称为紧脉，多见于外感寒胜之腰痛。

8．**濡脉**　浮而细软，脉气无力以动，与弦脉相对，在劳伤气血不足时多见。

9．**洪脉**　脉形如波涛汹涌，来盛去衰，浮大有力。其特点是应指脉形宽，大起大落。主热证，损伤邪热内壅，热邪炽盛，或血瘀化热之证多见。

10．**细脉**　脉细如线，多见于虚损患者，以阴血虚为主，亦见于气虚。损伤久现卧床体虚者亦多见，亦可见于虚脱或休克患者。

11．**芤脉**　浮大中空，为失血之脉。在损伤出血过多时多见。

12．**结、代脉**　在损伤疼痛剧烈，脉气不能衔接时多见。

附：伤科脉法纲要

（1）瘀血停积者多为实证，脉宜坚强而实，不宜虚细而涩。洪大者顺，沉细者恶。

（2）亡血甚者多虚证，脉宜虚细而涩，不宜坚强为实。沉细者顺，洪大者恶。

（3）六脉模糊者，症虽轻而预后必恶。

（4）外证虽重，而脉来和缓有神者，预后良好。

（5）在重伤痛极时，脉多弦紧，偶然出现结代脉，系疼痛时引起的暂时脉象，并非恶候。

（二）摸法（触诊）

摸法是伤科辨证中的一种重要方法。通过医者的手对损伤局部的认真触摸，可以了解损伤的性质，有无骨折、脱位，以及骨折脱位的方向等。

1．**作用**

（1）摸压痛：根据压痛的部位、范围、程度来鉴别损伤的性质种类。直接压痛可能是局部有骨折或伤筋，而间接压痛（如纵轴叩击痛）常显示骨折的存在。长骨干完全骨折时，在骨折部多有环状压痛。骨折斜断时，压痛范围较为广泛。

（2）摸畸形：触摸体表骨突变化，可以判断骨折和脱位的性质、移位的方向，以及呈现重叠、成角或旋转畸形等变化。

（3）摸肤温：从局部皮肤冷热的程度，以辨识是热证或是寒证，了解患肢血运情况。热肿一般表示新伤或局部瘀热和感染；冷肿，表示寒性疾患；伤肢远端冰凉、麻木、动脉搏动减弱或消失，则表示血运障碍。摸肤温时，一般用手背测试较为合宜。

（4）摸异常活动：为肢体在没有关节处出现了类似关节的活动，或关节原来不能活动的方向出现了活动，多见于骨折和韧带断裂。但检查骨折病人时，不要主动寻找异常活动，以免增加患者的痛苦和加重局部的损伤。

（5）摸弹性固定：脱位的关节常保持在特殊的畸形位置，在摸诊时，手中有弹力感。这是关节脱位特征之一。

（6）摸肿块：首先应确定肿块性质和部位，是骨性的还是囊性的，是在骨骼还是在肌腱、肌肉等组织中，还须触摸其大小、形态、硬度，边界是否清楚，推之是否可以移动，及其表面光滑度等。

2．**常用手法**

（1）触摸法：以指腹触摸伤处，了解损伤情况。触摸手法应先轻渐重，适可而止。

（2）挤压法：用手挤压患处上下、左右、前后，根据力的传导情况来诊断骨骼是否折断。如检查肋骨骨折时，常用手掌挤按胸骨及相应的脊骨，进行前后挤压；检查骨盆骨折时，常用两手挤压两侧髂骨翼。此法有助于鉴别是骨折还是挫伤。

（3）叩击法：是以掌根或拳对肢体远端的纵向叩击，来检查有无骨折的一种方法。检查股骨、胫腓骨骨折，常采用叩击足跟的方法。检查脊椎损伤时，可采用叩击头顶的方法。检查四肢骨折是否愈合，也可采用叩击法。

（4）旋转法：用手握住伤肢下端，作轻轻的旋转动作，以观察伤处有无疼痛、活动障碍及特殊的响声。旋转法常与屈伸关节的手法配合应用。

（5）屈伸法：一手握关节部，另一手握伤肢远端，作缓慢的屈伸活动。若关节部出现剧痛，说明有骨与关节损伤。关节内骨折者，可出现骨摩擦音。

临床运用摸诊时，非常重视与健肢的对比，注意"望"、"比"、"摸"的综合应用。只有这样，才能正确分析摸诊所获资料的临床意义。

五、动诊

动诊即运动检查，系指检查关节、肌肉在主动运动时的功能状况。主要观察活动的姿势、范围以及活动与疼痛的关系。临床运用时应结合望诊、切诊与量诊。

（一）步态

1. 正常步态　两足行走时，可以分为两个阶段：第一阶段是从足跟接触地面开始，过渡到第五跖骨头、第一跖骨头着地，最后一直到拇趾离开地面，这一段的时间称为"触地相"；第二阶段是从拇趾离开地面直到足跟再接触地面的一段时间，称为"跨步相"。在平常行走的时候，触地相和跨步相的时间不相等，亦即双足两相的交替绝非一个结束后另一个才开始，也就是说一定的时间内，双足同时处于触地相，此时称为"双足触地相"（图2-1）。当从缓步行走改为加速疾走时，双足触地相就愈来愈短；到奔跑时，双足触地相可缩短而消失。

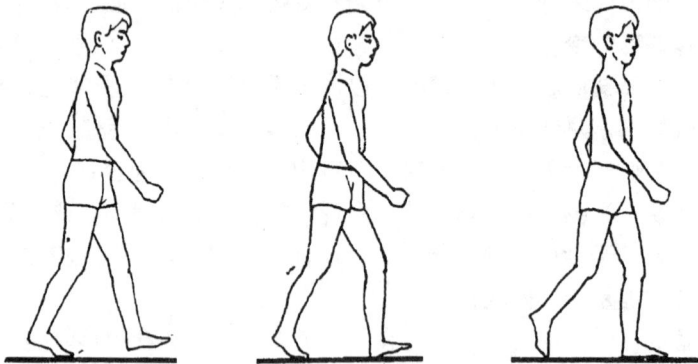

（1）左足跨步相，右足触地相　　（2）双足触地相　　（3）左足触地相，右足跨步相
图2-1　正常步态

正常跨步时，同侧骨盆向前摆动，使身体重心移到髋关节的前面。在跨步中两侧骨盆保持相平。腰椎和腰部肌肉亦参与运动。任何原因改变了上述的一个或几个环节，就引起步态的不正常。

2．异常步态

抗痛性步态 为保护性跛行步态，多见于骨折、关节扭挫及炎症等。当一侧下肢有病变时，病人为了减轻患肢的疼痛，常用这种步态。

短肢性步态 双下肢的长度差别超过 3cm 就会出现跛行，其特点是：下肢触地相正常，短肢侧骨盆上下颠簸，躯干左右摆动明显，病人常用健侧屈膝或患侧马蹄足来弥补跛行。

强直性步态 患侧髋关节伸直位强直时，病人需转动患侧骨盆，使患侧下肢向前迈步；髋关节屈曲位强直，若小于 30°，可借助腰椎前凸增大取而代偿，对因屈曲畸形所造成的双下肢长短差异，可借助马蹄足来弥补，也可屈曲健侧膝关节来代偿，行走时，腰椎前后凸交叠，躯干前后摆动明显（图 2-2）；屈曲畸形大于 30°时，则跛行更加明显。膝关节屈曲位强直，屈曲畸形小于 30°时，可借助马蹄足来弥补患肢长度的不足，但跨步相对减小；屈曲畸形大于 30°时，患者会出现短肢性跛行步态；膝关节伸直位强直行走时，健侧足跟抬高或患侧髋升高，患肢向外划一弧形前进。

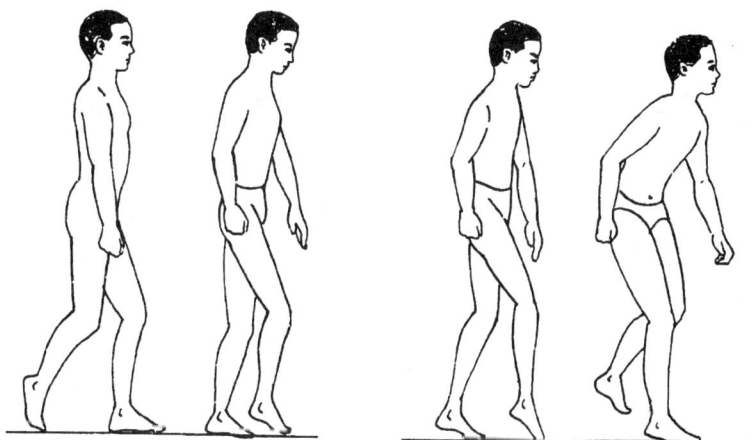

(1) 右足跨步相，注意腰椎前凸，右膝屈曲和右足马蹄 　　(2) 右足触地相，注意腰椎后凸

图 2-2　右髋关节屈曲位强直时的步态

剪刀式步态 见于大脑痉挛性瘫痪。双下肢呈内收、内旋、屈曲畸形。行走时，两腿前后交叉，轮替划圈，两膝相互碰撞摩擦，足落地重的偏移，呈雀跃不稳状（图 2-3）。

摇摆步态 见于先天性髋关节脱位或臀中肌麻痹。单侧病变患侧负重时，躯干向患侧倾斜（图 2-4）。双侧病变行走时，躯干交替向左右倾斜，则成鸭步（图 2-5）。

臀大肌麻痹步态 病人以手扶持患侧臀部并挺腰，使身体稍向后倾行走（图 2-6）。

股四头肌瘫痪步态 病人行走时用手压住患侧大腿前下方，以稳定膝关节（图 2-7）。

（二）关节功能的检查 包括关节主动运动和被动活动功能的检查，一般应当先检查主动运动，后检查被动运动，再比较两者相差的度数。如果运动幅度不足，或运动的方向、幅度超过了正常范围，均应视为异常。

1．关节被动活动可分为两类　一类是和关节运动方向相一致的活动。正常时，在被动检查这类活动时往往比主动运动范围稍大；如关节囊、支持韧带、肌肉受损时，关节被动检查中可出现异常活动；关节强直时，关节被动活动受限或丧失。另一类是沿躯干或四肢纵轴的牵拉或挤压活动，及侧方牵拉或挤压活动，以观察有无疼痛及异常活动。被牵拉的组织主要是韧带、肌肉、筋膜、肌腱及关节囊等；被挤压的组织主要是骨与关节以及神经根等。伤科的许多动诊皆属于这类活动功能的检查。

2. **肢体活动与疼痛的关系** 了解肢体活动与疼痛的关系，对诊断有重要意义。劳损性疾患疼痛在活动时加重，休息时减轻；增生性关节炎则活动之初痛，继续活动可减轻，休息后再活动疼痛更甚。腰痛伴间歇性跛行是椎管狭窄症的主症之一。关节各方向活动受限且伴有疼痛，见于关节内粘连或关节内病损者。仅在某一方向某一范围内活动受限且伴有疼痛，而其他方向、范围的活动良好且无疼痛，见于肌肉、韧带、筋膜等软组织损伤或粘连的患者。如肱骨外上髁炎，抗阻力伸腕或被动屈腕牵拉伸腕肌时，可引起肱骨外上髁部疼痛，并在该伸肌总腱附着处有明显压痛。由于疼痛导致肌肉痉挛，关节的主动及被动运动均可受限，甚至不能活动。当痉挛解除后，功能即可改善。但在中枢神经性疾患（痉挛性瘫痪）和精神异常（如癔病性瘫痪）时，虽然肌肉也有痉挛，但活动时不痛。

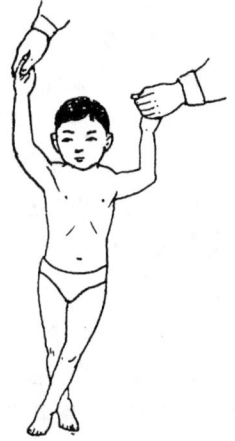

图 2-3 剪刀式步态

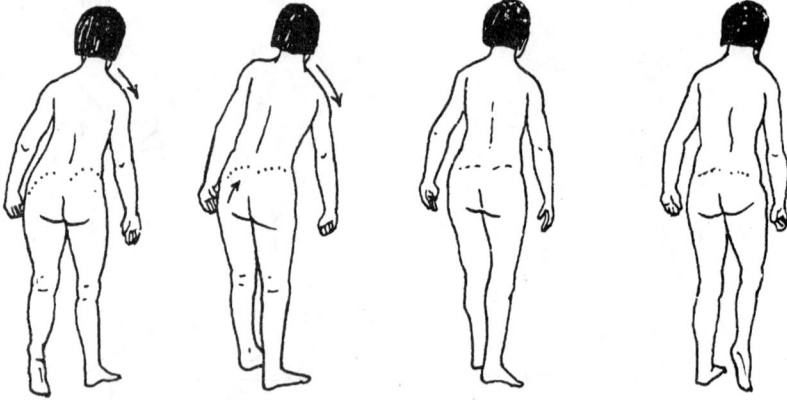

(1) 左足跨步相，右足触地相，注意躯干向患侧倾斜，
力图提起下沉的左侧骨盆（健侧）而使左足离地

(2) 左足触地相及右足跨步相，右侧
骨盆升高

图 2-4 右臀中肌麻痹时的步态

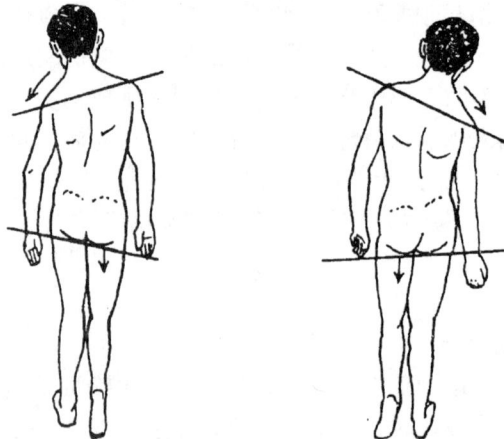

图 2-5 鸭步

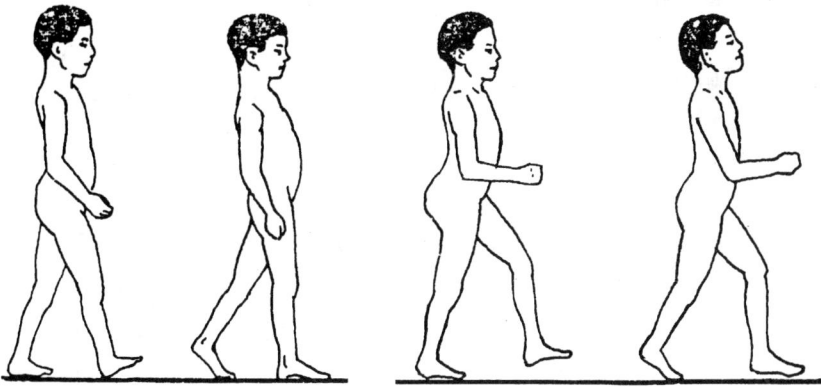

（1）右足触地相，注意躯干后仰　　　　　　（2）左足跨步相

图 2-6　右臀大肌麻痹时的步态

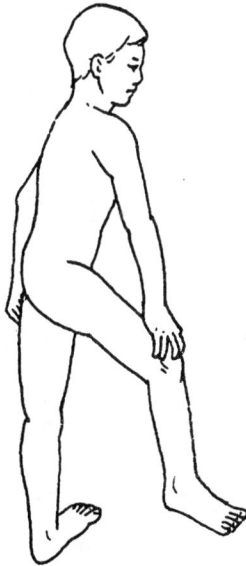

图 2-7　股四头肌瘫痪步态

六、量诊

诊断骨伤科疾病常使用"度量"法，即用带尺、量角器来测量肢体的长短、粗细及关节活动角度等，并与健肢对比观察，为诊断提供客观依据。在健、患肢对比测量时，两者需放在完全对称的部位，测量起止点要一致，常以骨性标志为准。

（一）肢体长度测量（图 2-8）

1．上肢

（1）上肢长度：从肩峰至桡骨茎突尖（或中指尖）。

（2）上臂长度：肩峰至肱骨外上髁。

（3）前臂长度：肱骨外上髁至桡骨茎突尖。

2．下肢

（1）下肢长度：髂前上棘至内踝下缘，或脐至内踝下缘（骨盆骨折或髋部病变时用）。

（2）大腿长度：髂前上棘至膝关节内缘。

（3）小腿长度：膝关节内缘至内踝。

3．临床意义　长于健肢为脱位或牵引过度；短于健肢为短缩畸形或脱位。

（二）周径测量

1．测量方法　两侧肢体取相应的同一水平测量。伤后测量最肿胀处；肌萎缩时测量肌腹部位。通常测量大腿周径，取髌上 10～15cm 处，或髌上一横掌处；测量小腿周径取小腿最粗处。

图 2-8　肢体长度测量

2．临床意义　患肢增粗为骨折部出血肿胀（测其周径可以概算增大的体积，间接计算出骨折后出血量）。连续测肿胀可以观察气性坏疽或恶性肿瘤的发展速度。患肢细于健肢为患肢肌肉萎缩，或有神经疾患而致肢体瘫痪。

（三）测量关节活动范围　可用特殊的量角器来测量关节活动之范围，并计算角度，记录其旋转、屈伸的度数，与健侧进行对比。如小于健侧，多属关节功能障碍。如没有量角器，也可目测其关节活动度的近似值。常用的测量记录方法有以下两种：

1．中立位 0°法　先确定每一关节的中立位为 0°，如肘关节完全伸直时定为 0°，完全屈曲时则为 140°。

2．邻肢夹角法　以两个相邻肢段所构成的夹角计算。例如，肘关节完全伸直时为 180°，屈曲时可成 40°，则关节活动范围为 180° − 40° = 140°。

为了避免记录混乱，本书采用中立位 0°作记录。对不易精确测量角度的部位，关节功能可用测量长度的方法以记录各骨的相对移动范围。例如，颈椎前屈，可测下颏至胸骨柄的距离；腰椎前屈，测下垂的中指尖与地面的距离等。

（四）各关节功能位、中立位

1．颈部

中立位：为面向前，眼平视。

2．腰部

中立位：不易确定，一般呈直立，腰伸直自然体位。

3．肩关节

功能位：外展 45°～55°，外旋 10°，前屈 30°，屈肘 90°，肘与前胸平齐，前臂稍前。

中立位：上臂下垂，靠近胸壁，屈肘 90°，前臂伸向前方。

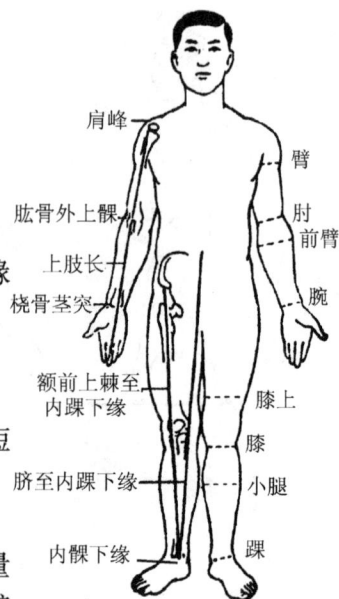

4．肘关节

功能位：固定一侧屈肘 90°；固定两侧一侧屈肘 110°，一侧屈肘 70°，前臂中立位。

中立位：肘关节伸直位，掌心向前。（前臂旋转中立位，屈肘 90°，拇指朝上）

5．腕关节

功能位：腕背伸 20°～30°，尺偏 10°。

中立位：手伸直与前臂成一条直线，手掌向下。

6．手指关节

功能位：掌指关节屈曲 60°，指间关节屈曲 30°～45°。

中立位：手指完全伸直，拇指并于食指。

7．手

功能位：腕关节背伸 20°～25°，掌指关节屈曲 30°～45°，近侧指间关节屈曲 60°～80°，远侧指间关节屈曲 10°～15°，手指分开，指尖指向腕舟状骨结节，拇指掌指关节、指间关节微屈。

8．髋关节

功能位：屈曲 15°～20°，外展 10°～15°。

中立位：髋关节伸直，髌骨、足尖向上。

9．膝关节

功能位：成人屈 10°；幼儿 0°。

中立位：膝关节伸直位。

10．踝关节

中立位：足与小腿呈 90°角。

附：人体各关节活动范围图示

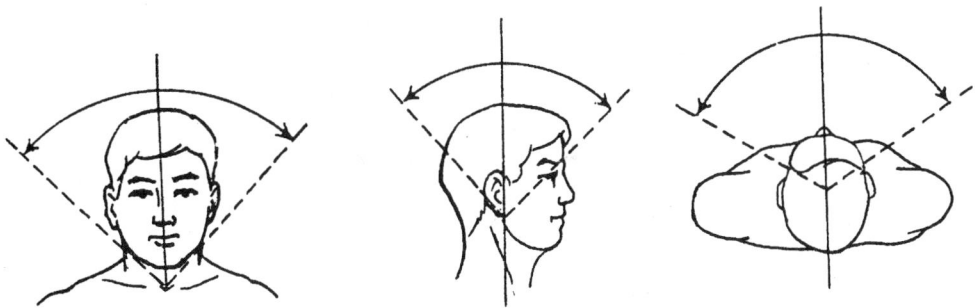

(1) 左右侧屈各 45°　　(2) 前屈 35°～45°　后伸 35°～45°　　(3) 左右旋转各 60°～80°

图 2-9　颈段活动范围

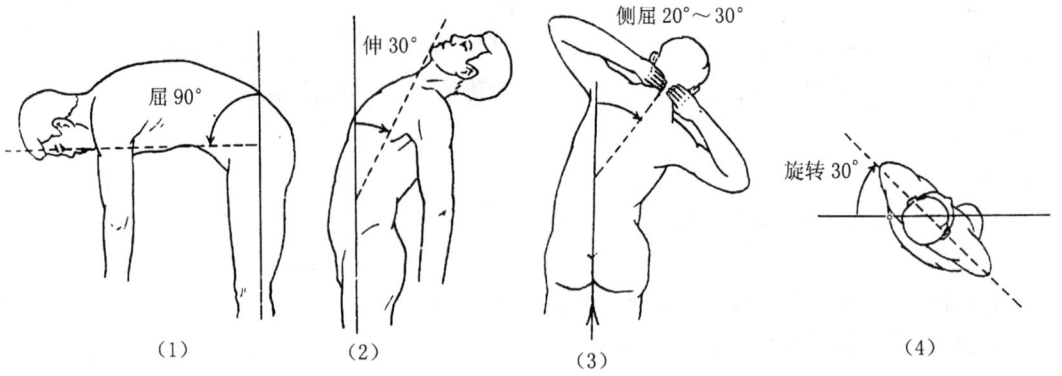

图 2-10 腰段活动范围

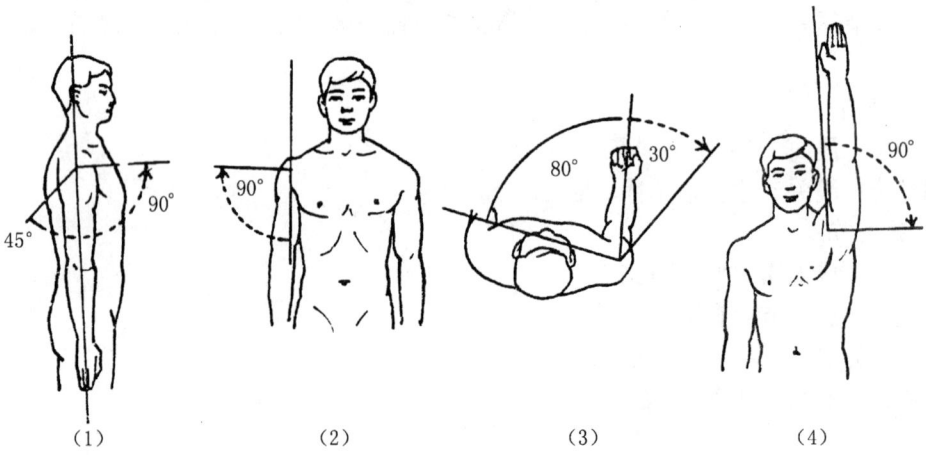

图 2-11 肩关节活动范围

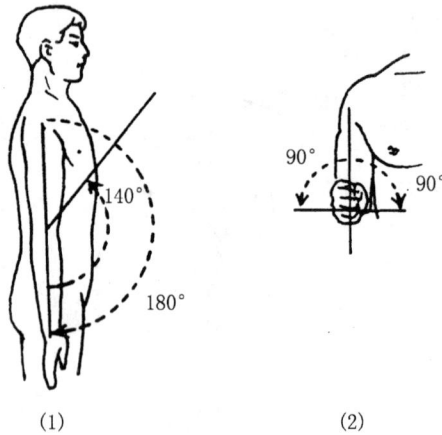

图 2-12 肘关节活动范围

背伸 35°～60°

腕关节

掌屈 50°～60°

（1）

桡倾
25°～30°

尺偏
30°～40°

腕关节

（2）

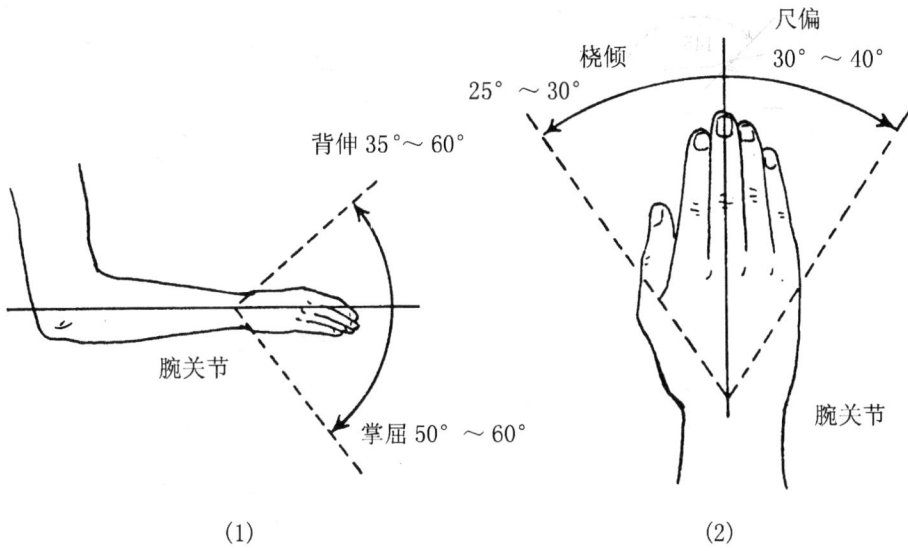

图 2-13　腕关节活动范围

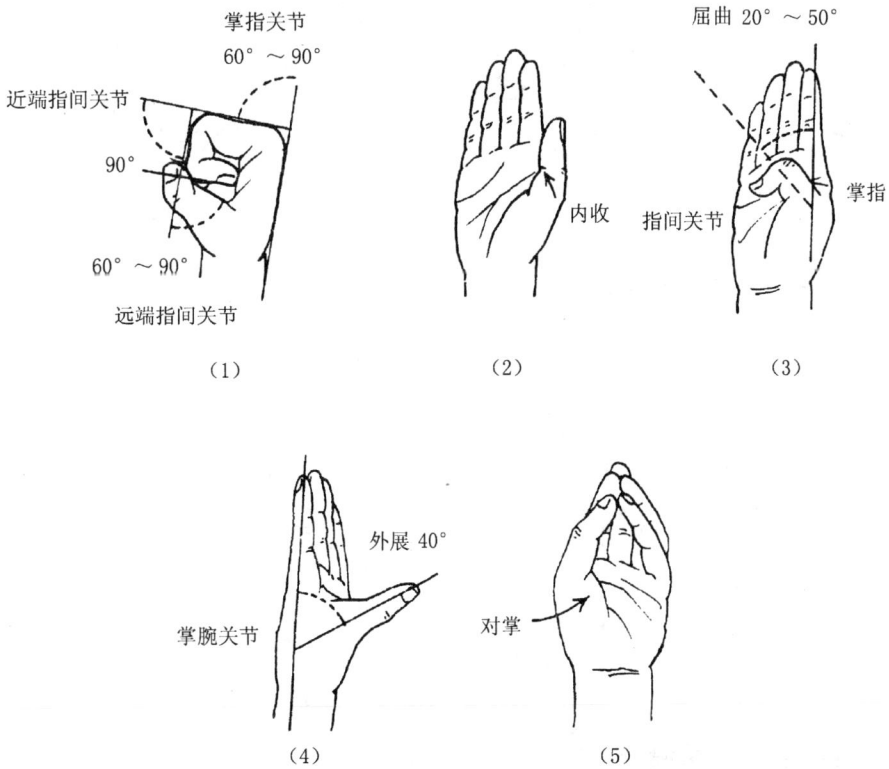

掌指关节
60°～90°

近端指间关节

90°

60°～90°

远端指间关节

（1）

内收

（2）

屈曲 20°～50°

指间关节

掌指

（3）

外展 40°

掌腕关节

（4）

对掌

（5）

图 2-14　掌指指间关节活动范围

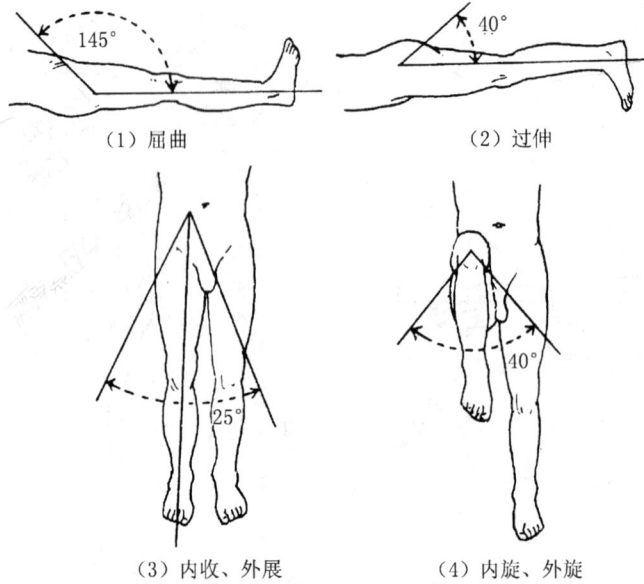

（1）屈曲　　　　　　　　　（2）过伸

（3）内收、外展　　　　　（4）内旋、外旋

图 2-15　髋关节活动范围

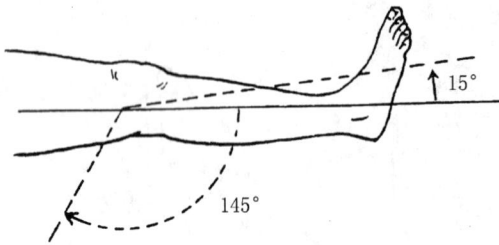

图 2-16　膝关节活动范围

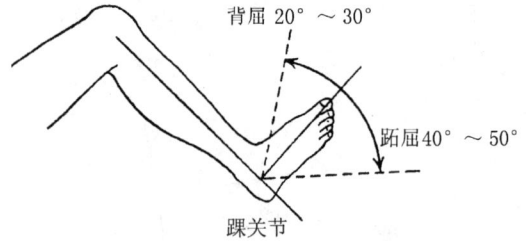

图 2-17　踝关节活动范围

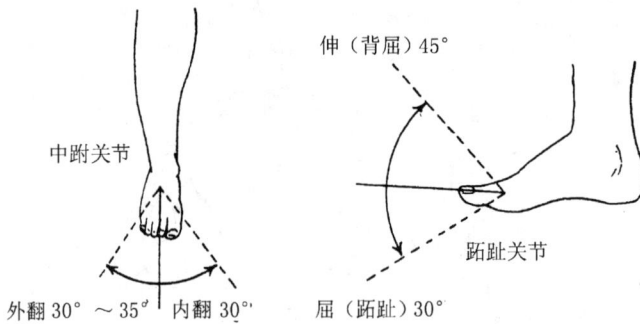

图 2-18　足部关节活动范围

七、伤科常用特殊检查

在伤科疾病的诊断中，常需采用一些特殊的检查。

（一）关节运动检查

1.颈部特殊检查

（1）头部叩击试验：患者正坐，医者以一手平置于患者头顶，掌心向下，另一手握拳叩击置于头顶部的手背。若患者感觉颈部疼痛，或疼痛向上肢放射，则为该试验阳性。多用于颈椎病或颈部损伤的检查。

（2）椎间孔挤压试验：患者正坐，头稍向患侧的侧后方倾斜。医生立于患者后方，双手交叉放于患者头顶向下施加压力，使椎间孔变小，若出现颈部疼痛，并向患侧上肢放射痛则为阳性征。常见于颈椎综合征（图2-19）。

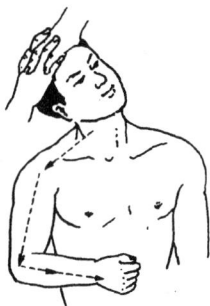

图 2-19 椎间孔挤压试验

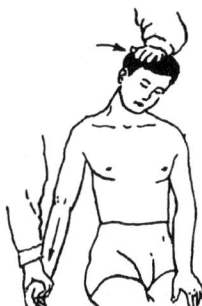

图 2-20 臂丛神经牵拉试验

（3）臂丛神经牵拉试验：患者坐位，头微屈，医者立于患侧，一手置患侧头部，另一手握患腕作反向牵引，此时若患肢出现窜痛麻木，则为阳性，多为颈椎综合征（图2-20）。

2. 胸腰部特殊检查

（1）胸廓挤压试验：患者坐位或立位，医者两手在胸廓一侧的前后对称位或胸廓两侧的左右对称位作轻轻挤压胸廓动作，若损伤部位出现明显的疼痛即为阳性征，提示有肋骨骨折。

（2）屈颈试验：患者仰卧，医者一手置于病人胸前，然后将患者头部前屈，若出现腰痛及坐骨神经痛即为阳性征。颈部前屈时可使脊髓在椎管内上升1～2cm，神经根亦随之受到牵拉，出现放射性疼痛。常用于腰椎间盘突出症的检查。

（3）直腿抬高试验及足背伸加强试验：患者仰卧，两下肢并拢伸直，医生用一手按压患侧膝部，另一手托住足跟抬起患肢，至患者疼痛或不能抬起为阳性（图2-21），记录其角度，于30°～70°时疼痛才有意义，见于腰椎间盘突出症。在作本试验时，抬腿到疼痛处，稍放低，然后突然将足背伸（图2-22），使坐骨神经受到牵拉引起放射性疼痛，即为阳性。此试验可排除其它因素影响所造成的直腿抬高试验的假阳性，称为直腿抬高足背伸加强试验。

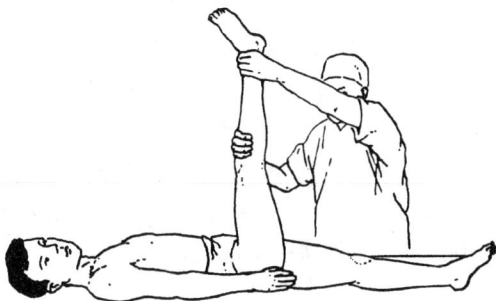

图 2-21 直腿抬高试验

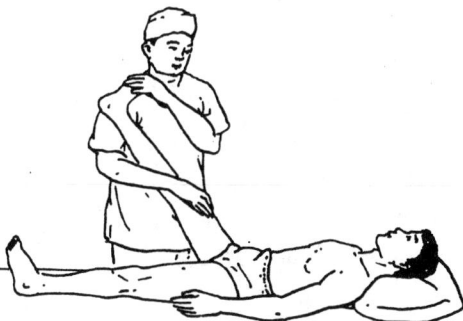

图 2-22 直腿抬高足背伸加强试验

（4）股神经牵拉试验：患者俯卧，下肢伸直，医生提起患肢向后过度伸展，若腰$_{3、4}$椎间盘突出压迫腰$_{2、3、4}$神经根，引起沿股神经区放射性疼痛为阳性征（图2-23）。

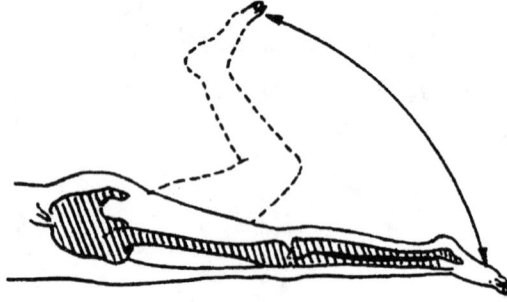

图 2-23　股神经牵拉试验

（5）拾物试验：多用于小儿腰部前屈运动的检查。通过小儿拾取一件放在地上的物品，观察脊柱运动是否正常。当腰椎有病变时，小儿下蹲拾物时必须屈曲两侧髋、膝关节，而腰仍是挺直的，且常用手放在膝部作支撑蹲下，则为阳性征（图2-24）。常见于小儿腰椎结核及其他腰椎疾病。

（5）腰骶关节试验：又称骨盆回旋试验。患者仰卧位，医生极度屈曲两侧髋、膝关节，使臀部离床，腰部被动前屈，若腰骶部出现疼痛则为阳性征（图2-25）。常见于下腰部的软组织劳损及腰骶椎的病变。而腰椎间盘突出病人常表现为阴性。

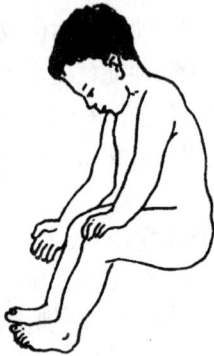

图 2-24　拾物试验

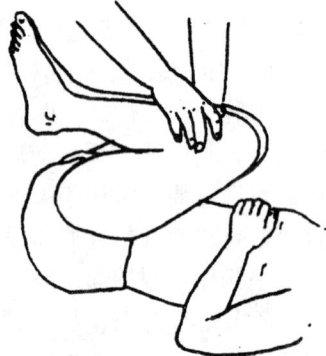

图 2-25　腰骶关节试验

3．骨盆部特殊检查

（1）骨盆挤压与分离试验：患者仰卧位，医生用两手分别压在骨盆两侧髂前上棘，向内相对挤压为挤压试验；两手分别压在骨盆的两侧髂嵴内侧，向外下方作分离按压称为分离试验。若引起损伤部位疼痛加剧则为阳性征（图2-26），常见于骨盆环的骨折。

（2）骶髂关节分离试验：又称"4"字试验。患者仰卧位，患侧下肢屈膝屈髋，将患侧下肢外踝放于对侧膝上，作盘腿状。医生一手扶住对侧髂嵴部，另一手将患侧膝部向外侧挤压，若骶髂部出现疼痛时为阳性（图2-27）。作此试验应先排除髋关节的病变。

4．肩部特殊试验

（1）搭肩试验：又称杜加（Dugas）征。将患肢肘关节屈曲，患肢手搭在对侧肩部，肘关节能贴近胸壁为阴性。若肘关节不能靠近胸壁，或肘关节贴近胸壁时而患肢手不能搭在对

(1) 骨盆挤压试验　　　　　　　　(2) 骨盆分离试验

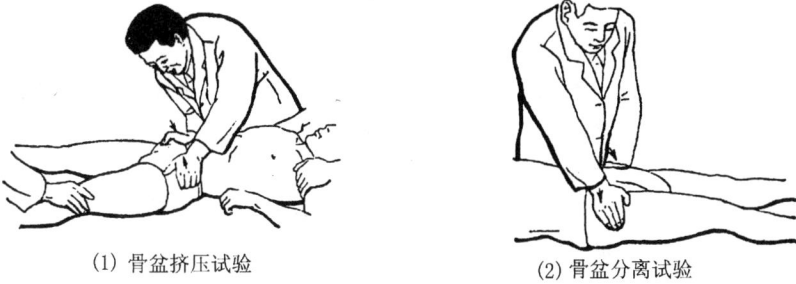

图 2-26　骨盆挤压与分离试验

侧肩部，或两者均不能，为阳性征（图 2-28），表示肩关节脱位。

（2）直尺试验：正常人肩峰位于肱骨外上髁与肱骨大结节连线的内侧。用直尺贴在上臂外侧，下端靠近肱骨外上髁，上端如能与肩峰接触则为阳性，表示肩关节脱位。

（3）肩外展疼痛弧试验：在肩外展 60°～120°范围内时，因冈上肌腱与肩峰摩擦，肩部出现疼痛为阳性征，这一特定区域内的疼痛称为疼痛弧（图 2-29），见于冈上肌腱炎。

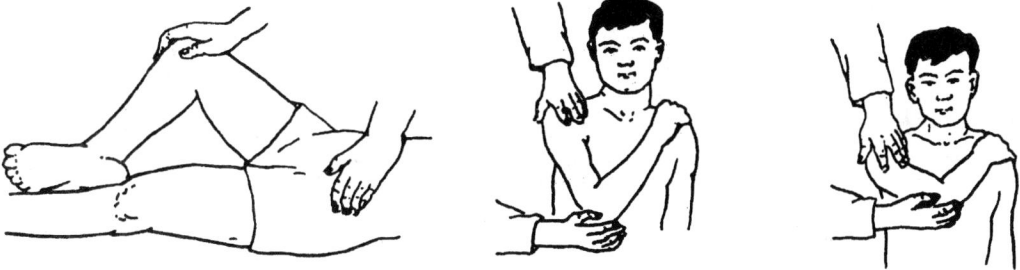

图 2-27　骶髂关节分离试验　　　　　　　　图 2-28　搭肩试验

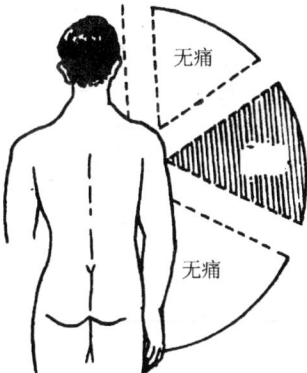

图 2-29　肩外展疼痛弧试验　　　　　　　　图 2-30　冈上肌腱断裂试验

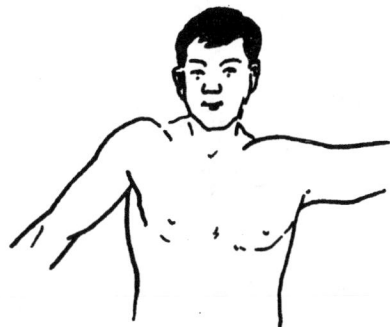

（4）冈上肌腱断裂试验：在肩外展 30°～60°范围内时，三角肌用力收缩，但不能外展举起上臂，越外展用力，肩越高耸。但被动外展到此范围以上，患者能主动举起上臂。最初主动外展障碍为阳性征（图 2-30），提示冈上肌腱断裂。

（5）肱二头肌腱抗阻试验：患者屈肘做前臂抗阻力旋后动作，引起肱骨结节间沟部位疼痛为阳性征。常见于肱二头肌长头腱鞘炎。

5．肘部特殊检查

（1）肘三角：正常的肘关节在完全伸直时，肱骨外上髁、内上髁和尺骨鹰嘴在一条直线上。肘关节屈曲时，三个骨突形成一个等腰三角形，称为肘三角（图2-31）。当肘关节脱位时，此三角点关系改变，用于肘关节脱位的检查。

（2）腕伸肌紧张试验：患者肘关节伸直，前臂旋前位，作腕关节的被动屈曲，引起肱骨外上髁处疼痛者为阳性征，见于肱骨外上髁炎（图2-32）。

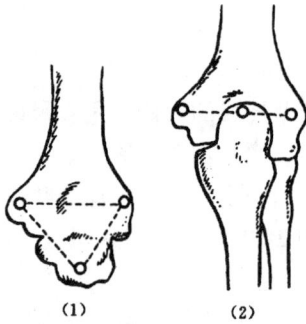

（1）　　　　（2）

图2-31　肘三角及肘直线

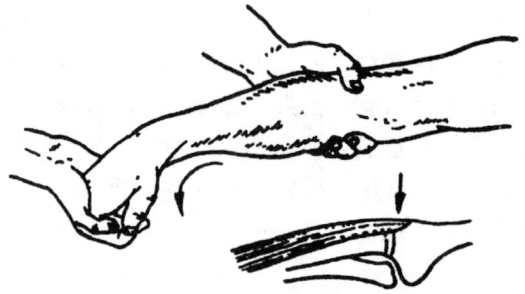

图2-32　腕伸肌紧张试验

6．腕部特殊检查

（1）握拳尺偏试验：又称芬克斯坦（Finkeisten）征。患者拇指屈曲握拳，将拇指握于掌心内，然后使腕关节被动尺偏，引起桡骨茎突处明显疼痛为阳性征（图2-33），见于桡骨茎突狭窄腱鞘炎。

（2）腕三角软骨挤压试验：腕关节位于中立位，然后使腕关节被动向尺侧偏斜并纵向挤压，若出现下尺桡关节疼痛为阳性征（图2-34）。见于腕关节软骨损伤、尺骨茎突骨折。

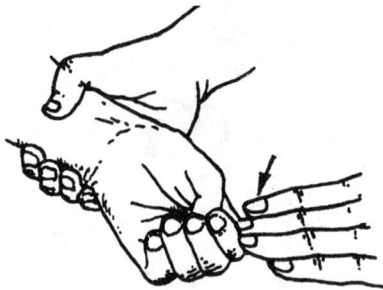

图2-33　握拳尺偏试验

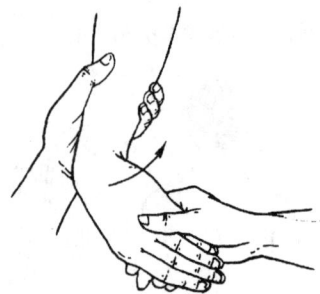

图2-34　腕三角软骨挤压试验

7．髋部特殊检查

（1）艾利斯（Allis）征：又称Galeazzi征、下肢短缩试验。患者仰卧，双侧髋、膝关节屈曲，足跟平放于床面上，正常两侧膝顶点等高，若一侧较另一侧低即为阳性征（图2-35）。表明股骨或胫腓骨短缩或髋关节脱位。

（2）望远镜（Dupuytren）征：又称套叠征。患者仰卧位，医生一手固定骨盆，另一手握患侧腘窝部，使髋关节稍屈曲，将大腿纵向上下推拉，若患肢有上下移动感即为阳性征（图

2-36)。表明髋关节不稳或有脱位，常用于小儿髋关节先天性脱位的检查。

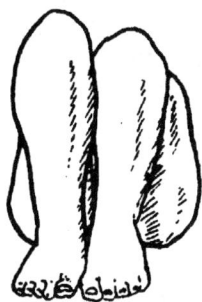

图 2-35 艾利斯征

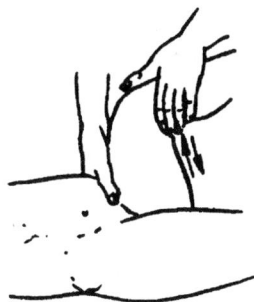

图 2-36 望远镜征

（3）蛙式（Ortolani）试验：患儿仰卧，将双侧髋、膝关节屈曲成 90°位，再做双髋外展外旋动作，呈蛙式位。若一侧或双侧大腿不能平落于床面，即为阳性征（图 2-37），表明髋关节外展受限。用于小儿先天性髋脱位的检查。

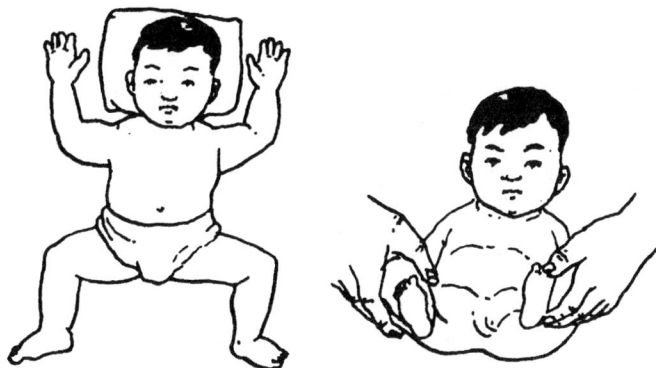

图 2-37 蛙式试验

（4）股骨头大转子位置的测量

①内拉通（Nelaton）线：又称髂坐结节连线。患者仰卧位，髋关节屈曲 45°～60°，由髂前上棘至坐骨结节划一连线，正常时此线通过大转子顶部（图 2-38）。若大转子顶部在该线的上方或下方，都表明有病理变化。

②伯瑞安（Bryant）三角：患者仰卧位，自髂前上棘与床面作一垂线，自大转子顶点与垂直线作一水平线，再自髂前上棘与大转子顶点之间连一直线，构成一直角三角形（图 2-39）。对比两侧三角形的底边长度，若一侧变短，表明该侧大转子向上移位。

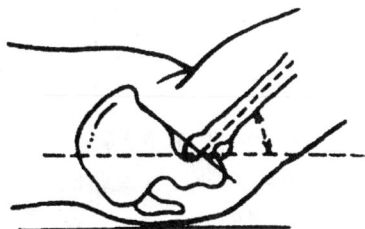

图 2-38 内拉通线

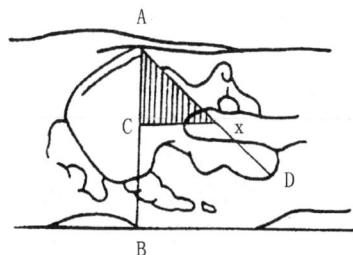

图 2-39 伯瑞安三角

③休梅克（Shoemaker）线：患者仰卧位，双下肢伸直于中立位，两侧髂前上棘在一平面，从两侧髂前上棘与大转子顶点分别连一直线，正常时两线延长交于脐或脐上中线（图2-40）。若一侧大转子上移，则延长线相交于健侧脐下，且偏离中线。

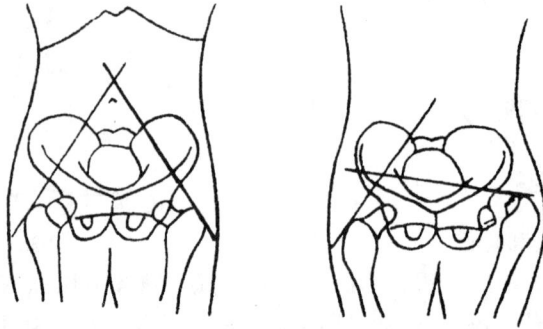

图2-40　休梅克线

8．膝关节特殊检查

（1）浮髌试验：患肢伸直，医生一手虎口对着髌骨上方，手掌压在髌上囊，使液体流入关节腔，另一手食指以垂直方向按压髌骨。若感觉髌骨浮动，并有撞击股骨髁部的感觉，即为阳性征（图2-41），表明关节内有积液。

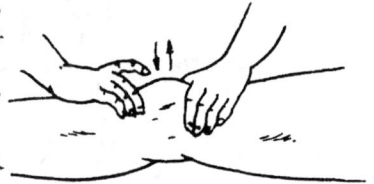

图2-41　浮髌试验

（2）膝关节侧向挤压（Bochler征）试验：又称膝关节分离试验。患者仰卧，膝关节伸直，医生一手按住股骨下端外侧，一手握住踝关节向外拉，使内侧副韧带承受外展张力，若有疼痛或有侧方活动，为阳性征（图2-42），表明内侧副韧带损伤。反之，以同样的方法检查外侧副韧带。

（3）抽屉试验：又称推拉试验。患者坐位，屈膝90°，足平放于床上，医生坐于患者膝前方，双手握住小腿做前后推拉动作（图2-43）。向前活动度增大表明前交叉韧带损伤，向后活动度增大表明后交叉韧带损伤，可做两侧对比检查。

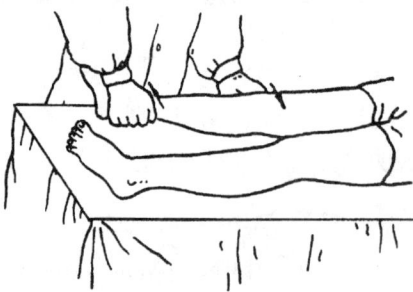

图2-42　膝关节侧向挤压试验

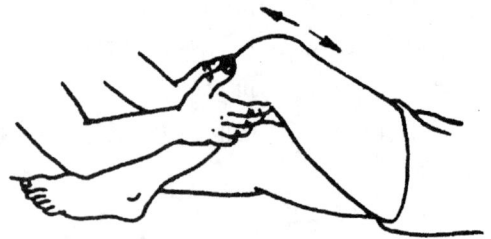

图2-43　抽屉试验

（4）回旋研磨试验：又称麦克马瑞（Mc. Murray）征。患者仰卧，患腿屈曲。医生一手按在膝上部，另一手握住踝部，使膝关节极度屈曲，然后做小腿外展、内旋，同时伸直膝关节，若有弹响和疼痛为阳性征，表明外侧半月板损伤；反之，做小腿内收、外旋，同时伸直膝关节出现弹响和疼痛，表明内侧半月板损伤（图2-44）。

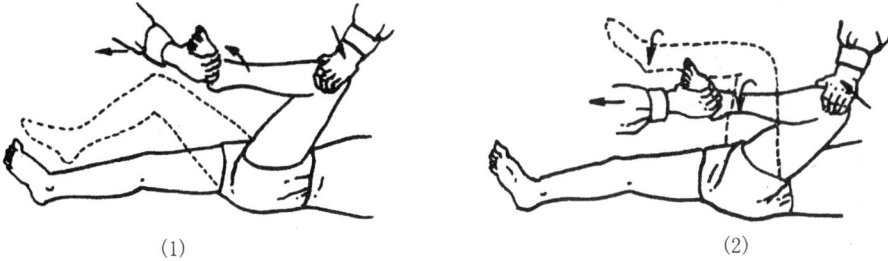

(1)　　　　　　　　　　　　　　(2)

图 2-44　回旋研磨试验

（5）研磨提拉试验：又称阿波来（Apler）征。患者俯卧，膝关节屈曲 90°，医生用一小腿压在患者大腿下端后侧作固定，在双手握住足跟沿小腿纵轴方向施加压力的同时，做小腿的外展外旋或内收内旋活动，而有疼痛或弹响，即为阳性征，表明外侧或内侧的半月板损伤；提起小腿做外展外旋或内收内旋活动而引起疼痛，表示外侧副韧带或内侧副韧带损伤（图 2-45）。

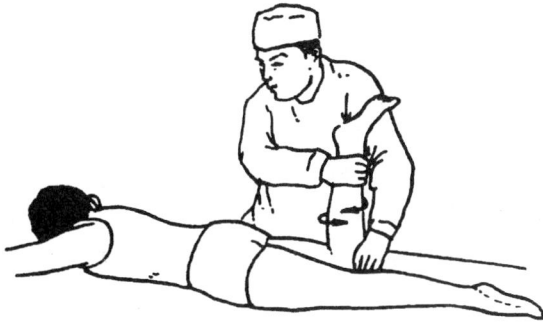

图 2-45　研磨提拉试验

（6）侧卧屈伸试验：又称重力试验。患者侧卧，被检查肢体在上，医生托住病人的大腿，让其膝关节做伸屈活动，若出现弹响，表明内侧半月板损伤；若膝关节外侧疼痛，表示外侧副韧带损伤，同样的方法，被检查的肢体在下做伸屈活动，出现弹响为外侧半月板损伤，出现膝关节内侧疼痛为内侧副韧带损伤。

9．踝部特殊检查　足内、外翻试验：将踝关节内翻引起外侧疼痛，表示外侧副韧带损伤；踝关节外翻引起内侧疼痛，表示内侧副韧带损伤。

（二）肌肉检查

1．肌张力　肢体在静止状态时，肌肉保持一定的紧张度称为肌张力。检查肌张力时，在肌体静止状态时触摸肌肉的张力状况。也可让患者肢体放松，做肢体被动运动，测量阻力。肌肉松软、被动运动时阻力降低或消失、关节松弛、活动度增大，为肌张力减低；肌肉紧张、硬度增加、被动运动时阻力变大，为肌张力增强。上运动神经元损伤常引起肢体张力增强，下运动神经元损伤常引起肢体张力减低。

2．肌力　各肌肉肌力的检查，是让病人主动活动肢体，并给予拮抗力，以测试其肌肉主动运动的力量。手部肌力测定可应用握力器。

肌力的测定标准可定为六级：

0 级：肌肉完全瘫痪，无收缩。

Ⅰ级：肌肉有收缩，但不能带动关节的活动。

Ⅱ级：肌肉收缩能带动肢体水平方向的活动，但不能对抗地心吸引力。

Ⅲ级：肌肉收缩能带动肢体对抗地心吸引力，但不能对抗阻力。

Ⅳ级：能对抗阻力，但比正常力弱。

Ⅴ级：正常肌力。

（三）神经的检查

1．感觉

（1）浅感觉：为痛、温、触觉，临床以痛觉检查为主。

（2）深感觉：为位置觉、震动觉、两点分辨觉，临床以检查位置觉为主。

（3）临床意义：感觉障碍的程度和范围，有助于确定神经损害的部位。神经干、丛、根损伤时，深、浅感觉均受累，其范围与所损伤的神经分布区相一致。神经根损害时并伴有该部位的疼痛，称为"根性疼痛"。如椎间盘突出症、颈椎病等。

2．反射

（1）生理反射

①浅反射：是刺激皮肤所引起的反射。常检查的浅反射有腹壁反射、提睾反射和肛门反射。一般记录是：消失、迟钝、活跃、亢进。

②深反射：是指腱反射和骨膜反射。常检查的有肱二头肌反射、肱三头肌反射、桡骨膜反射、膝腱反射和跟腱反射。一般表示反射程度为：消失、减退、正常、增强、亢进。

（2）病理反射：在中枢神经损伤才出现的异常反射。常检查的有弹手指征、巴彬斯基（Babinski）征、压擦胫试验、捏腓肠肌试验、踝阵挛、髌阵挛。

（3）临床意义

①深、浅反射消失或减弱，表示反射弧的抑制或中断。

②病理反射出现，表示上运动神经元损伤，但2岁以下正常小儿亦可引出。

在神经检查中一定要两侧对比，对称性的反射减弱或增强，未必都是神经损伤的表现，而反射的不对称是神经损伤的有力指征。

3．周围神经损害

（1）桡神经：主要表现是前臂伸肌群肌萎缩和腕下垂、拇指不能外展和背伸。前臂后侧，手背桡侧两个半手指的感觉丧失（图2-46）。

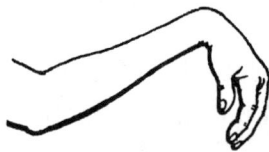

(1) 腕下垂、拇指不能外展和背伸　　　　　　　(2) 感觉障碍区

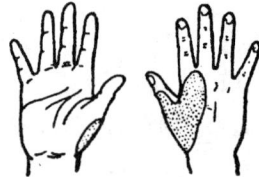

图 2-46　桡神经损伤

（2）尺神经：主要表现是骨间肌萎缩，爪形手，第四、五指屈曲不全，不能外展和内收。手尺侧皮肤，掌侧的一个半手指和背侧的两个半手指感觉消失（图2-47）。

（3）正中神经：主要表现是拇指不能外展，不能向掌侧运动，第一、二指不能屈曲，第三指屈曲不全。手掌的桡侧三个半指和手背桡侧三个指的末节发生感觉障碍（图2-48）。

(1) 爪形手　　(2) 第四、第五指屈曲不全　　(3) 第四、五指不能外展和内收

(4) 第四、五指不能夹紧纸片　　(5) 感觉障碍区

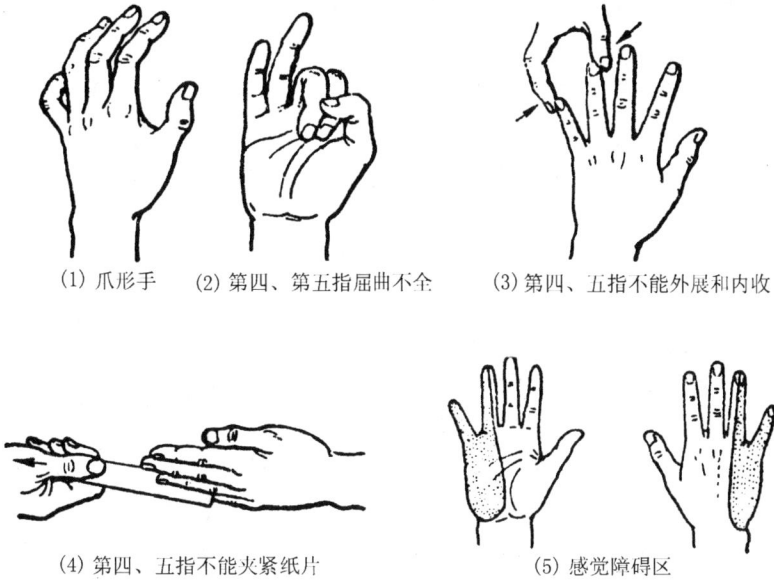

图 2-47　尺神经损伤

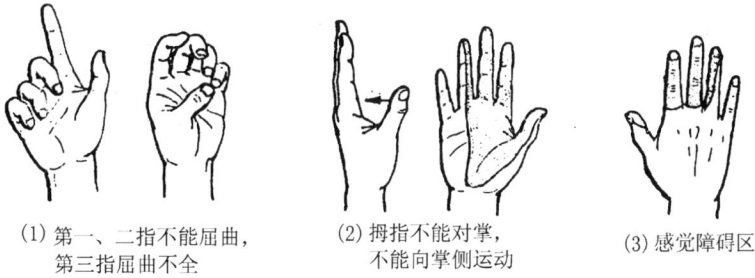

(1) 第一、二指不能屈曲，第三指屈曲不全　　(2) 拇指不能对掌，不能向掌侧运动　　(3) 感觉障碍区

图 2-48　正中神经损伤

（4）腓总神经：主要表现是足下垂。小腿外侧和足背外侧皮肤感觉障碍（图 2-49）。

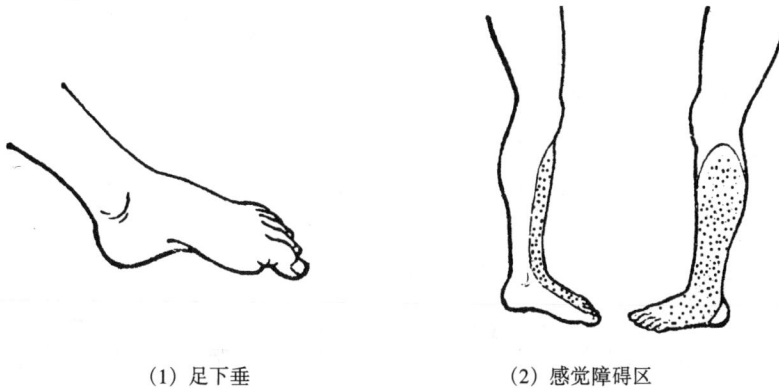

(1) 足下垂　　(2) 感觉障碍区

图 2-49　腓总神经损伤

4. **脊髓横断损害**　被损害水平及其以下深、浅感觉均受累。

5. **半侧脊髓损害**　被损害水平及其以下有对侧皮肤痛、温觉障碍；同侧的深、浅感觉

和运动障碍，称为 Brown – Sequard 综合征（图 2-50）。

八、影像学检查

（一）X 线检查

X 线检查是骨伤科临床疾病检查、诊断的重要
手段之一。通过 X 线检查，可以明确有无骨折、脱
位，以及骨折、脱位的部位、类型、程度和治疗的
情况；可以观察到骨、关节有无器质性病变，明确
病变的部位、性质、程度、范围，以及与周围软组
织的情况；可以判断骨龄，推断骨骺生长发育的状
态，观察某些营养及代谢疾病对骨质的影响；还可
通过 X 线检查排除某些疾病。常用的 X 线检查为透
视和 X 线照片。

1. 透视   常用于骨折、脱位的诊断、整复；
火器伤时寻找金属异物和定位。其注意事项为：在
透视检查时应加强防护，尽量减少 X 线照射。

2. X 线照片   为骨伤科常规的检查方法。在阅
X 线片时应按下面几点观察：

（1）骨的外形是否正常，大小是否与发育相
称。

（2）骨膜及骨皮质有无异常，正常骨膜不显
影；骨皮质密度高，外面光滑（仅在肌肉附着处有
局限性隆起或凹陷而边缘不光滑）。

（3）骨松质有无破坏或断裂。

（4）干骺端有无异常。

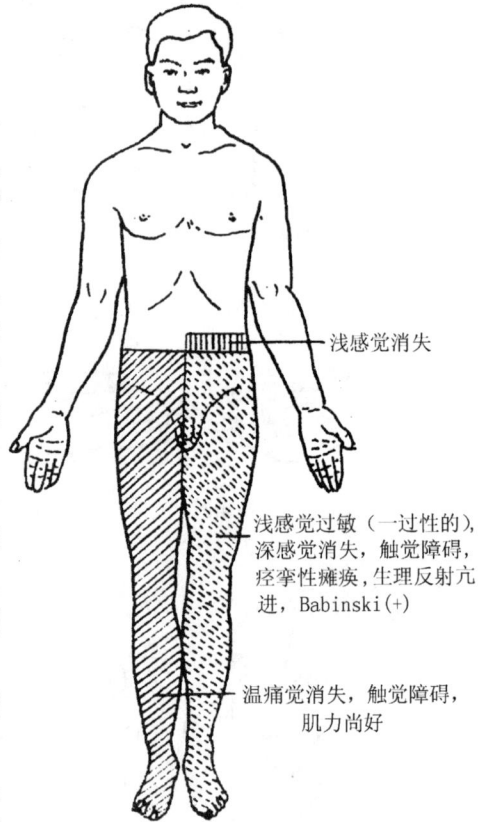

图 2-50   半侧脊髓损害

（5）关节间隙是否增宽、狭窄或消失；关节滑膜是否显影；关节面是否光滑，有无增
生、硬化；关节内有无游离体；有无关节脱位。关节附近脂肪组织阴影有无变形、移位、模
糊或消失。

（6）软组织有无结构、外形和密度的改变。

必要时应加摄特定位置或健侧进行对比。

某些部位发生无移位骨折的早期，X 线片不容易发现。如腕舟骨骨折、肋软骨骨折，可
在第二周后再次检查。

（二）电子计算机 X 线横断体层扫描（CT）

1. 骨科疾病的诊断   CT 能从横断面来了解脊椎、骨盆、四肢骨关节的病变。对脊椎的
小关节突、椎管侧隐窝、骨盆、长骨骨髓腔等处的微小改变能显像，故对诸如后纵韧带骨化
症、小关节突肥大、椎间盘突出症、椎管狭窄症等进行检查确诊，是理想的检查方法。

2. 骨肿瘤的诊断   不论是骨的原发性肿瘤还是继发性肿瘤，不论是良性肿瘤还是恶性
肿瘤，CT 的检出率和分辨率是很高的。

（三）磁共振显像（MRI）

1. **颅脑病变**　MRI 在显示颅底及后颅凹的疾病方面明显优于 CT，是枕骨大孔部位病变最准确的诊断方法，对脑干、大脑的病变有较高的探测灵敏度。例如诊断脑脊髓鞘疾病、多发性硬化、脑栓塞、小脑扁桃体畸形、星形细胞瘤、脊索瘤、胶质瘤等。可分辨肿瘤、血肿或脑组织水肿，测定大脑血流量，显示鼻咽腔病变等。

2. **脊椎及椎管内病变**　MRI 显像对发现脊髓和髓核病变大有潜力，目前公认 MRI 成像较 CT 好，也比脊髓造影优越，可以作为检查脊髓和髓核的首选影像诊断方法。例如诊断脊髓空洞症、脊髓肿瘤、脊髓鞘疾病、骨转移瘤、椎间盘突出等。

3. **骨关节及软组织病变**　普通 X 线只能显示关节间隙，只有注射对比剂做关节造影才能看到关节内结构。采用 MRI 显像进行膝关节扫描，能够显示关节解剖，区分关节内不同的组织。

MRI 的缺点在于断层间隔大，不如 CT 检查精细，可遗漏细节；对骨化、增生缺乏信号，不能显示明显图像，椎管狭窄的病变显示不如 CT；此外，体内有金属的患者不宜作 MRI 检查。

伤科治疗技能

一、复位手法

复位是把移位的骨折段恢复正常或近于正常的解剖关系，重建骨骼支架。复位的方法有两类，即闭合性复位和切开复位。闭合复位又可分为手法复位和持续牵引。

（一）**手法复位**　是医者用指、掌、腕、臂或身体其它部位的劲力，或辅以器械，随症运用各种手法技巧，作用于病人的患部，整复移位的一种治疗方法。绝大多数骨折采用手法复位，均能取得满意的治疗效果。手法复位要力争做到及时、稳妥、准确、轻巧，争取一次复位成功而不增加新的损伤。

（二）**复位前准备麻醉**　新鲜闭合性骨折的复位，常行局部血肿内麻醉。应在无菌操作下进行，以防骨折部感染。

方法：在骨折局部皮肤上先作少量皮内注射，将注射针逐步刺入深处，当注射针进入骨折部的血肿后，可抽出暗红色的陈旧血液，然后缓慢注入麻醉剂。四肢骨折用 2% 普鲁卡因注射液 10～20ml。麻醉剂注入血肿后，即可均匀地分布于骨折部。裂缝骨折无明显血肿时，可在骨折部四周浸润（图 2-51）。通常在注射后 10 分钟，即可产生麻醉作用（局部浸润麻醉、神经阻滞麻醉等见外科学）。

（三）**复位基本手法**　四肢各部都有彼此拮抗的肌肉及肌群，在复位时，应先将患肢所有关节放在肌肉松弛的位置，以利于复位。

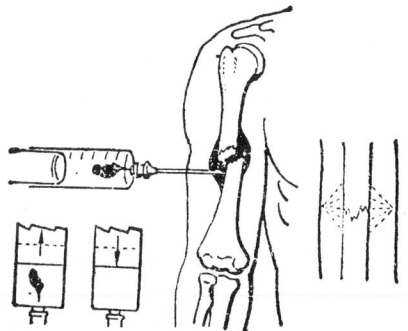

图 2-51　局部麻醉注射

1. **拔伸牵引**　是沿着肢体的纵轴线进行对抗牵引，克服肌肉拉力，矫正患肢的重叠移位，恢复肢体长度的复位手法（图 2-52）。

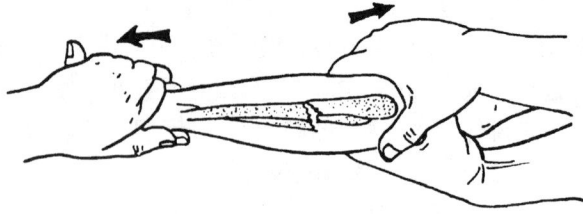

图 2-52　拔伸牵引手法

【适应症】

（1）骨折的重叠移位。

（2）按手法复位中"欲合先离，离而复合"的原则，本手法是各种手法复位的基础，应贯彻在复位的始终。

【操作方法】　按肢体原来的体位先顺势牵引，然后再沿肢体的纵轴对抗拔伸，借牵引力矫正患肢的缩短畸形，或达到"欲合先离，离而复合"的目的。

拔伸牵引时一般多用手法进行，但遇筋肉丰富、肌力强大的部位，如下肢骨折，亦可利用器械（如复位床、软绳）辅助，或以手法拔伸与器械配合进行。手法用力应由轻到重，稳定而持久，使移位的骨断端分离，常须持续数分钟之久。拔伸手法为下一步手法创造条件，在施行其他手法时仍需维持一定的拔伸牵引力，直至敷贴药膏及夹板夹缚妥善后方可停止。

2．旋转　手握其患肢远端，绕肢体纵轴向内或向外旋转，以恢复肢体的正常生理轴线的手法。

【适应症】　肢体的旋转畸形（螺旋形骨折）。

【操作方法】　由术者手握其患肢远端，在适当拔伸牵引下，以肢体纵轴为中心向内或向外旋转，纠正肢体旋转畸形，使骨折断面扣紧。

3．回旋　是使骨折两骨断端相互围绕骨端，按移位途径的相反方向回旋的手法。

【适应症】

（1）斜形骨折的背向移位（用拔伸手法难于复位者）。

（2）两骨折端之间有软组织嵌入时，亦可用回旋手法解脱之。

【操作方法】　参照 X 线照片判断发生背向移位的旋转途径，施行回旋手法。在适当的牵引下，术者可一手固定近端，另一手握住远端，使骨折远端骨端围绕近端骨端，按移位途径的相反方向回旋复位。如操作中感到有软组织阻挡，即可能对移位途径判断错误，应改变回旋方向，使两骨折端从背对背变成面对面（图 2-53），达到复位。施行回旋手法不可用力过猛，以免伤及血管、神经。施行此手法时，应适当减少牵引力，使肌肉松弛，否则不易成功。

4．折顶（反折）　又称成角折顶。是顺势加大成角，反折复位的方法。

【适应症】　横断或锯齿形骨折，单靠拔伸牵引不能矫正重叠移位者。

【操作方法】　在持续牵引下，术者两手四指重叠环抱于下陷的一骨端，两拇指向下抵压突出的骨折端，在持续牵引下加大原成角，凭手指感觉下陷侧断端骨皮质已相互触顶时，拇指按住成角处不动，将四指环抱的远端反折伸直（矫正成角），使骨折端复位（图 2-54）。助手与术者动作应协调、稳妥、敏捷。折顶手法要慎用，操作时要仔细，以免骨断端损伤重要的软组织。

（1）按原来移位，向相反方向回旋　　　（2）背对背移位矫正

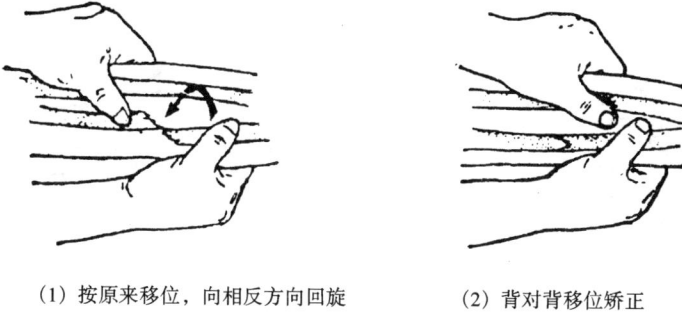

图 2-53　回旋手法

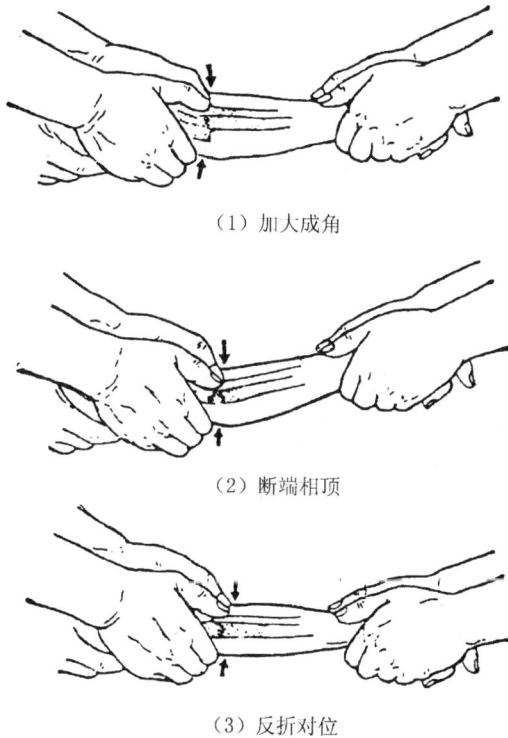

（1）加大成角

（2）断端相顶

（3）反折对位

图 2-54　折顶手法

5．端提　是借两手拇指下压，其它四指向上端提，使"陷者复起，突者复平"的复位手法。

【适应症】　侧方（前、后侧）移位。

【操作方法】　重叠、成角及旋转移位矫正后，还要矫正侧方移位。上、下侧（即前、后侧或掌、背侧）方移位可用端提手法。操作时在持续牵引下，术者两手拇指压住突出的近端，其余四指捏住远侧骨折端，向上用力（图 2-55），即可纠正侧方移位。

6．捺正　是借助掌、指分别按压远端和近端，横向用力挤压的复位方法。

【适应症】　侧方（内、外侧）移位。

【操作方法】　术者借助掌、指分别按压远端和近端，横向用力挤压，以矫正侧方（内、外侧）移位（图 2-56）。

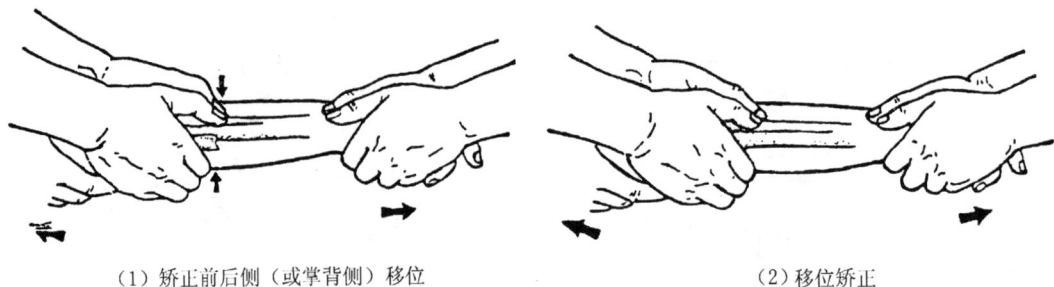

（1）矫正前后侧（或掌背侧）移位　　　　　　　　　（2）移位矫正

图 2-55　端提手法

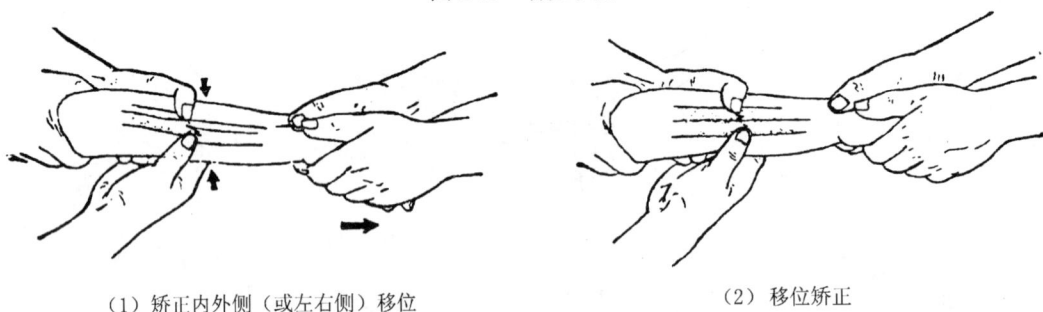

（1）矫正内外侧（或左右侧）移位　　　　　　　　　　（2）移位矫正

图 2-56　捺正手法

7．分骨　用手指对向挤捏骨间隙，纠正两骨或两骨以上移位骨折的手法。

【适应症】　在两骨或两骨以上并列部位，出现成角移位及侧方移位而相互靠拢的骨折。

【操作方法】　术者可用两手拇指及食、中、无名指，分别挤捏并行骨折处的掌背侧骨间隙，矫正成角移位及侧方移位，使靠拢的骨折端分开（图 2-57）。

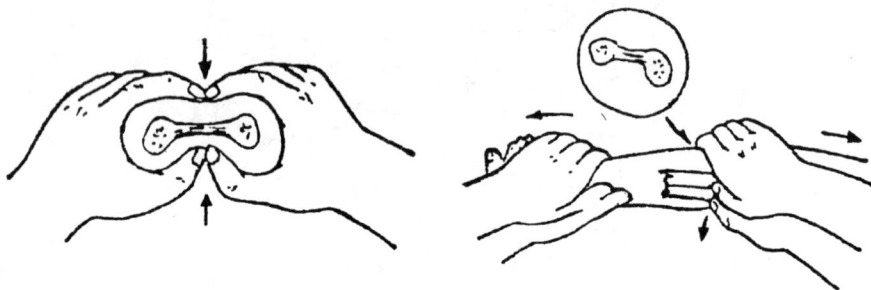

图 2-57　分骨手法

8．屈伸　通过使关节屈伸活动，达到使关节附近骨折复位的方法。

【适应症】　关节附近骨折的成角畸形或侧方移位。

【操作方法】　术者一手固定关节的近端，另一手握住远端，配合端提或捺正手法沿关节的冠轴摆动肢体，以整复骨折或脱位（图 2-58）。如伸直型肱骨髁上骨折，复位时需在牵引下屈肘关节；而屈曲型肱骨髁上骨折，需要在牵引下伸肘关节。

9．纵压（摇摆触碰）　横断骨折复位后，沿骨纵轴线对向挤压，使骨折断端接触紧密，消除骨折断端间隙，并可检查骨折复位效果的方法。

【适应症】　横断骨折复位后检查复位效果，以及对位后骨折间隙较大者。

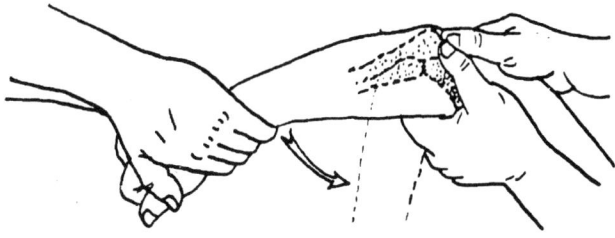

图 2-58 屈曲肘关节，矫正骨折向前成角畸形

【操作方法】 在横断骨折复位后，为了检查复位效果，可由术者两手固定骨折部，让助手在维持牵引下稍稍向左、右、上、下摇摆远端，术者双手可感觉到骨折的对位情况，然后沿纵轴方向挤压，若骨折处不发生缩短移位则说明骨折对位良好（图 2-59）。

以上手法归纳为：手摸心会，拔伸牵引，旋转屈伸，端提挤按，夹挤分骨，折顶回旋，摇摆触碰，按摩推拿。其中手摸心会为诊断手法，按摩推拿是理筋手法。也就是说，骨折在诊断明确后才能施行复位，骨折整复后还应注意软组织的调理。

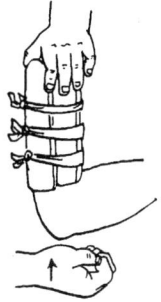

复位后需检查复位情况，观察肢体外形，抚摸骨折处的轮廓，与健肢对比，并测量患肢的长度，即可了解大概情况。X线摄片检查，可明确复位的效果。

图 2-59 触碰手法

二、理筋手法

（一）理筋手法的功效

1. 活血散瘀，消肿止痛 手法按摩可以促进血液循环和淋巴回流，使气血通畅，加速局部瘀血的吸收，从而达到活血散瘀、消肿止痛的目的。

2. 解除痉挛，放松肌肉 穴位按摩具有镇静作用，直接作用于痉挛的肌肉组织，可起舒展痉挛、放松肌肉的效应。

3. 理顺筋络，整复错位 理筋手法可理顺出槽的筋脉，整复错缝的关节和回纳脱出的软骨板，从而恢复肢体、关节的正常活动。例如腰椎小关节错缝多合并关节突及邻近韧带受牵拉而损伤，用斜扳法纠正错缝后，疼痛即可减轻或消失，腰椎功能可恢复正常。

4. 松解粘连，通利关节 运用舒筋活络手法，可以软化疤痕，松解粘连，通利关节，使关节功能逐步恢复正常。

5. 调和气血，散寒除痹 通过手法刺激穴位得气或反复用强手法刺激局部等措施，可以起调和气血，温通经络，散寒除痹的作用，促使肢体功能恢复。

（二）常用理筋手法

1. 推法（附㨰法）

【操作方法】 用指、掌、肘或拳等部，着力于人体某部位，作单方向直线移动。操作时指、掌或肘紧贴体表，用力要稳，速度缓慢而均匀（图 2-60）。

附：㨰法 用手掌由肢体近端向远端推动的手法称为㨰法（图 2-61）。而所谓的"推上去，㨰下来"，其手法及劲力与推法相同，仅有向心和离心上的区别。

【功效】 疏通经络，理筋活血，消瘀散结，缓解痉挛。

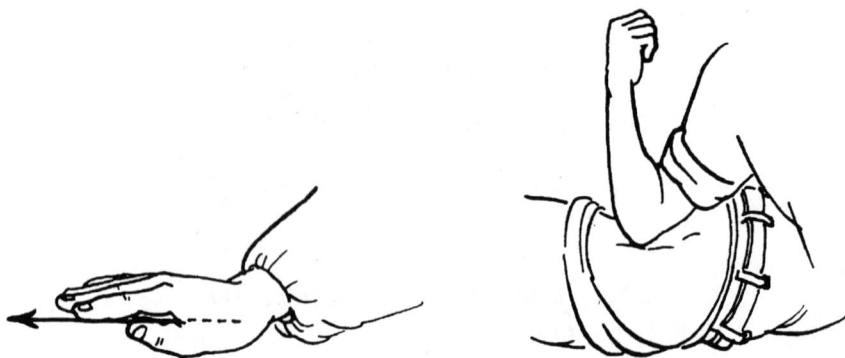

图 2-60 推法

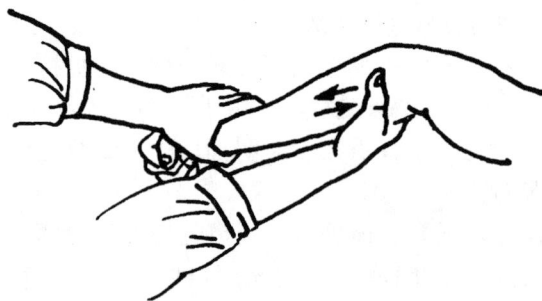

图 2-61 挕法

【临床运用】 推法是临床常用手法之一。用指称指推法，用掌称掌推法，用肘称肘推法，用拳称拳推法，临床多用于腰背及四肢部，常用于治疗风湿痛、各种慢性劳损、筋肉拘急、感觉迟钝等症。

2．摩法

【操作方法】 用食、中、环三指指腹或手掌面附着于一定的部位上，以腕关节为中心做环形而有节奏的抚摩（图 2-62）。操作时，肘关节自然屈曲，腕部放松，指掌自然伸直，动作要缓和而协调。

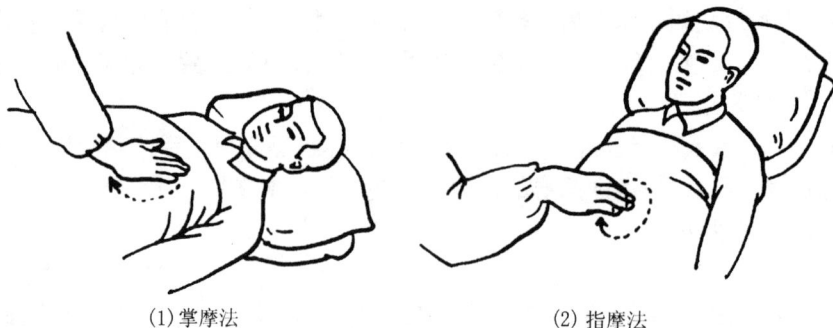

(1)掌摩法　　　　　　　　　　(2)指摩法

图 2-62 摩法

【功效】 镇静止痛，消瘀退肿，缓解紧张。

【临床运用】 摩法多用于胸、腹、背、腰部，因其手法轻柔，常作为理筋开始阶段的手法，使患者有一个逐渐适应过程；或作为结束阶段的手法，以缓和强手法的刺激。

　　附：轻度按摩法和深度按摩法　此两法为推、摩二法的联合运用。①轻度按摩法（浅表抚摩法）：即用单手或双手的手掌或指腹或食、中、环指并拢贴附于患处，稍用力作轻柔缓慢的来回直线或环形的抚摩动作，其功效和临床运用同摩法。②深度按摩法（推摩法）：用手指、掌根、全掌或双手重叠在一起进行推摩（图2-63）。其力量较轻度按摩法力量为大，作用力达深部软组织。摩动的频率快慢应根据病情、体质而定。动作要协调，力量要均匀。

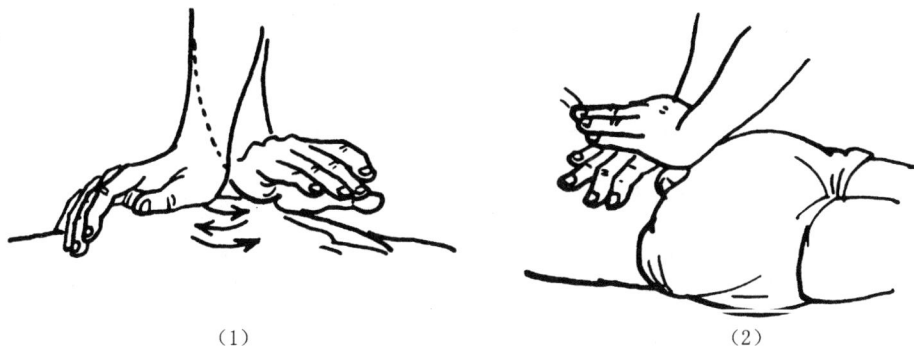

（1）　　　　　　　　　　　　　　　　　　（2）

图 2-63　深度按摩法

3．揉法

【操作方法】　用指腹、大鱼际或掌根吸定于体表，作轻柔缓和回旋活动（图2-64）。操作时，腕部放松，以前臂带动腕和掌指活动，着力部位一般不移开接触的皮肤，仅使该处的皮下组织随手指或手掌的揉动而滑动。

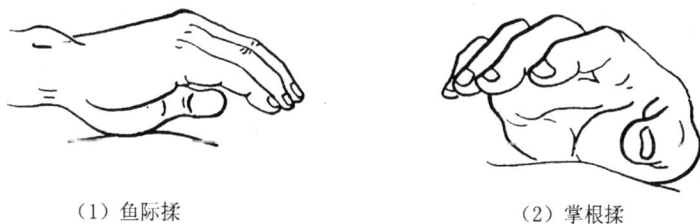

（1）鱼际揉　　　　　　　　　　　　　　　（2）掌根揉

图 2-64　揉法

【功效】　活血祛瘀，消肿止痛，放松肌肉，缓解痉挛。

【临床运用】　本法作用缓和，故全身各部位均可应用。临床常用于缓和强手法及外伤肿痛、慢性劳损、风湿痹痛等的治疗。

4．按法（按压法）

【操作方法】　用拇指指端、指腹、掌根、鱼际、全掌或双掌重叠按压体表一定部位（图2-65）。操作时，着力部位要紧贴体表，不可移动，用力要由轻而重，不可用暴力猛然按压。压法的动作姿势与按法相同，故二法合称为按压法。但一般认为压法力量比按法重，除可用拇指、手掌着力外，常以肘部按压治疗即肘压法（图2-66）。

【功效】　松弛肌肉，开通闭塞，活血止痛，温经散寒。

【临床运用】　拇指按压法适用于全身各部穴位；手掌按压法常用于腰背和胸腹部；肘压法仅适用于肌肉丰厚的部位，如腰臀部。按压法临床常用于治疗急慢性腰腿痛，肌肉痉挛，筋脉拘紧等症。

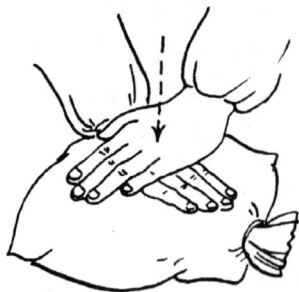
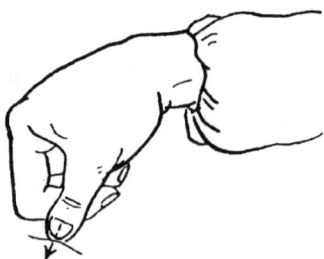
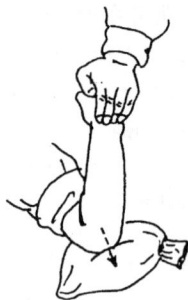

图2-65　按法　　　　　　　　　　　　　　图2-66　肘压法

5．擦法

【操作方法】　用大、小鱼际或全掌附着在体表一定部位，作上下或左右直线往返摩擦（图2-67）。操作时腕关节伸直，手指自然伸开，着力部位要贴住患者体表，但压力不宜太大，移动时用上臂带动手掌，往返距离要长而直，动作要均匀连续。施行手法时宜先用润滑剂，以防擦破皮肤。

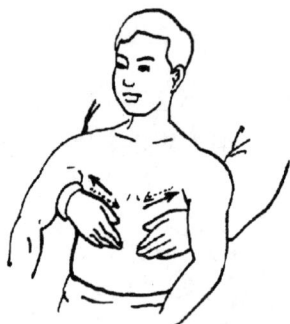
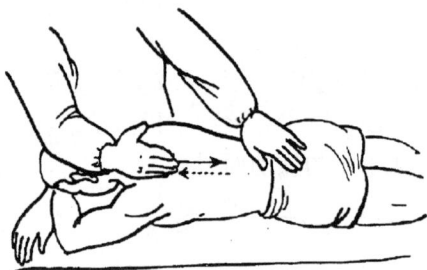

（1）掌擦法　　　　　　　　　（2）小鱼际肌擦法

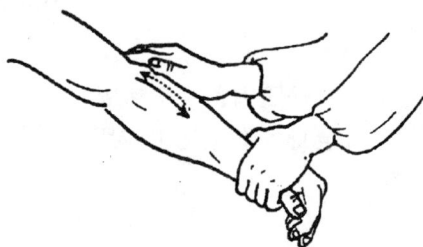

（3）大鱼际肌擦法

图2-67　擦法

【功效】　活血散瘀，消肿止痛，温经通络，松解粘连，软化疤痕。

【临床运用】　本法通过手掌和体表的直接摩擦，使之产生一定的热量，而起柔和温热的刺激作用。适用于腰背部，以及肌肉丰厚部位的慢性劳损和风湿痹痛等。

6．擦法

【操作方法】擦法操作时，肩臂放松，肘部微屈，手呈半握拳状，以小鱼际尺侧缘及第

3～5掌指关节的背侧贴附于患处，通过腕关节的屈伸和前臂旋转，作复合的连续往返运动（前臂旋后时屈腕并用力下压；前臂旋前时伸腕压力减轻）。施法时手背部要紧贴体表，使产生的压力轻重交替而持续不断地作用于治疗部位，不可跳动或拖拉摩擦。动作幅度控制在120°左右（图2-68），并注意动作的协调及节律。

【功效】　调和营卫，疏通经络，祛风散寒，解痉止痛。

【临床运用】　适用于肩背、腰臀、四肢等肌肉丰厚的部位，可用于因陈伤、劳损引起的筋骨酸痛，麻木不仁，肢体瘫痪等症。

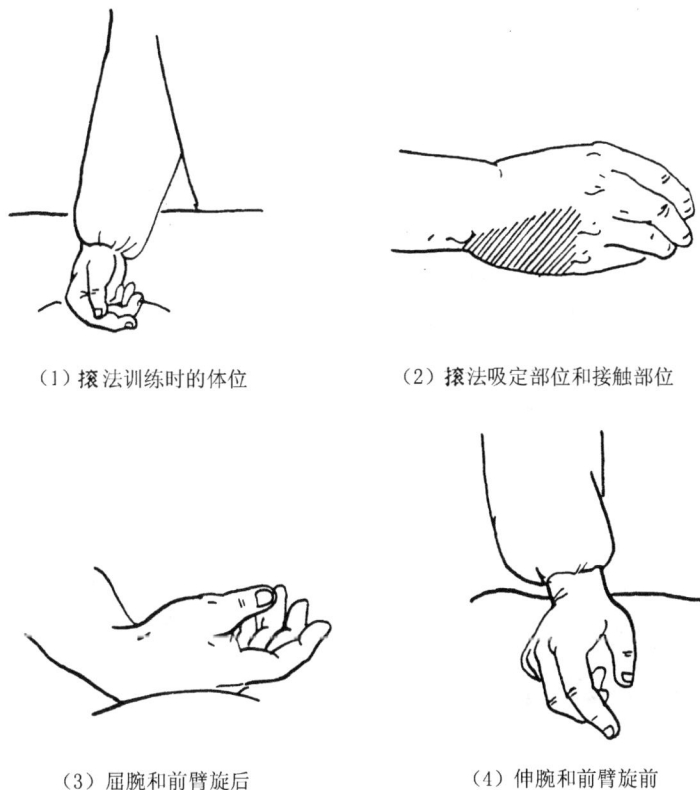

（1）擦法训练时的体位　　　　（2）擦法吸定部位和接触部位

（3）屈腕和前臂旋后　　　　（4）伸腕和前臂旋前

图2-68　擦法

7．拿捏法（附捻法）

【操作方法】　用拇指与其余手指形成钳形，相对用力一紧一松挤捏肌肉、韧带等软组织（图2-69），操作时腕要放松，指腹着力，用力要由轻至重再由重至轻，不可突然用力。

【功效】　缓解肌肉痉挛，解除粘连，松筋通节。

【临床运用】　拿捏法的刺激较强，常与其它方法配合应用，如结合揉法可缓和拿捏法的刺激而兼有揉捏两种作用。拿捏法以颈项部、肩部和四肢部最为常用。适用于伤筋而致痉挛或粘连等症。

附：捻法　用拇指和食指的指腹相对捏住某一部位，稍用力作对称的揉搓如捻线状（图2-70）。

8．弹筋法（提弹法）　从弹筋法的劲力上看，有提、弹两种劲力，故又称为提弹法。

【操作方法】　用拇指和食、中指指腹相对将肌束、肌腱等组织捏紧并用力提拉，然后迅速放开，像射箭时拉弓放弦样动作，使其弹回（图2-71）。操作时动作要迅速有力，快提

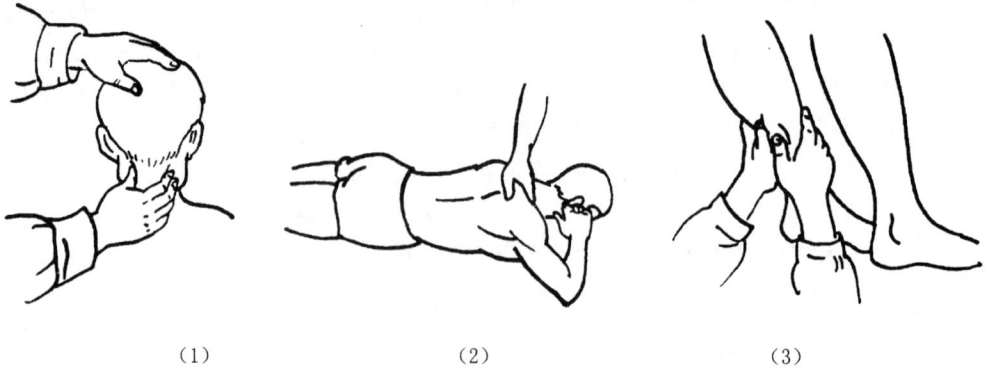

| (1) | (2) | (3) |

图 2-69 拿捏法

快放。

【功效】 缓解肌肉痉挛，剥离粘连，活血祛瘀，消肿止痛，促使萎缩肌肉康复。

【临床运用】 适用于急慢性筋伤所致的肌肉痉挛、疼痛或粘连者。常用部位为颈项、腰部及四肢。

9. 拨络法

【操作方法】 以拇指或其余四指的指尖或指腹紧按于患处，取与肌束、肌腱、韧带垂直的方向，作单向往复揉拨动

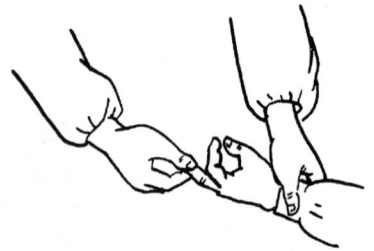

图 2-70 捻法

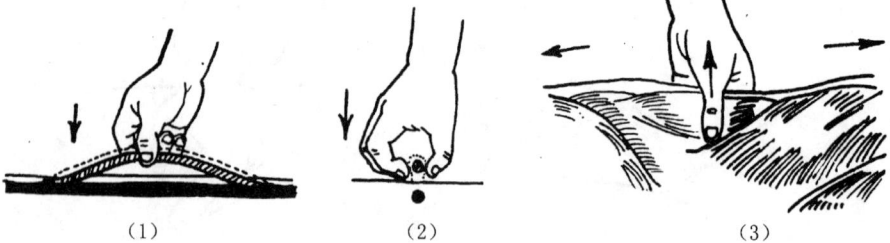

| (1) | (2) | (3) |

图 2-71 弹筋法

作（图 2-72）。操作时，宜加大劲力，使指上有肌腱、肌束、韧带等被牵拉又滑弹的感觉，而不可在皮肤上来回磨蹭。

【功效】 缓解痉挛，松解粘连，振奋经络。

【临床运用】 适用于急慢性筋伤而致挛缩或粘连者。常用于腰背、四肢部。

10. 拍击法 用虚掌拍打体表为拍打法；用拳背、掌根小鱼际尺侧、指尖或桑枝棒击打体表为击法，又可分别称为拳击法、掌击法、指尖击法和棒击法。

【操作方法】 拍击时要求蓄劲收提，即用力轻巧而有反弹感，以免产生震痛感。动作要有节奏，快慢适中，不能有拖抽动作（图 2-73）。①拍打时手指自然并拢，手指关节微屈，用虚掌拍打。②拳击时，手握空拳，腕伸直，用拳背平击。③掌击时，手指自然松开，腕伸直，用掌根叩击。④侧击时，手指自然伸直，腕略背伸，用单手或双手的小鱼际部击打。⑤指尖击时，手指轻屈，腕放松，运用腕关节的屈伸，以指端击打。⑥棒击时，棒与体表的着

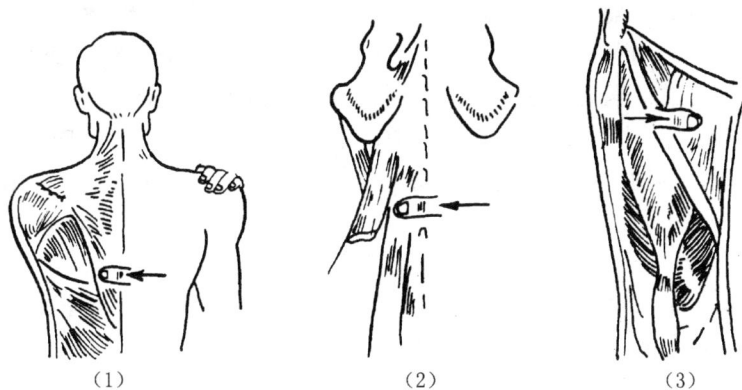

图 2-72 拨络法

力面要大，主要以棒前半段击打。

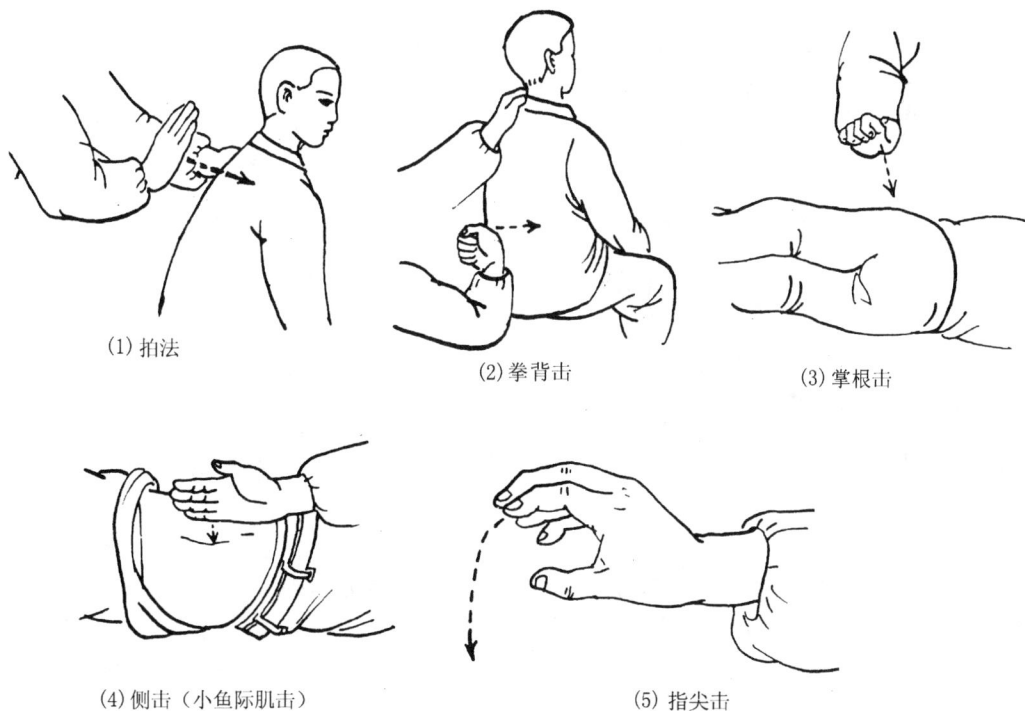

(1) 拍法 　　(2) 拳背击 　　(3) 掌根击

(4) 侧击（小鱼际肌击） 　　(5) 指尖击

图 2-73 拍击法

【功效】 疏通气血，消除疲劳，舒筋通络，祛风散寒。

【临床运用】 拍打法常用于肩背、腰臀及下肢部。拳击法常用于腰背部；掌击法常用于头顶、腰臀及四肢部；侧击法常用于腰背及四肢部；指尖击法常用于头面、胸腹部；棒击法常用于头顶、腰背及四肢部。拍击法适用于风湿酸痛，局部感觉迟钝、麻木不仁及肌肉痉挛等症。拍打法尚可用于胸胁部岔气。

11. 点压法（点穴法） 是根据经络循行路线，选择适当穴位，用手指在经穴上点穴按摩，又称穴位按摩。因用手指点压刺激经穴，与针刺疗法颇为相似，故又称指针疗法。近年来，又在点穴按摩的基础上发展成为指压按摩麻醉。点压法的取穴基本与针灸学相同，在治疗外伤时，除以痛为腧的取穴方法外还可以循经取穴。

【操作方法】　用中指为主的一指点法；或用拇、食、中三指点法；或用五指捏在一起，组成梅花状的五指点法。医者用点压法治疗时，应将气力运用到指上，为增强指力，指与患者的皮肤成 60°～90°角。用力大小可分轻、中、重三种。①轻点：是以腕关节为活动中心，主要以腕部的力量，与肘和肩关节活动协调配合。其力轻而有弹性，是一种刺激手法，多用于小儿及老年体弱患者。②中点：是以肘关节为活动中心，主要用前臂的力量，腕关节固定，肩关节协调配合，是一种中等刺激手法。③重点：以肩关节为活动中心，主要用上臂的力量，腕关节固定，肘关节协调配合，刺激较重，多用于青壮年及肌肉丰厚的部位。

【功效】　疏通经络，宣通气血，调和脏腑，平衡阴阳。

【临床运用】　多用于胸腹部内伤、腰背部劳损、截瘫及神经损伤、四肢损伤和损伤疾患伴有内证者。对有重要器官的部位施行本法时须慎用，若确实需要，对点压的力量应予控制。

12．抖法

【操作方法】　用双手握住患者上肢或下肢远端，稍用力作连续的小幅度上下快速抖动（图 2-74）。操作时，抖动幅度要小，频率要快，用劲要巧，并嘱患者放松肌肉。

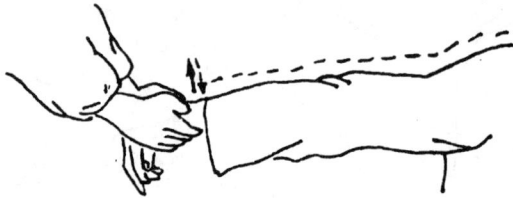

图 2-74　抖法

【功效】　松弛肌肉、关节，减轻手法反应，增强患肢舒适感。

【临床应用】　本法多用于四肢关节，以上肢为常用，常与揉摩及搓法配合，作为治疗的收功手法。

13．搓法

【操作方法】　双掌面置于肢体两侧，用力作快速前后或内外方向的搓揉，并同时作上下往返运动。操作时双手用力要对称，搓动要快，移动要慢（图 2-75）。

【功效】　调和气血，舒筋活络，放松肌肉。

【临床应用】　适用于四肢，以上肢最为常用。与抖法配合用于理筋手法的收功阶段。

14．扳法

【操作方法】

（1）斜扳法（腰椎旋转法）　侧卧位，患侧下肢在上，屈髋屈膝各

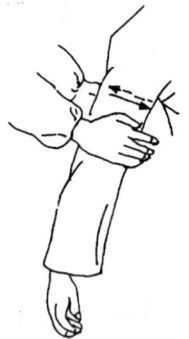

图 2-75　搓法

90°，健肢伸直，腰部放松。医者面对患者（或其身后），两手（或两肘部）分别扳推患者的肩前部及臀上部，先轻轻使腰部扭转数次，然后两手交错扳推，待感到旋转有明显阻力时，再突然施加一个大旋转幅度的猛推（图 2-76），此时常可闻及"咯嗒"声，显示手法复位成功。

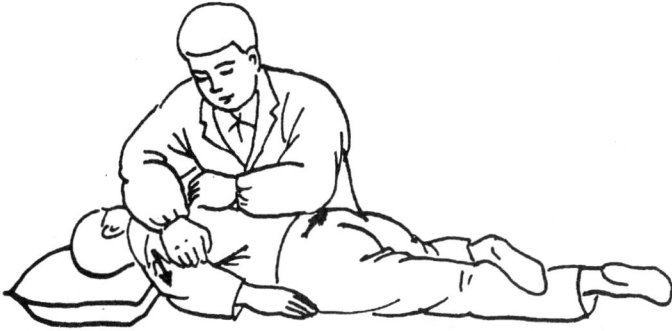

图 2-76 腰部斜扳法

（2）腰部旋转复位法 患者坐于方凳上，腰部放松，两足分开与肩同宽。以向右侧旋转为例，助手面对患者站立，用两腿夹住患者大腿，双手按住大腿根部，以稳定患者坐势。医生坐（或弯腰站立）于患者右后侧，右手自患者右腋下穿过，绕至颈后，以手掌扶住其颈项，左手拇指向左顶推偏歪的棘突，然后先使患者腰椎慢慢前屈至一特定角度（拇指下有棘突活动感）时，右手用力将腰椎向右侧屈旋转，左手拇指同时用力顶推棘突（图 2-77）。常可闻及"咯嗒"声和感到拇指下有棘突跳动感，提示复位成功。

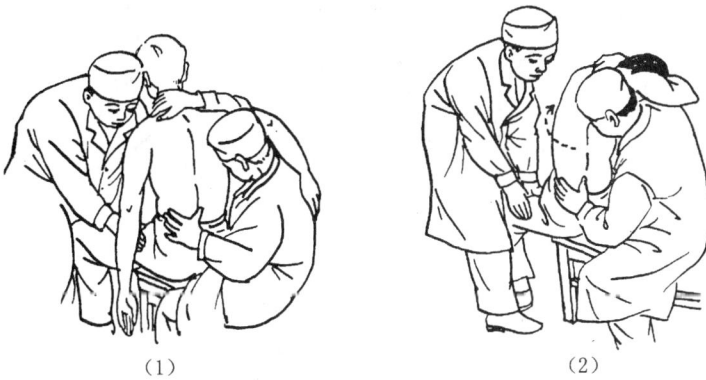

（1）   （2）

图 2-77 腰部旋转复位法

【功效】 调正骨缝，整复错位，滑利关节。

【临床运用】 此两法临床可用于腰部扭伤、腰椎后关节紊乱及腰椎间盘突出症。斜扳法操作容易，但定位准确性差；腰椎旋转复位法则定位准确性高，但操作较困难。

15．腰部背伸法

【操作方法】

（1）立位法（背法） 医者与患者背与背紧贴站立，并与患者双肘屈曲相互反扣，然后医者屈膝、弯腰、挺臀，将患者反背起，使其双足离地，先作上下或左右晃动，待感到患者腰部放松时，随即着力作一快速的伸膝挺臀动作，使患者脊椎被牵拉过伸（图 2-78）。操作时，臀部的晃动要和挺臀及两膝屈伸动作协调一致。

（2）卧位法（推腰扳腿法） 患者俯卧或侧卧，医者一手按压其腰部，另一手托住双侧或一侧下肢快速用力向后扳拉，两手协调动作，使腰部过伸（图 2-79）。

【功效】 松弛腰肌，调正骨缝，牵伸脊椎。

【临床运用】 主要适用于腰部急性扭伤，腰椎间盘突出症及单纯屈曲型压缩性骨折。

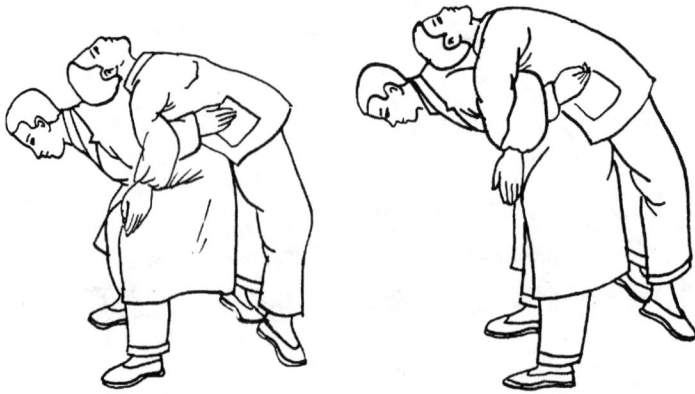

(1) 弯腰屈膝挺臀   (2) 伸膝臀部颤动

图 2-78 背法

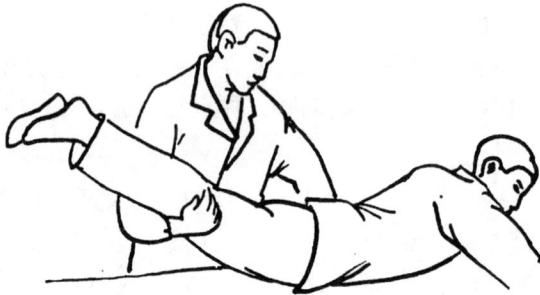

图 2-79 卧位法（推腰扳腿法）

16．踩跷法

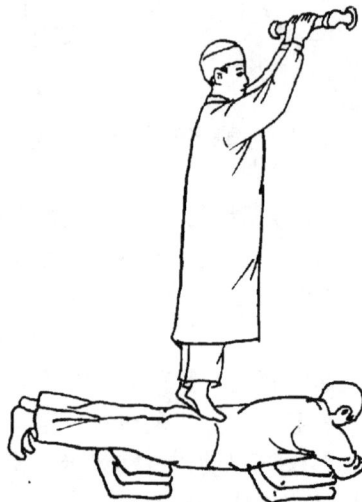

图 2-80 踩跷法

【操作方法】   患者俯卧，在胸部及大腿部各垫枕头数只，使腰（腹）部悬空。医者双手扶住预先设置好的横木架，以控制自身体重及踩踏的力量，然后以单足或双足前部着力于患部，并作适当的弹跳动作，弹跳时足尖不要离开腰部（图 2-80）。根据患者的体质和病情，控制踩踏力量及弹跳幅度，同时嘱患者要随弹跳的起落张口呼吸，切忌屏气。速度要均匀而有节奏。

【功效】 通络止痛，放松肌肉，松解粘连。

【临床运用】 本法可使腰椎被动后伸，临床可用于腰椎间盘突出及腰臀肌劳损所致的腰腿痛。但本法压力大，刺激强，对体质虚弱及腰椎有病变而不耐刺激的患者，临床上不宜应用。

（三）理筋手法的操作要求

1．理伤手法的操作步骤　理筋手法操作时可分为三个阶段来进行。首先是准备阶段，主要是应用常用的基本手法，镇静或止痛，行气活血，放松痉挛的肌肉，使重手法在局部筋肉舒松的情况下进行，创造一个"松则不痛"的环境，同时也使患者对以后的手法有一个适应过程。其次为理伤阶段，是应用针对病变具有治疗作用的手法来理顺筋络，活动关节，解决病人的主要病痛。最后为结束阶段，在使用较重手法后，往往有一个刺激及反应的过程，临床多用轻手法整理收功，使肢体完全放松。

2．理筋手法的技术要求

（1）持久　①手法操作要持续作用一定时间，保持动作和力量的连贯性；②手法在某一具体部位，尤其是重点治疗部位运用时，应维持适当的时间，使该部位产生感应（得气感），以增强治疗效果。

（2）有力　系指手法必须具有一定力量，医者应具有一定的功力，操作时施加于患部有适当的压力，这种力量应根据患者的体质及病症部位等不同情况而增减。

（3）均匀　指手法动作的节奏性和用力的稳妥性，动作频率要有节奏而协调，不要时快时慢，用力要稳，不要时轻时重。

（4）柔和　指手法要轻而不浮，重而不滞，用力不可生硬粗暴或用蛮力，变换动作要自然。

以上四项要求是有机联系的，在治疗中只有持久、有力、均匀、柔和才能使手法作用力渗透入内，直达病所，收到预期的疗效。要想熟练掌握各种手法并能在临床上灵活运用，必须经过一定时期的手法练习和临床实践，才能由生而熟，熟而生巧，乃至于得心应手，运用自如。

三、固定疗法

是指损伤经手法或手术整复后，为了维持其功能位置，防止断端再移位，为受伤的机体组织愈合创造一个良好的环境，必须给予有效的固定。通常固定分为外固定和内固定两类。而外固定有夹板固定、石膏固定和牵引固定、外固定架固定等；内固定有接骨钢板、螺丝钉、髓内钉、螺纹钉、钢丝固定等。

（一）夹板固定

采用合适的材料（如柳木、杉树皮、竹片等），根据肢体形态加以塑形，制成适用于各部位的夹板，并以固定垫配合布带扎缚，达到保持骨折复位后的位置的固定方法，称为夹板固定。

1．夹板固定的原理　①扎带对夹板作用在骨折端的约束力。②固定垫对骨折断端防止或矫正成角畸形和侧方移位的效应力。③充分利用肢体肌肉收缩时所产生的内在动力，使肢体内部动力因骨折所致的不平衡重新恢复到平衡。夹板只固定骨折局部，一般不超过上、下关节，便于进行练功活动。当肢体肌肉收缩时，不仅改善了局部的血液循环，还可使肢体周径变粗，使扎带、夹板、固定垫的压力暂时增加，残余的骨折端和侧方移位得以进一步矫正。同时肌肉收缩时骨折断端互相纵向挤压，使骨折断端接触紧密，从而保持复位后骨折断端的稳定性，有利于骨折的愈合。所以，夹板固定具有固定可靠，骨折愈合快，功能恢复好，治疗费用低，病人痛苦少的优点，并可防止关节僵硬、肌肉萎缩、骨质疏松、骨折迟缓愈合或不愈合等并发症的发生。

2．夹板的适应症

（1）四肢闭合性骨折，但股骨骨折因肌肉收缩力大常需配合持续牵引治疗。

（2）四肢开放性伤口，创面较小或伤口经处理而已愈合者。

（3）陈旧性四肢骨折适合手法复位者。

3．夹板的材料性能　　制作夹板的材料必须具有一定的可塑性、韧性、弹性、穿透性及吸附性，且质地宜轻。南方多选用杉树片、竹片；北方选用柳木板、纸板。

4．夹板的规格及制作要求

（1）规格　　夹板的大小，厚薄要适宜。夹板固定一般用 4～5 块，总宽度为所固定肢周径的 4/5～5/6，各夹板间应留 1～1.5cm 间隙。夹板的厚度应以具备足够的支持力为原则，一般为 1.5～4mm，当长度增加时，厚度亦应相应增加。夹板的长度应根据患肢的长度、骨折的部位决定，固定方法分不超关节固定与超关节固定两种。不超关节固定适用于骨干部骨折，夹板的长度等于或接近骨折段肢体的长度，以不妨碍上下关节活动为度；超关节固定适用于关节内及近关节骨折，其夹板通常超出关节 2～3cm，以能绑缚扎带为度。

（2）制作要求　　夹板的形状要根据骨折的部位和类型，制作成适宜的尺寸和形状（图 2-81），夹板的四角要圆滑，以免夹坏皮肤，需要塑形者，用热水浸泡后再用火烘烤，弯成各种需要的形状，内层附毡垫或棉垫，外套纱织套备用。

5．固定垫（压垫）

（1）作用　　利用固定垫所产生的压力或杠杆力，以维持骨折整复后良好的位置；并有轻度矫正残余移位的作用。

（2）材料性能　　固定垫的材料应质地柔软，有一定的韧性和弹性，能维持一定的形态，有一定的支持力，能吸水，可散热，对皮肤无刺激，如棉毡、毛头纸等。固定垫内可置金属纱网或金属丝，便于 X 线检查识别其位置。

（3）尺寸　　固定垫的大小及厚薄必须根据骨折再移位的倾向及其放置部位而定，厚而硬的固定垫易引起皮肤压疮或肢体缺血，薄而软者不能发挥作用。

（4）种类　　常用的固定垫有以下几种（图 2-82）：

平垫：适用于四肢长骨干骨折、肢体平坦处，其宽度可稍宽于夹板，以增大与肢体的接触面；长度应据使用部位而定，成人一般为 4～8cm，其厚度根据使用部位软组织厚薄而定，一般为 1.5～4cm。

塔形垫：多用于肢体关节凹陷处，如肘关节内、外侧，肱骨内、外上髁的上方，其中间厚，两边薄，外形像宝塔样。

梯形垫：适用于肢体斜坡处，如肘关节后侧，做成一边厚、一边渐薄，如阶梯状的固定垫。

（1）肱骨外科颈骨折固定板（连肩板）

（2）胫腓骨骨干骨折固定板

（3）桡骨远端骨折固定板

（4）掌骨骨折固定板

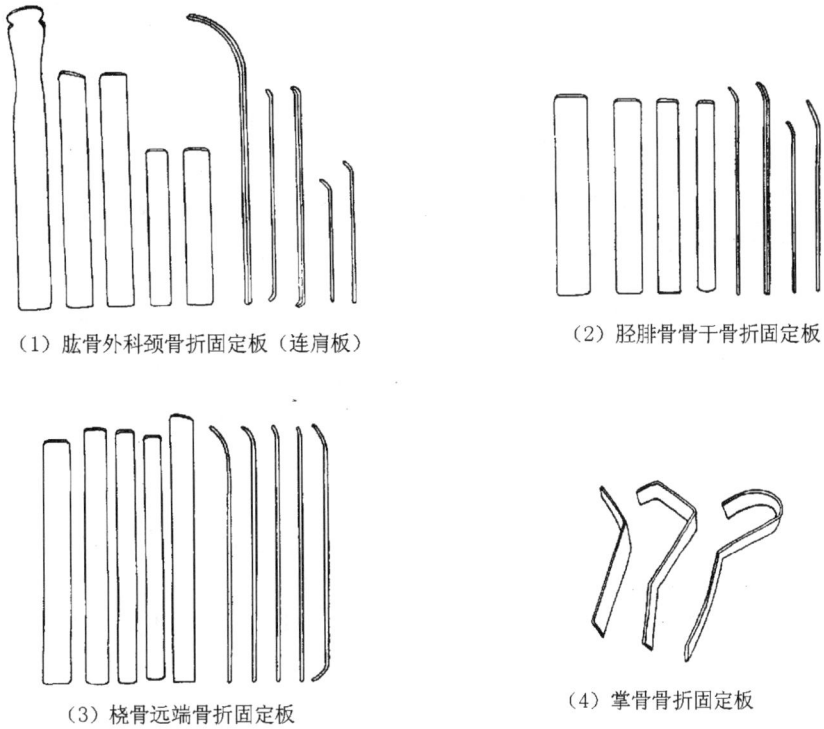

图 2-81　常用夹板

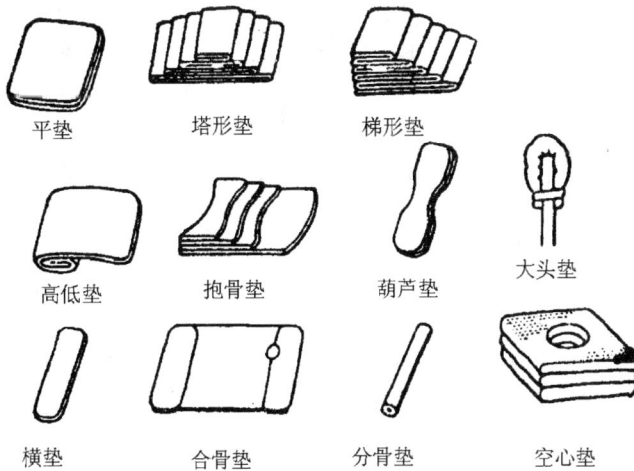

平垫　　塔形垫　　梯形垫

高低垫　　抱骨垫　　葫芦垫　　大头垫

横垫　　合骨垫　　分骨垫　　空心垫

图 2-82　固定垫

高低垫：适用于锁骨骨折。为一边高一边低的固定垫，可适应锁骨上窝的形态。

抱骨垫：适用于髌骨骨折及尺骨鹰嘴骨折，呈半月形。

葫芦垫：适用于桡骨头脱位或骨折，呈两头宽，中间窄的葫芦形。

横垫：适用于桡骨远端骨折。厚薄一致，呈长条形，一般长为 6～7cm，宽为1.5～2cm，厚约0.3～0.5cm。

合骨垫：适用于下尺桡关节脱位。为两头较厚，中间较薄的凹陷形固定垫。

分骨垫：适用于尺桡骨干、掌、跖骨骨折。以一根铁丝为中心，外用棉花卷成梭形（图2-83）。

空心垫：适用于内、外踝骨折。在平垫中心剪一圆孔即成。

大头垫（蘑菇垫）：适用于肱骨外科颈骨折，如蘑菇状。

（5）使用方法　使用固定垫时，应根据骨折的类型、移位情况来选用适当的固定垫。常用的固定垫放置法有（图2-84）：

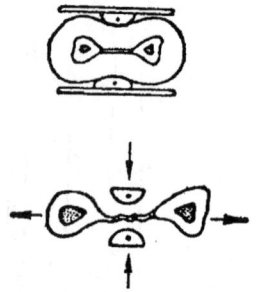

图2-83　分骨垫示意图

一垫固定法：直接压迫骨折片或骨折部位。多用于移位倾向较强的撕脱性骨折分离移位，或较大的骨折片，如：肱骨内上髁骨折，外踝骨折（空心垫），桡骨头脱位（葫芦垫）等。

二垫固定法：将两垫分别置于两骨端原有移位的一侧，以骨折线为界，不能超过骨折线。适用于有侧方移位倾向或残余侧方移位的骨折。

三垫固定法：一垫置于骨折成角移位的角尖处，另两垫置于尽量靠近骨干两端的对侧，三垫形成加压杠杆力。用于有成角移位倾向或残余成角移位的骨折。

压垫的作用仅限于防止骨折再发生侧方移位或成角移位，及矫正残余侧方或成角移位。临床不可依赖压垫进行复位，否则加压过度可造成皮肤压疮甚至肢体缺血。

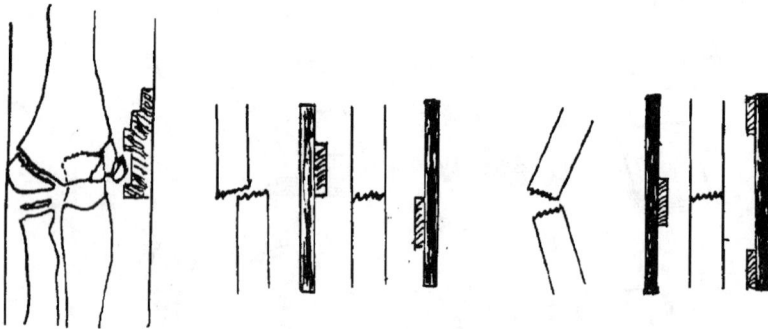

（1）一垫固定法　　（2）二垫固定法　　（3）三垫固定法

图2-84　固定垫放置法

6. 扎带　扎带通常采用宽1.5～2cm的布带或使用绷带，一般用3～4条。

（1）方法　原则上应先绑中间的一条或两条，然后绑扎远端的一条，最后绑扎近端的一条。绑扎时将扎带在夹板外缠绕两周后打上活结，打结时应两手同时用力，切忌单从一头用力抽紧。活结应打在前侧或外侧板便于操作的部位，各扎带间距应基本相同。

（2）绑扎松紧度　扎带的约束力是夹板外固定力的来源，绑扎的松紧度要适当，过紧可加剧肿胀，压伤皮肤，甚至造成肢体缺血；过松则不起固定作用。扎带绑扎好后，以能不费力地拉动扎带，在夹板面上下移动1cm为宜（约800g的拉力）。

7. 夹板固定的包扎方法　固定时应根据骨折部位及类型、患肢的长度及周径选用合适的夹板和压垫，必要时可临时改制，不能勉强凑合应用。夹板固定的包扎方法，有简单包扎法及续增包扎法。

（1）续增包扎法：在骨折局部外敷药物并盖上敷料，然后从肢体远端向近端松松地包扎1～2层绷带（固定外敷药物及敷料；使无夹板部位的肢体受压均匀）；放置固定垫，并放置两块起主要作用的夹板，以绷带包扎两周，再放置其他夹板，亦用绷带包扎，最后绑缚扎带3～4条（图2-85）。续增包扎法的优点是夹板不易移动，肢体受压均匀，固定较为牢靠。

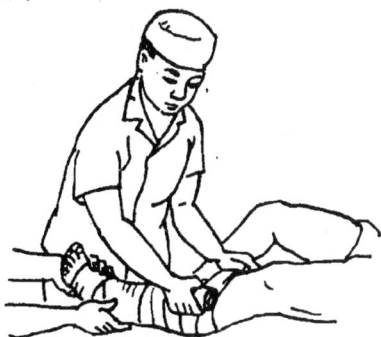
（1）内衬绷带

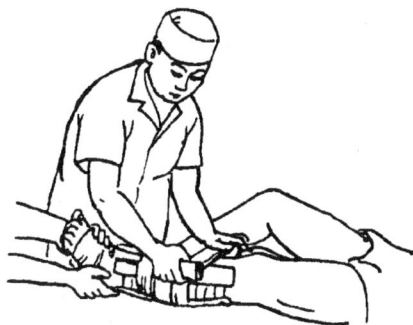
（2）包扎小夹板

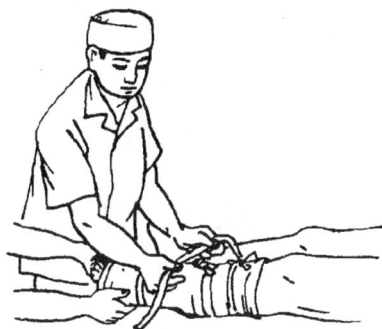
（3）捆扎横带

图 2-85　续增包扎法

（2）简单包扎法：敷药、放置压垫等步骤同续增包扎法，只是在安放夹板时是一次将所有夹板等距放置于肢体的四周，然后用扎带3～4条绑扎。

必须指出，局部外敷药仅用于稳定性骨折。如用于不稳定性骨折，换药时可导致骨折错位。

8. 夹板固定的注意事项

（1）抬高患肢，以利消肿　如怀疑患肢可能发生骨筋膜室综合征者，则不宜抬高。

（2）密切观察伤肢血运　固定后1～4天尤应密切观察。主要观察患肢末端脉搏、颜色、感觉、肿胀程度、手指或足趾活动等。如发现有缺血的早期表现，应立即拆开外固定，并采取相应措施处理。

（3）防止骨突皮肤受压　骨突处皮下组织少，无肌肉，受压后易产生血运受阻，甚至发生压迫性溃疡。如固定后，骨突部位疼痛，应及时拆开夹板检查。

（4）及时调整夹板松紧度　骨折经夹板固定后，1～2天内患肢肿胀加剧，此时应及时放松扎带；反之数天后当肿胀消退时，夹板出现松动，又应及时扎紧。夹板固定后的7～10

天内，应每天检查 1～2 次。

（5）定期 X 线检查   骨折固定后，两周内骨折尚无纤维连接，应作 X 线检查（每周 1～2 次），如发现骨折移位应及时复位。骨折 2～3 周后已形成纤维连接，其再错位的可能性减少（少数老年人特殊部位骨折除外），检查次数可相应减少。

（6）及时指导患者练功   应将上述注意事项向患者及家属交待清楚，并将练功的目的意义向患者说明，教会并督促其执行正确的功能锻炼。练功必须遵循主动练习为主，循序渐进，持之以恒的原则。

（7）解除夹板固定的时间   骨折愈合达到临床标准时，即可解除夹板外固定。

（二）石膏固定

利用熟石膏遇水可重新结晶而硬化的特性，将其做成石膏绷带包绕在肢体上，通过固定骨折上下关节，达到稳定骨折的作用，这种固定方法称为石膏固定。

石膏固定的优点是能够根据肢体的形状而塑形，干后十分坚固，固定作用确实可靠，便于搬动和护理，不需经常更换。其缺点是，干固定形后，如接触水分，可软化变形而失去固定作用。固定后无弹性，不能随时调节松紧度，难以适应肢体在创伤后的进行性肿胀，容易发生过紧现象，而肢体一旦消肿，又易发生过松现象，且其固定范围较大，固定期内无法进行功能锻炼，易遗留关节僵硬等后遗症。

石膏凝固的时间随温度和石膏纯度而异，在 40℃～42℃温水中，约需 10～20 分钟；水中加少许食盐，可缩短凝固时间。石膏绷带一般可买成品，亦可自制。

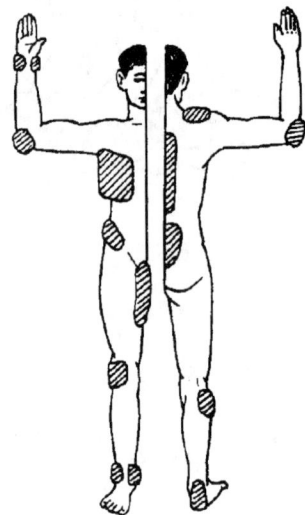

图 2-86   需要放置衬垫部位

1．石膏固定分类

（1）无垫石膏固定和有垫石膏固定   无垫石膏固定仅在骨突出部位放置衬垫（图 2-86），虽然固定效果好，但易压伤皮肤而影响血运，现在少用。有垫石膏是将整个肢体先用棉垫由上而下全部包好，固定效果较差，但对皮肤和血运影响小，患者感觉舒适，多用于骨科术后的固定。

（2）石膏托、石膏夹板和管形石膏固定。

2．石膏固定的操作步骤及技术

（1）体位   将患肢置于功能位（或特殊要求的体位）进行固定，并由专人扶持或用石膏床牵引架维持。

（2）放置衬垫   按有垫或无垫石膏固定的要求放置。一般用棉卷或棉纸卷缠绕骨突部位或整个肢体几匝。

（3）制作石膏条   用干石膏绷带，按要求铺展，折叠数层，制成干石膏条，然后折好，捏住其两端放入水中浸泡。

（4）石膏绷带的浸泡及去水   将石膏卷或折叠好的石膏条轻轻平放于 30℃～40℃的温水中，根据操作速度，每次放入 1～2 个，待气泡出尽后取出，以手握其两端，挤去多余水分，即可使用（图 2-87）。浸湿去水后的石膏条，应在石膏台上迅速铺展，边铺边用手抚平，以驱尽气泡，使各层凝合密切即可使用。

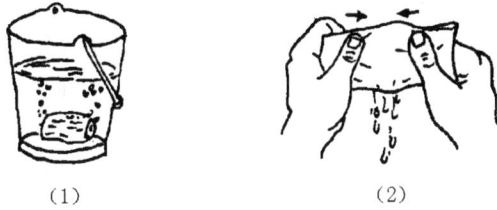

图 2-87　石膏绷带的浸泡及挤水法

（5）包扎石膏绷带的基本方法　包扎石膏卷时，一般由上而下顺序包缠，要将石膏卷贴着肢体向前滚动，使下圈绷带盖住上圈的 1/3，并注意保持石膏绷带的平整。在躯干及肢体的曲线明显、粗细不等之处，当需向上、下移动绷带时，要提起绷带的松弛部分拉回打折，使绷带贴合体表（图 2-88）。

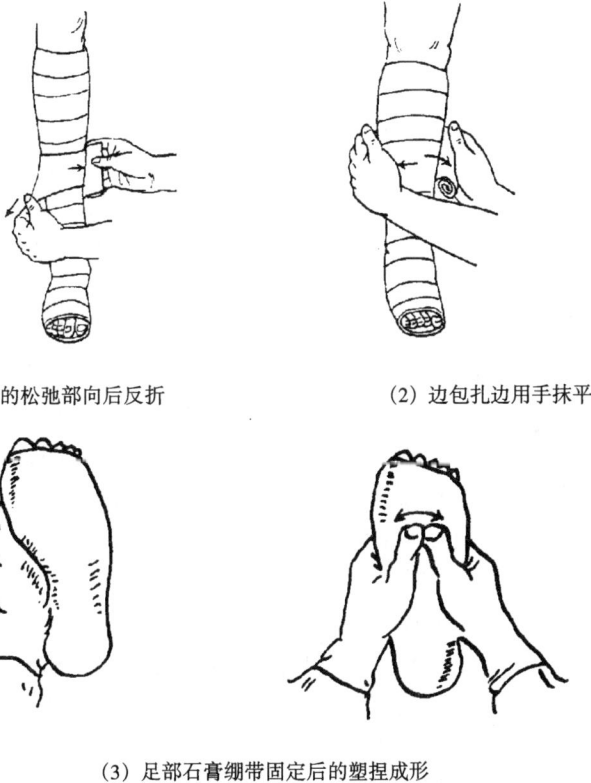

（1）把石膏绷带的松弛部向后反折　　　　　　　（2）边包扎边用手抹平

（3）足部石膏绷带固定后的塑捏成形

图 2-88　包扎石膏绷带的基本方法

操作要迅速、敏捷、准确，两手相互配合，即一手缠绕绷带，另一手朝相反方向抹平，要使每层石膏之间紧密贴合，不留空隙。石膏的上、下边缘及关节部位要适当加厚，以增强其固定作用。整个石膏的厚度以不折裂为原则，一般为 8～12 层。

（6）塑捏成形、修整及标记　当石膏绷带包至一定厚度尚未硬固时，可用手掌在一定部分施加适当均匀、平面性的或弧形压力，使石膏能与肢体的轮廓相符（须在数分钟内完成），以增强石膏的固定性能，如足弓的塑形。

此外，移位骨折石膏固定后，为维持骨折的对位，可采用加压塑形的方法使石膏与肢体外形凹凸一致，形成三点固定作用力，以有效地控制骨折的移位。

修整的目的是切去多余部分，充分暴露未固定的关节，以免妨碍其功能活动。边缘处石膏如嵌压过紧，可将内层托起，并适当切开，以解除压迫。此外，修整石膏边缘有利于美观。

为便于计算治疗时间，判断治疗情况，可在管形石膏外用色笔注明诊断、受伤（或手术）及固定日期，有创面或切口者，亦应注明，以便开窗。

3. 石膏固定后的注意事项

（1）石膏固定完成后，要维持其体位直至完全干固，以防折裂。为加速石膏的干固，可用电吹风或红外线灯泡烘干。

（2）抬高患肢，以利消肿，下肢可用软枕垫高，上肢可用输液架悬挂；肢体肿胀消退后，如石膏固定过松，失去作用时，应及时更换石膏。

（3）患者应卧木板床，并用软枕垫好石膏，注意保持石膏清洁，勿使污染，变动体位时，应保护石膏，避免折裂或骨折错位。

（4）寒冷季节应注意患肢外露部分保暖。炎热季节，对包扎大型石膏的病人，要注意通风，防止中暑。

（5）防止局部皮肤尤其是骨突部受压，并注意患肢血液循环有无障碍，如有肢体受压现象，应及时将石膏纵行全层剖开松解，进行检查，并作相应处理。

（6）石膏固定期间，应指导患者及时进行未固定关节的功能锻炼，及石膏内肌肉收缩活动，并定期进行 X 线摄片检查。

4. 石膏固定时间的选择　外伤患者，因伤后 2～3 天内肢体肿胀将不断加重，所以不宜立即进行石膏固定，应选择在 5～7 天后，肿胀大部分消退后再进行石膏固定，以力求达到良好的固定效果，在这期间患肢最好用牵引带（皮套）牵引以维持患肢位置。对手术治疗后的患者，因手术过程中清除了折端的血肿，组织经剥离后液体部分丢失，固定后肿胀不会很严重，所以术后患者可立即进行石膏固定，但手术切口部位应开窗，以备更换敷料。

5. 石膏拆除的时间　骨折到临床愈合标准时可拆除石膏。

（三）牵引疗法

牵引疗法是通过牵引装置（图 2-89），利用悬垂重量为牵引力，身体自身重量为反牵引力，以克服肌肉的收缩力，整复骨折、脱位；预防和矫正骨折移位、软组织挛缩；以及某些疾病术前松解或术后制动的一种治疗方法。所以说，它即是一种复位方法，也是一种固定方法。临床常分为皮肤牵引、骨牵引和布托牵引三种。

1. 皮肤牵引　皮肤牵引包括胶布牵引和皮套牵引（图 2-90），系利用胶布粘贴于皮肤或皮套包压固定于皮肤上，牵引力直接作用于皮肤，间接作用于肌肉和骨骼而获得牵引效果。此法简单易行，对肢体损伤较小。

【适应症】　多用于下肢骨关节损伤和疾患，如儿童股骨骨折、老人股骨转子间骨折等，肱骨外科颈骨折有时亦可用上肢悬吊皮肤牵引。

【禁忌症】　皮肤创伤、静脉曲张、慢性溃疡、皮炎或对粘胶过敏者不适用。

【操作方法】

（1）海绵牵引带　用特制海绵牵引带进行皮肤牵引，常用于下肢疾患，操作方法较简单，需要注意的是在骨突部位，如双踝、胫骨前缘等处，要用软物加以保护。

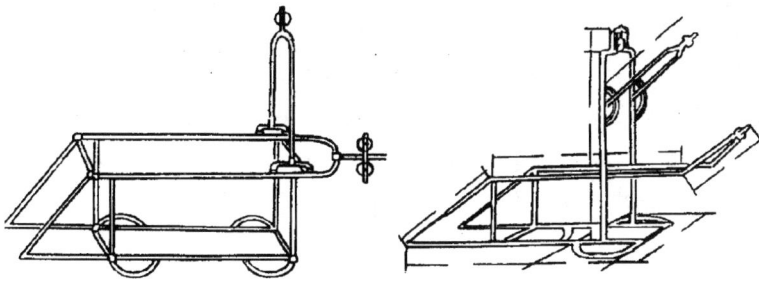

布朗一毕洛支架

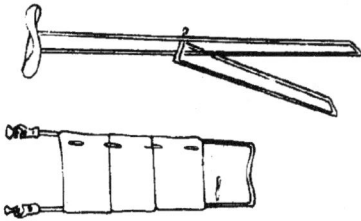

托马斯架与小腿附架

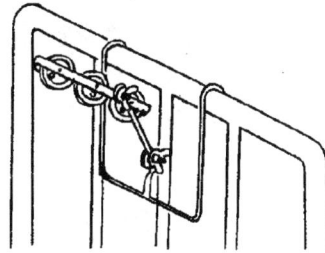

床头牵引架

（1）各种牵引支架

骨圆针与克氏针

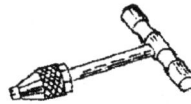

手钻

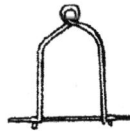

牵引弓

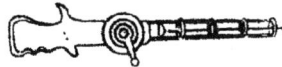

克氏针手钻

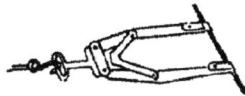

马蹄式牵引弓

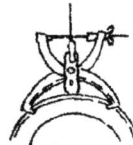

颅骨牵引弓

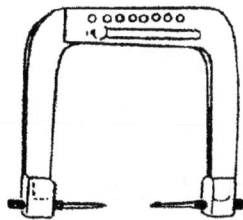

冰钳式牵引弓

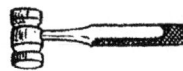

骨锤

（2）骨骼牵引器械

图 2-89　牵引装置

（2）皮肤牵引（胶布牵引）　剃除体毛，涂上安息香酸酊，可增加粘性，减少胶布对皮肤的刺激。然后剪下所需长度（为骨折线以下肢体长度与扩张板长度的 2 倍之和）、宽度（为伤肢最细部位周径的 1/2）的粘胶条。将中央带孔的正方形木板（木制扩张板）贴在胶布的中央，胶布两端分为 3 等份后各撕开 10～30cm。用少许棉垫垫好骨突处，将胶布如图分别贴在患肢两侧，再以绷带包扎；最后将牵引绳拴在扩张板中央，把患肢放在牵引架上，装上滑轮和牵引重砣，抬高床脚，借患者体重作对抗牵引。牵引重量 2～5kg。皮肤牵引时间一般不超过 2～3 周。

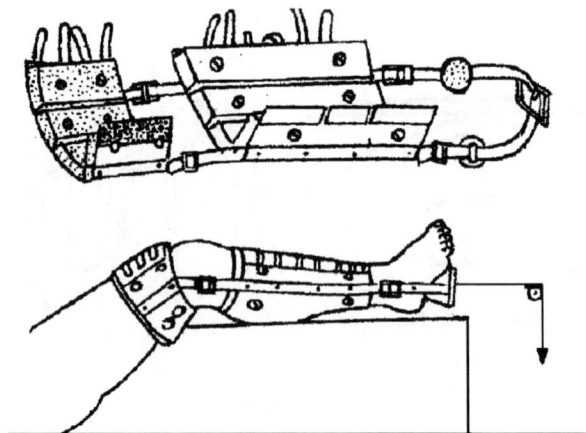

（1）海绵牵引带牵引

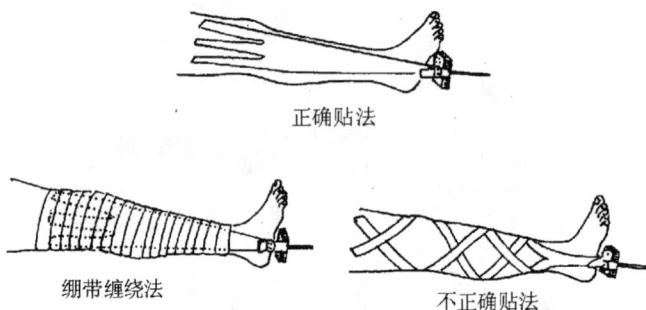

正确贴法

绷带缠绕法　　　　　不正确贴法

（2）胶布牵引

图 2-90　皮肤牵引

2．骨牵引　系利用钢针或牵引钳穿过骨质进行牵引，牵引力直接作用于骨骼。骨牵引可以承担较大重量，可缓解肌肉紧张，纠正骨折重叠或关节脱位所造成的畸形。牵引后便于检查患肢和照顾病人。

【适应症】　适用于需要较大力量才能整复的成人骨折、不稳定性骨折、开放性骨折以及颈椎骨折脱位等。

【禁忌症】　有软组织裂伤及进针部位皮肤有溃疡、皮炎者。

【操作方法】　患肢皮肤准备后，置于牵引架上适当的体位，确定穿刺部位，常规消毒，铺巾，于穿刺点用0.5%～1%普鲁卡因直达骨膜麻醉后，用手向上拉紧皮肤，以牵引针穿破皮肤直达骨骼（注意穿入方向与骨干纵轴垂直，与关节平行，或按要求与关节面成一定角度），徐徐旋转手钻，使针逐渐穿过骨皮质及对侧皮肤，两侧牵引针等长，用酒精纱布和纱布垫保护两侧针眼，最后装上牵引弓，按骨折的类型及体重加放牵引重量及放置适当体位后进行牵引。应用此法必须严格注意无菌技术操作，防止穿刺部位发生感染，操作时要从安全穿刺方向进针，谨防穿入关节囊或损伤附近的主要神经血管。

常用的骨牵引：

（1）股骨髁上骨牵引（图2-91）

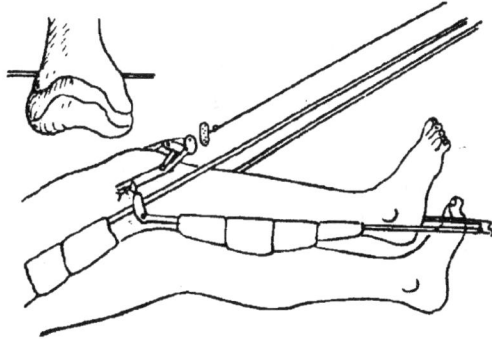

图 2-91　股骨髁上骨牵引

【进针部位及方向】　内收肌结节上2cm处或髌骨上缘横线与腓骨小头前缘纵线之交点。由内向外进针。

【适应症】　股骨骨折，骨盆骨折，髋关节中心性脱位等。

【重量及时间】　重量 8 ~ 10kg 或体重的 1/6 ~ 1/8；维持 3 ~ 5kg。时间 5 ~ 6 周。

（2）胫骨结节骨牵引（图2-92）

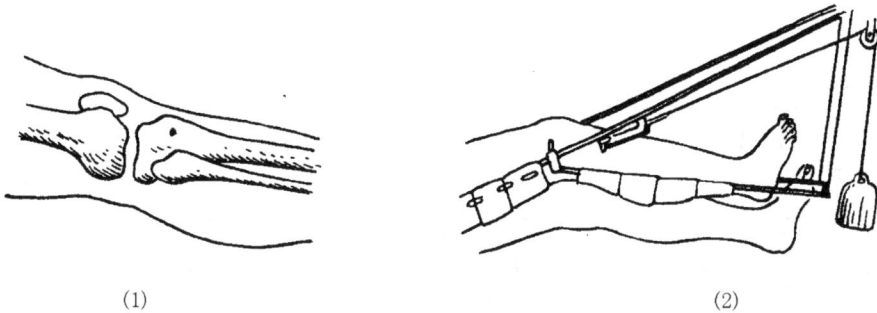

（1）　　　　　　　　　　　　　　（2）

图 2-92　胫骨结节骨牵引

【进针部位及方向】　胫骨结节最高点向后1.5cm，再向下 1cm 处。由外向内进针。

【适应症】　股骨颈或转子间骨折、伸直型股骨髁上骨折、股骨干上 1/3 骨折。

【重量及时间】　重量 8 ~ 10kg 或体重的 1/6 ~ 1/8；维持 3 ~ 5kg。时间 5 ~ 6 周。

（3）跟骨骨牵引（在小腿下方垫一沙袋使足跟抬高后进行）（图2-93）

【进针部位及方向】　位于内踝最高（顶）点向下向后各 3cm 处，由内向外进针；或在内踝与足跟后下缘连线中点作为穿针点。由内向外穿针，穿针时应注意方向，胫腓骨骨干骨

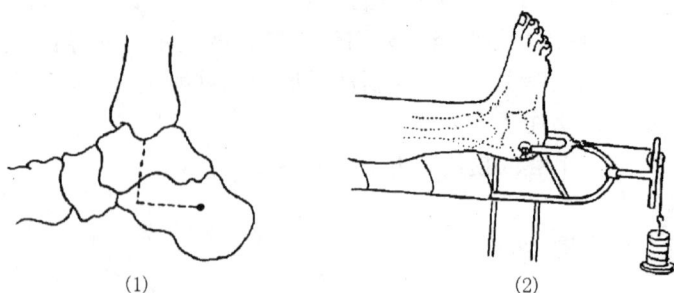

图 2-93　跟骨骨牵引

折时，针与踝关节面略呈倾斜15°，即针的内侧进入处低，外侧出口处高，有利于恢复胫骨的正常生理弧度。

【适应症】　胫腓骨骨干骨折、踝部骨折脱位、部分跟骨骨折。

【重量及时间】　重量 5～6kg；维持 3～4kg。时间 4～6周。

（4）尺骨鹰嘴骨牵引（图 2-94）

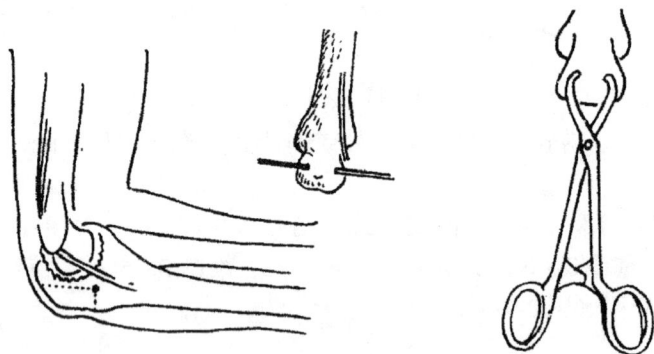

图 2-94　尺骨鹰嘴骨牵引

【进针部位及方向】　尺骨鹰咀尖下 2cm 与尺骨嵴向前一横指相交处，由内向外进针。

【适应症】　难以整复或严重肿胀的肱骨髁间或髁上骨折；肱骨下端粉碎性骨折，严重移位的肱骨干开放性骨折。

【重量及时间】　重量 2～4kg。时间 3～4周。

儿童患者作尺骨鹰嘴牵引则更为简便，可用大号巾钳（先将巾钳头端的前倾角敲平）代替细钢针和牵引弓，按测定点自尺骨嵴两侧钳入骨皮质内即可。牵引重量 2～5kg。

（5）颅骨牵引（图 2-95）

【进针部位及方向】　剃光头发，常规头皮消毒，患者仰卧，头枕沙袋，以颅骨中线和两乳突在头顶部连线交点为中点，向左右旁开3.5cm，定为冰钳（颅骨牵引弓）钉尖插入部位，在局麻下分别作 1～2cm 的皮肤切口，用带安全螺丝帽骨钻钻头，按与颅骨呈45°角的方向钻穿颅骨外板（成人约 4mm，儿童约 3mm），注意防止穿过颅骨而伤及脑组织。然后将冰钳钉尖插入骨孔内，旋紧并固定之，以酒精纱布覆盖伤口，抬高床头，牵引绳系上冰钳，通过滑轮进行牵引。

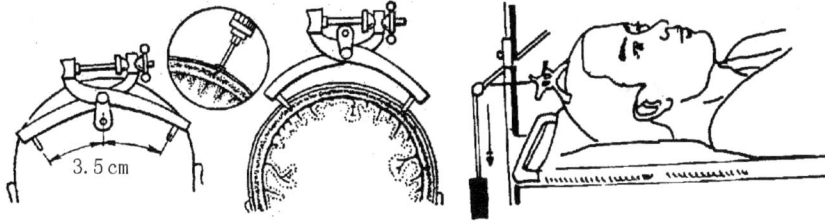

图 2-95　颅骨牵引

【适应症】　适用于颈椎骨折、脱位。

【重量及时间】　一、二颈椎用 4kg，每下一椎增加 1kg，复位后用 4kg 维持。

3．布托牵引　常用的布托牵引有以下两种：

（1）枕颌布托牵引：将枕颌布带套在头部，抬高床头，系上牵引绳和重量，通过滑车进行牵引。3 周后亦可作坐位间歇牵引。适用于牵引时间短，只需稍作固定的无移位的颈椎损伤或疾患等。牵引重量一般不超过 5kg（图 2-96）。

（2）骨盆兜悬吊固定：利用其向中间挤压作用而进行整复固定。适用于耻骨联合分离（图 2-97）。

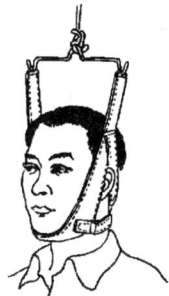

图 2-96　枕颌布托牵引

（3）骨盆牵引：用骨盆牵引带套住骨盆，通过牵引绳、滑轮挂牵引砣进行牵引。适用于腰椎间盘突出症、胸腰椎骨质增生等疾患（图 2-98）。牵引重量一侧为 5～15kg。

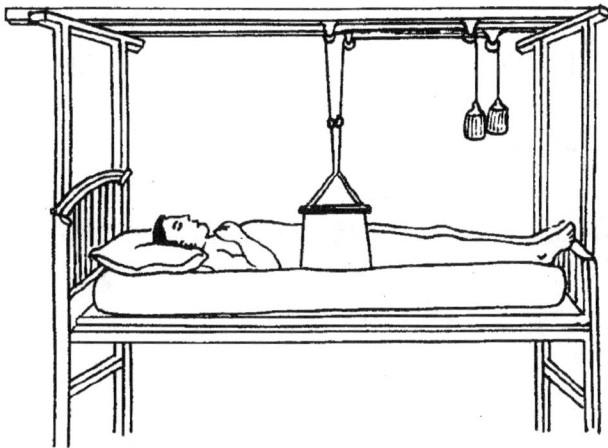

图 2-97　骨盆兜悬吊固定

（四）外固定器疗法

应用骨圆针或螺纹针经皮穿入或穿过骨折远近两端骨干，外用一定类型的外固定器连接两端钢针，从而使骨折复位并固定的方法，称为外固定器疗法（图 2-99）。

1．类型　由于四肢各部位骨骼及周围组织不同，以及骨折部位和类型的差异，骨科外固定器的种类众多。根据其几何构型可分为：单边式、双边式、四边式、三角式、半环式、全环式、针板结合式等几种。

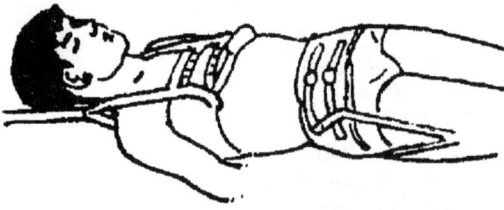

图 2-98　骨盆牵引带牵引

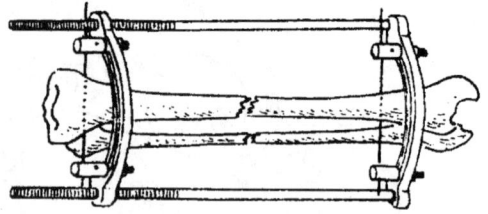

图 2-99　外固定器疗法

2．适应症

（1）新鲜不稳定型骨折　四肢骨折最为常用，还可用于锁骨骨折、骨盆骨折等。

（2）开放与感染性骨折　有利于创口换药和观察病情。

（3）软组织肿胀严重的骨折　用于伴有较广泛软组织挤压伤的闭合性骨折。

（4）长管状骨骨折畸形愈合、延迟愈合或不愈合，经手术治疗后可使用外固定器。

（5）关节融合术、畸形矫正术后均可用外固定器加压固定。

（6）下肢短缩需要延长者。

3．操作基本要求

（1）手术要在手术室进行，并严格执行无菌技术操作。

（2）熟悉穿针及邻近部位的解剖结构，避免损伤重要血管、神经。

（3）穿针前要手法纠正骨折的旋转及成角畸形，并标明进针点及角度。

（4）进针处皮肤及软组织要切开0.5～1cm以消除其张力，避免钢针压迫皮肤及软组织。

（5）穿针部位应避开骨折血肿区及远离创面。

（6）固定钢针应贯穿骨干横断面的中线，与骨干垂直，与关节面平行（个别除外）。

（7）穿入钢针时，只宜用手摇钻慢慢钻入，不能用锤击或高速电钻，以免损伤骨及软组织。

（8）针孔处应用酒精纱布保护，防止感染。

（9）在骨折复位的应用中，应以手法为主，器械为辅，先手法后器械。

4．术后管理　抬高患肢，以利肿胀消退，并注意观察患肢远端血运、感觉及活动。每天定期检查固定针有无松动，固定器有无变位及固定螺母是否松动，以保证固定器的固定效果确切可靠。在X线检查骨折愈合时，拆除外固定。

（五）内固定

是在骨折复位后用金属内固定物维持骨折复位的方法，临床上有两种植入方法。一种是切开后置入内固定物；另一种是在X线下手法复位或针拨复位后，闭合将钢针插入作内固定，属手术治疗的范畴（图 2-100）。

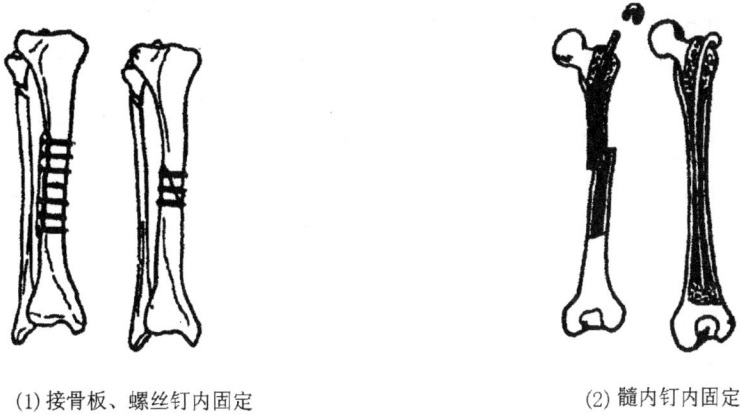

(1)接骨板、螺丝钉内固定　　　　　　　　(2)髓内钉内固定

图 2-100　内固定

四、常用治疗技术

(一) 止血

1. 指压止血　在伤口的上方，找到搏动的血管，用手指把血管压到附近的骨骼上，达到临时止血的目的（图 2-101）。这种方法常用于四肢出血的急救，是一种临时应急措施，不宜长时间止血，也不便于伤员的搬运。因此，在用此法时，应尽快换用其它止血方法。

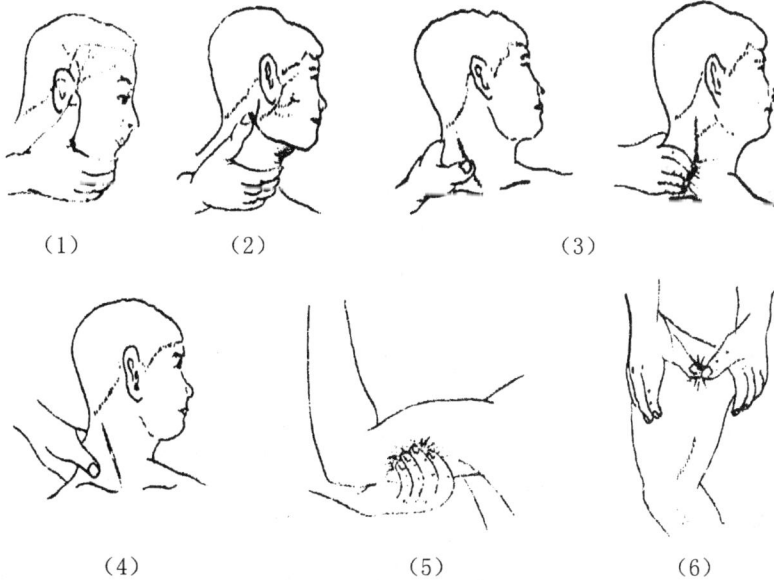

（1）　　　　　（2）　　　　　　　　（3）

（4）　　　　　　　　（5）　　　　　　　（6）

图 2-101　指压止血法

2. 加压包扎止血法　本法适用于浅表的静脉出血，是常用而有效的止血方法。其方法是用无菌或干净敷料填塞伤口，外加消毒或干净纱布压垫，再用绷带加压包扎（图 2-102）。包扎时先将患肢抬高，然后从远端开始包扎，要注意包扎的松紧度，既要达到止血目的，又不能阻断肢体血液循环。

3. 止血带止血　此法宜用于四肢较大血管出血者。选择弹性较好的橡皮条，缚于上臂

的上 1/3 处，禁止扎在中段，以免损伤桡神经；下肢
缚于大腿的中上 1/3 处，缠绕两周后打结，可达到止
血目的（图 2-103）。上止血带前要先将患肢抬高，尽
量使静脉血回流，同时在缚扎止血带的部位先垫上敷
料或衣服、毛巾等，避免橡皮条直接压在皮肤上。止
血带的松紧要适当，以出血停止为度，不要过紧，否
则会使皮肤、神经、血管损伤，甚至造成肢体缺血坏
死。所以，使用止血带时既要慎重，又要严格掌握正

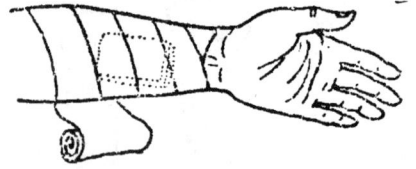

图 2-102   加压包扎止血法

确的操作方法和注意事项。止血带上好后，应标明上止血带的时间，每隔 1 小时左右放松止
血带一次，然后再缚扎好。对有严重挤压伤的肢体及伤口远端肢体严重缺血者，忌用止血带
止血。

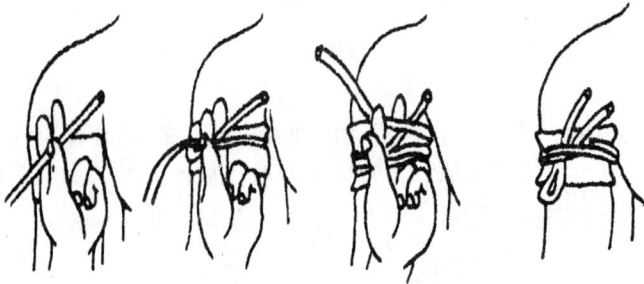

图 2-103   止血带止血法

（二）包扎

对创口进行及时而妥善的包扎。能达到压迫止血、减轻污染、保护创口、减轻疼痛、固
定敷料和夹板的目的。常用的包扎方法有绷带包扎法和三角巾包扎法（人体各部包扎见外科
学有关章节）。应急时可用干净的衣裤、毛巾等一切可以利用的材料，就地设法进行包扎。
遇到开放性骨折断端已外露戳出伤口者，不应把它退回伤口内，以免将污物带进创口内，若
在包扎或搬运肢体时，骨折断端自行滑入创口内则到医院后必须向医师说明，引起其注意。

（三）固定

在现场抢救中，对疑有骨折的病员，应将伤肢作必要的临时固定。目的是防止骨折断端
的活动而造成新的创伤，减轻疼痛，预防休克和便于转送病人。上肢宜固定在屈肘位，下肢
多固定在伸直位，在固定时应避免皮肤直接受压。固定材料可根据当时条件，选用绷带、棉
垫、木板、衣服和布带等，四肢固定时应露出指、趾尖，有利观察血循环是否正常。如出现
指、趾苍白、青紫及肢体发凉或麻木时，表明血液循环不良，应立即查明原因，如为缚扎过
紧，应随时放松缚带，或重新固定。

（四）搬运

根据伤情的轻重和当时的条件，采取合理的搬运方法，迅速把伤病员送出危险地带，送
往医院以得到妥善治疗。对一般轻伤员可采用搀扶、背负等方式，对下肢骨折或脊柱骨折的
重伤员，必须由 2~4 人采用平卧式搬运法（图 2-104），或用担架、木板抬送。脊柱骨折在
使用帆布担架运送时，屈曲型骨折应俯卧位运送（图 2-105）。

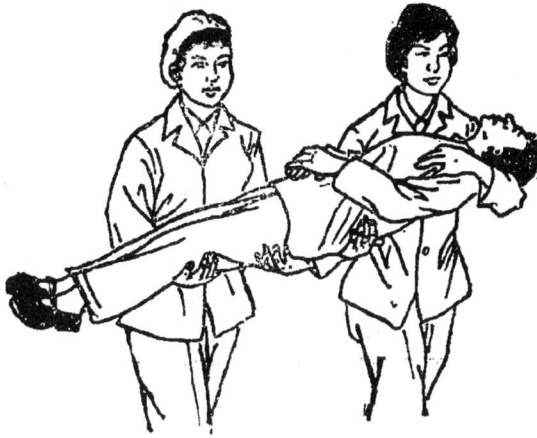

图 2-104 平卧式搬运法

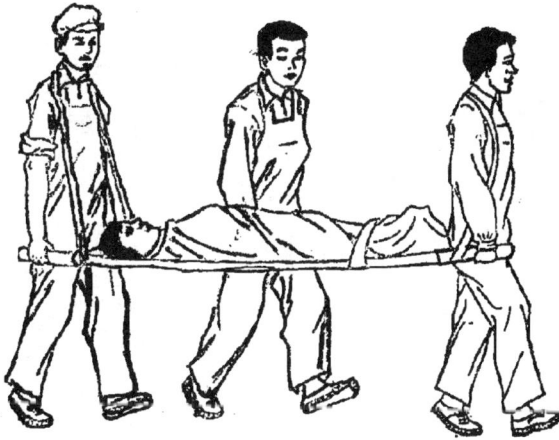

图 2-105 担架运送法

(五) 清创术

从开放性伤口中清除异物或无活力的污染组织，将污染伤口变为清洁伤口，并力争尽早闭合伤口的手术，称为清创术（图 2-106）。

清创术必须在创口未发生感染之前进行，否则，即须按感染创口处理。一般创口受伤6～8小时内，仅受到污染，尚未形成感染，此时异物和细菌均在创口的表面，所以经过清创可以达到清洁创口的目的。因此，在患者全身情况允许的条件下，应争取尽早施行清创术。下面简要介绍清创术的主要步骤和方法。

1. **清洗与消毒** 麻醉后，先用无菌纱布敷料盖住创口，剃除创口周围的皮毛，以软毛刷蘸肥皂液刷洗创口周围皮肤（如有油垢先用乙醚或汽油擦拭除去），刷洗一遍后，用无菌生理盐水冲洗干净，并依上法再刷洗两次。

去掉覆盖创口的纱布，用大量生理盐水冲洗创口，同时用纱布轻轻地洗擦创口内的组织，清除异物和游离的组织碎屑等，再以3%双氧水冲洗创口，并用生理盐水再冲洗一次，擦干皮肤，常规消毒，铺无菌巾。

2. **创口处理** 首先沿创口边缘除去不整齐或缺血的皮缘，无明显挫伤者可不切除，尤

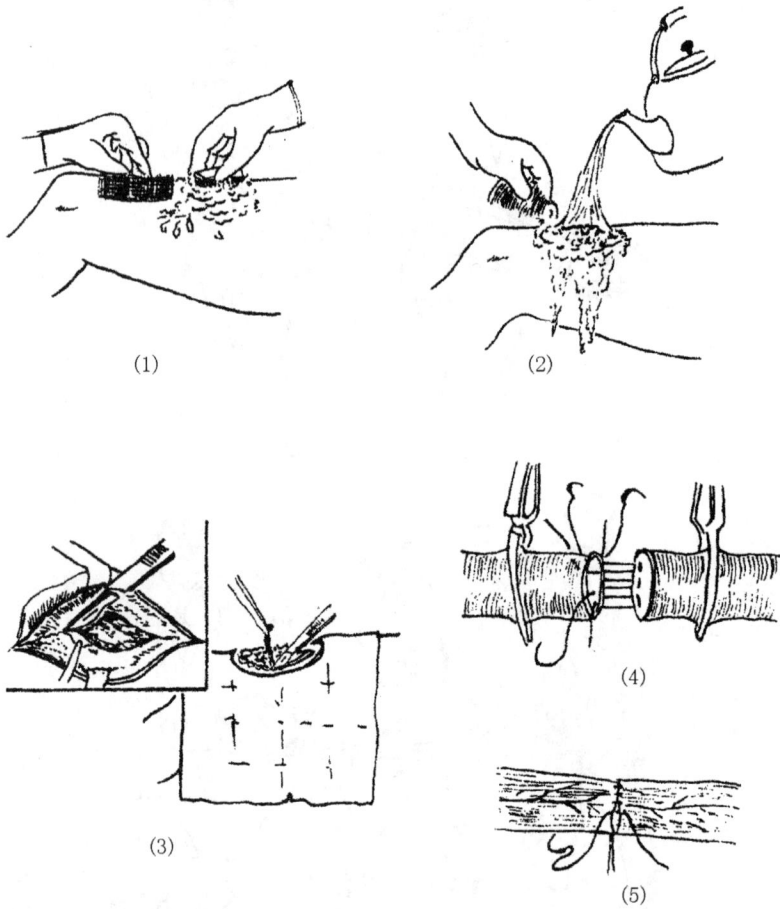

(1)　　　　　　　　　　　　　　　(2)

(3)

(4)

(5)

(1) 清洁皮肤　　(2) 冲洗创口　　(3) 清创　　(4) 吻合血管　　(5) 缝合神经

图 2-106　清创术

其是手部皮肤应尽量少切除和不切除，以免因皮肤缺损过多而造成创口闭合困难或造成功能障碍。然后用拉钩牵开创口，用刀或剪彻底切除污染或损伤的皮下组织和异物，并清除死腔，必要时应由浅及深地扩大创口。在非关节部位，可沿肢体长轴延长创口；关节部位应顺关节皮肤横纹切开，或作延长。

　　3．筋膜肌肉损伤的处理　延长创口的同时，深筋膜要作相应切开，以显露深部组织及减压，对挫伤坏死部分筋膜，要彻底切除，对颜色青紫，切割不出血或刺激不收缩的肌肉应予切除，直切至出血的肌肉为止。此外，污染严重及破损的肌膜亦应切除。

　　4．神经、血管损伤的处理　对有污染的神经，可将其鞘膜连同污染一并切除，但勿切伤或切除神经，如创口污染明显，可用黑丝线将神经断端定位缝合在附近的软组织上，留待二期缝合。主要血管损伤，应积极采取措施，予以修补或吻合；次要血管损伤，无条件修复时，可予结扎。

　　5．骨折的处理　骨表面或髓腔内的污染物，可用咬骨钳咬除或刮匙清除，并用大量生理盐水冲洗。游离小碎骨片应予摘除，凡与软组织和骨膜相连的骨片，尤其是大骨片均应保留，以免造成骨缺损。如受伤时间短，清创彻底，且技术条件允许时，可将骨折作内固定。亦可选用外固定器固定。

6.关节创伤的处理　要彻底清除关节内的坏死组织和异物，用大量生理盐水冲洗关节腔。尽量保留关节囊，并予以严密缝合，然后置入持续灌注管，术后作持续灌注，负压吸引（图 2-107）。

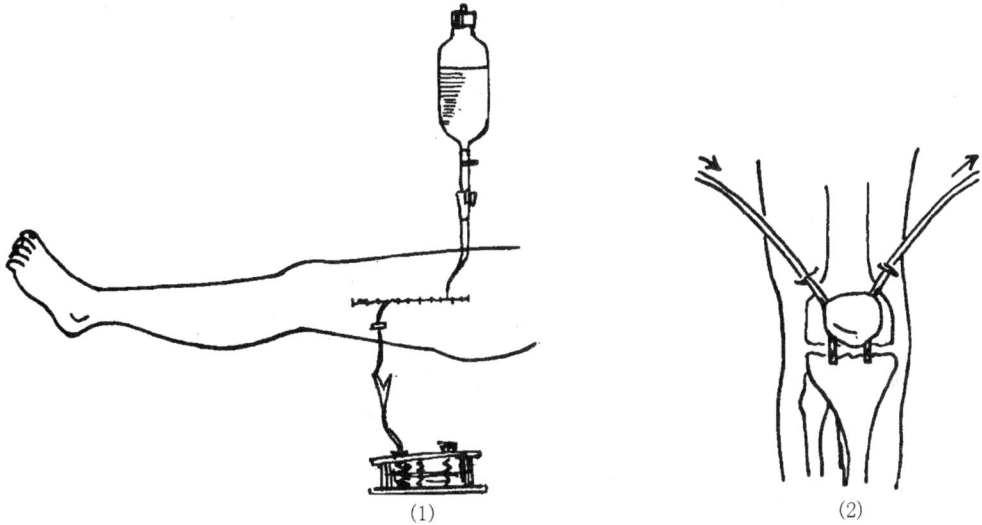

（1）　　　　　　　（2）

图 2-107　清创术后作持续灌注，负压吸引

7.肌腱缝合固定技术　肌腱主要由纵行纤维构成，故缝合时断端易被缝线拉裂。因此设计缝合肌腱方式时，应考虑缝合处的张力不能过大，且缝线不宜过多，否则易引起反应和增加粘连机会。

（1）"8"字缝合法　适用于两断端同等粗细的肌腱，能承受较大张力，不易使肌腱撕脱，是各种肌腱缝合的常用方法之一。先用直血管钳夹住近侧肌腱的断端，在距断端1～1.5cm处，用两端穿针的丝线（0001～1号）横行穿过一针，再将两针向断端方向交叉穿过肌腱并从其两侧缘穿出。于钳夹处紧靠止血钳将肌腱切断2/3，接着将两针由侧方斜行穿入，从断面处穿出（形成"8"字），将肌腱残端切断，远侧端亦用血管钳夹住，紧靠血管钳的远端，将肌腱切断2/3，两针由远侧断面穿入（近、远端穿出，穿入点应尽量相对应，以便于断端对合），从侧面穿出，切断残端，拉紧缝线，使两个切断面紧密对合。然后在远端肌腱亦作一次"8"字缝合，并拉紧打结（图 2-108）。

（2）双"十"字缝合法　适用于张力不大的断裂肌腱。修齐肌腱的两断端，距近侧端5mm处，用一直圆针，由肌腱一侧穿入，通过肌腱中心部从肌腱对侧穿出，再于肌腱的远端断端以同样方式、同样距离将针穿回，即完成第一道缝合。然后用缝针在近侧端以同样距离与第一道缝线呈垂直方向穿入，从对侧穿出，再由远侧断端与第一道缝线呈垂直方向穿入及穿出，即完成了第二道缝合。将两线拉紧使两断端对齐后打结（图 2-109）。

（3）鱼口式缝合法　适用于两断端粗细不等肌腱的缝合。先将粗肌腱断端作"V"形切除，使其成鱼口状。在鱼口中部侧壁用小尖刀斜行刺一小口，然后将细肌腱穿入，再在距鱼

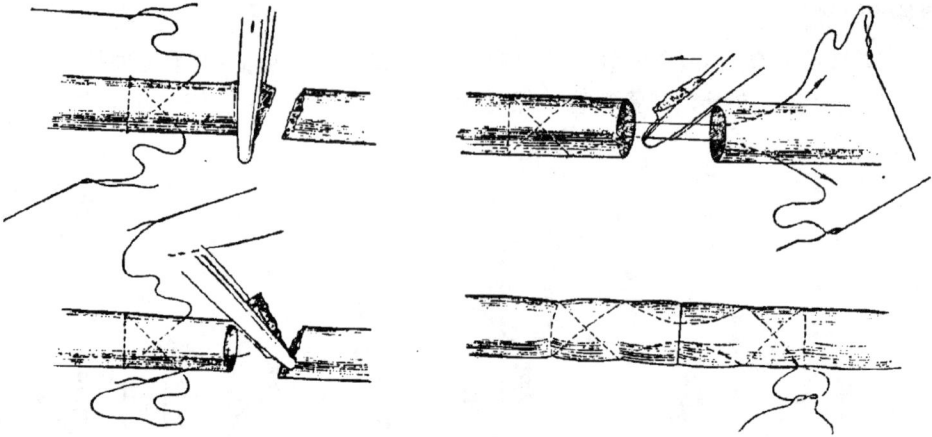

图 2-108　肌腱 "8" 字缝合法

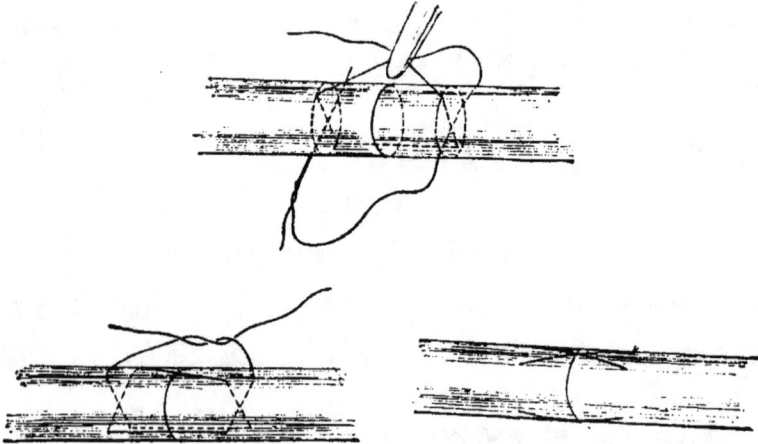

图 2-109　双 "十" 字缝合法

口0.5~1cm 偏离第一切口轴线处，作第二切口。将细肌腱拉紧后断端埋入第二切口内缝合（图 2-110）。

8. 创口的缝合　如受伤时间短，污染轻，且清创彻底的创口可作一期缝合；如创口张力较大，关闭困难者，可作减张切口后缝合；如污染较重，损伤较大，但在 6~8 小时之内清创者，可在 4~7 日后延期缝合；如创口污染严重，软组织挫伤面广，且清创超过 10 小时者，则应二期缝合。无论创口作何种缝合，均应置入引流条或引流管引流，以预防和治疗创口感染。

（六）关节穿刺术及关节液检查

关节穿刺术是以空心针刺入关节腔，达到吸出关节内容物、注入药物或造影对比剂等目的的一项医疗技术。

1. 适应症

（1）诊断需要　关节病变需吸关节液化验、细菌培养或细胞学检查，以明确诊断。

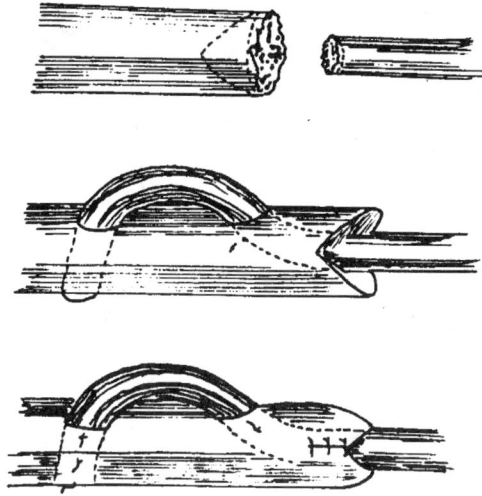

图 2-110　鱼口式缝合法

（2）治疗需要　关节病变时，吸出关节液作引流，并注入药物进行治疗。

（3）特殊检查需要　需进行造影者，行关节穿刺后注入造影对比剂，并摄片检查。

2．操作方法

（1）穿刺前准备　常规准备皮肤，操作必须在严格无菌条件下进行。用龙胆紫标出穿刺点后，再皮肤消毒，术者和助手均戴口罩、帽子与无菌橡皮手套。

（2）操作过程　在距离关节腔最近的皮肤表面处穿刺，注意勿损伤周围重要器官、血管及神经。穿刺点先注入1%普鲁卡因2～10ml，而后用备妥的注射器和16～18号针头垂直穿入皮肤，并徐徐向前推进，当穿刺针头进入关节腔时，术者有阻力消失的感觉，并可见关节内液体流入注射器，如关节内液体量较少而欲尽量吸出积液，可由助手按压关节周围，以便积液集于针头处，吸出积液后，应迅速拔出该针。如欲将抗菌药注射于关节内，可在将积液吸去后自该针注入。

（3）穿刺标本　将穿刺所得材料，根据穿刺目的和需要应妥善处理（涂片或固定等），送交实验室进行检查。

（4）术后包扎　对渗出性积液或关节内出血，穿刺抽液后应加压包扎。

3．各关节穿刺途径

（1）肩关节

①后侧穿刺（图2-111）：上臂轻度外展、内旋；在肩胛冈外端，紧贴肩峰下缘穿刺，针尖可垂直进入。

②前侧穿刺（图2-112）：上臂轻度外展、外旋，肘关节屈曲位。于肱骨小结节与肩胛喙突连线中点处垂直刺入关节腔内。肩关节或附近滑液囊有化脓性炎症时，不宜采用前穿刺。

（2）肘关节

①后侧穿刺（图2-113）：肘关节屈曲90°，在尺骨鹰嘴尖端，经肱三头肌腱穿刺；或在尺骨鹰嘴与肱骨外髁之间穿刺，针尖向前、向下进入关节腔。

②桡侧穿刺（图2-114）：肘关节轻度屈曲，贴桡骨头上部，在桡骨头与肱骨小头之间穿刺，针尖可垂直进入。

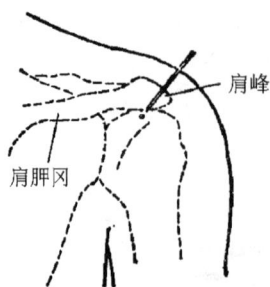

图 2-111　肩关节后侧穿刺部位

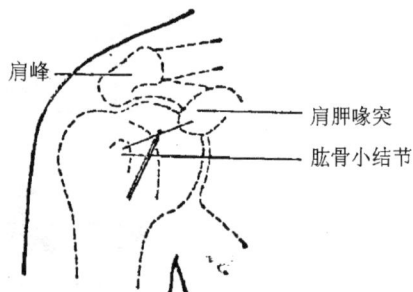

图 2-112　肩关节前侧穿刺部位

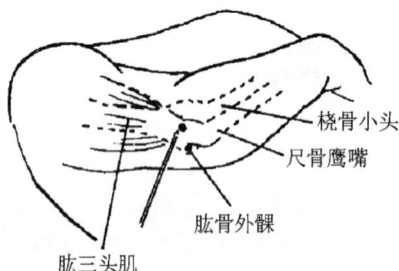

图 2-113　肘关节后侧穿刺部位

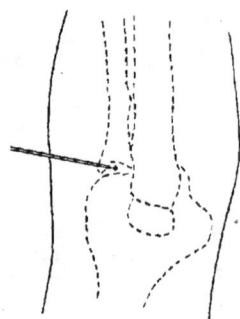

图 2-114　肘关节桡侧穿刺部位

（3）腕关节

①桡侧背侧穿刺（图 2-115）：腕取轻度掌屈及向尺侧倾斜位，在腕关节韧带下缘，拇长肌腱与食指固有伸肌健之间，穿入桡骨远端与舟骨之间隙。亦可自桡骨茎突远端"鼻烟壶"处穿入，针尖垂直进入。

②尺侧旁穿刺（图 2-116）：腕关节轻度掌屈及向桡侧倾斜位，在尺骨茎突尖端，尺侧腕伸肌健与指伸肌健之间穿入，针尖垂直进入。

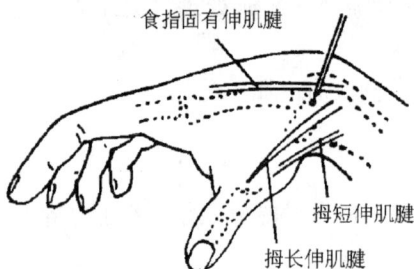

图 2-115　腕关节桡背侧穿刺部位

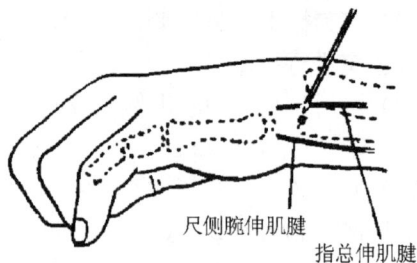

图 2-116　腕关节尺侧旁穿刺部位

（4）髋关节

①外侧穿刺（图 2-117）：取侧卧位，由股骨大转子前下方穿入，针尖向上向内，针管与下肢成 45°角，贴骨骼穿入 5 ~ 10cm。

②后侧穿刺（图 2-118）：取半俯卧位，腹壁与手术台面成 45°角，在股骨大转子顶点与髂后上棘之连线的中外 1/3 交界处穿入，针尖垂直进入。

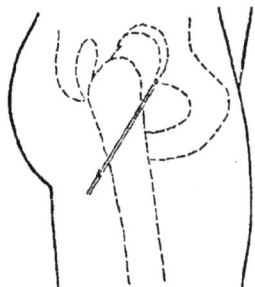

图 2-117 髋关节外侧穿刺部位

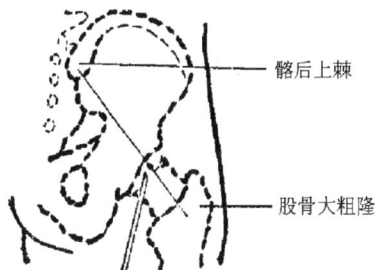

图 2-118 髋关节后侧穿刺部位

③前侧穿刺（图 2-119）：取仰卧位，自腹股沟韧带的中点向下和外侧2.5cm处，即股动脉稍外侧处穿入，针尖垂直进入直达股骨头处，再退出 2~3mm。

（5）膝关节 （髌周）穿刺（图 2-120）：膝关节伸直，在髌骨外上、外下、内上或内下方距髌骨边缘约 1cm 处均可刺入。但以外上方及内上方两处之穿刺最常用，针尖与额面平行，斜向髌骨与股骨关节面的间隙穿刺。

（6）踝关节

①前外侧穿刺（图 2-121①）：患足取轻度下垂及内收位，在外踝前方，趾伸肌腱与外踝之间，向踝关节面（在约高于外踝尖端 1 横指处）水平部位穿刺，针尖斜向内后方进入。

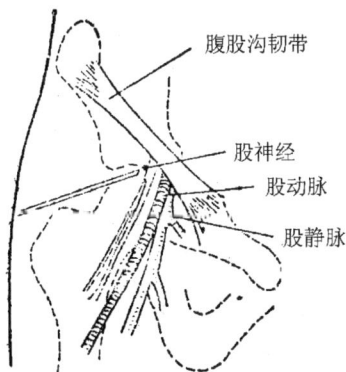

图 2-119 髋关节前侧穿刺部位

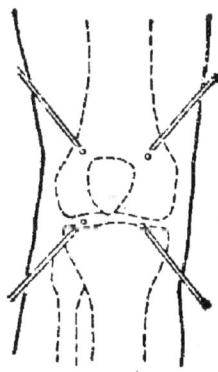

图 2-120 膝关节穿刺部位

②前内侧穿刺（图 2-121②）：患足取轻度下垂及外翻位，在内踝前方，高于内踝尖端约一横指处紧贴胫骨前肌腱内侧与内踝之间，向踝关节面水平部位穿刺，针尖斜向外后方进入。

③后外侧穿刺（图 2-121③）：踝关节轻度背屈，紧贴外踝后侧，在高于外踝尖端二横指处向踝关节水平部位穿刺，针尖斜向前内方进入。

4. 关节液检查

（1）肉眼观察 仔细观察穿刺液的性质、粘度与外观。如穿刺液为血性，表示关节严重损伤，应摄 X 线片检查有无骨折，如无骨折，则应考虑关节软骨面、软骨盘、韧带及滑膜囊的损伤；如内含脂肪滴，往往提示有关节内骨折；急性化脓性关节炎初期，关节穿刺液呈淡黄色，粘稠度不大，若炎症继续发展，则关节液逐渐转成浆液纤维蛋白性，其粘稠度显著增加，甚者为脓性；慢性损伤性滑膜囊炎，穿刺液亦多为淡黄色并粘稠；冷脓肿者，穿刺脓

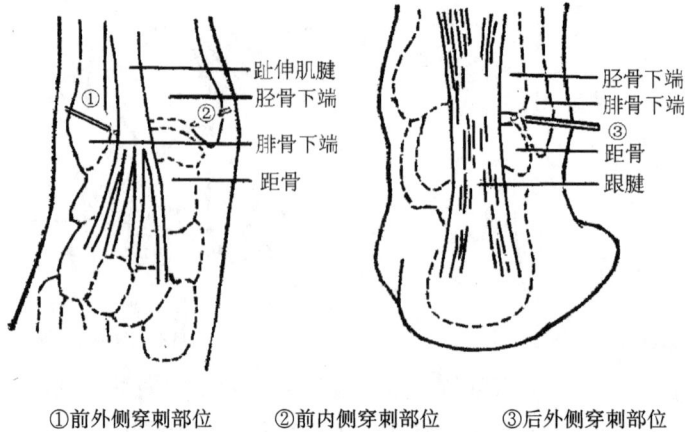

①前外侧穿刺部位   ②前内侧穿刺部位   ③后外侧穿刺部位
图 2-121 踝关节穿刺

液中常可见到蛋花汤样片状物。

（2）细胞检查 取 2～5ml 滑膜液，放入有肝素抗凝的瓶内，按血液细胞计数操作方法检查滑膜液的红、白细胞。此外，用偏光显微镜检查有无结晶体，如有结晶体应加以分类。

（七）胸腔穿刺术

1．适应症

（1）胸水性质不明，需确诊者。

（2）大量胸腔积液压迫，导致呼吸循环障碍者。

（3）外伤性气血胸。

2．用品   胸腔穿刺包，内有 18 号及 19 号胸腔穿刺针各一个，针座连接 10～15cm 长的乳胶管。

3．方法

（1）病人反向坐椅上，健侧前臂置于椅背上，头枕臂上，病侧臂伸过头顶。气胸患者或病情不能久坐者，可取斜坡卧位，病侧手上举枕于头下或伸过头顶以张大肋间隙。

（2）气胸以第二前肋间隙与锁骨中线相交处为穿刺点。抽液者在肩胛角下或腋后线上第七、八肋间穿刺。包裹性积液，应根据叩诊（实音区）、X 线透视或超声检查情况来确定穿刺部位。

（3）术者戴口罩及无菌手套，常规消毒皮肤，局麻直达胸膜。

（4）将连接于针座上的乳胶管用钳子夹住，沿肋骨上缘进针，按垂直方向或稍斜向头侧以免穿过膈肌损伤腹腔脏器，针尖穿透壁层胸膜时有落空感。乳胶管接上 50ml 注射器，松开钳子即可抽液。用止血钳贴皮肤夹住穿刺针固定之，注射器卸离乳胶管时，应将管子夹住以免空气进入。

（5）抽液（或气）结束后，拔出针头，无菌纱布覆盖固定。嘱病人卧床休息。

4．注意事项

（1）嘱患者在穿刺期间不能咳嗽、深吸气。

（2）掌握抽液量。以诊断为目的者，抽出 50～200ml 就够用；以减压为目的者，一次抽吸量不超过 800～1000ml。若胸腔内都为气体，则抽气量不受限制。

（3）术中如发生连续咳嗽、气短或出现虚脱表现，应立即停止抽吸，必要时可注入适量空气。一般若抽 2 管液体回注 1 管空气，病人便不至于有明显不适。

（4）需要向胸腔注入抗生素或其它药物时，抽液后接上盛有药液的注射器，再接出少许胸腔液与药物混合，然后注入，以确保注入胸腔内。

（5）穿刺后数小时内应注意观察病人病情变化。

（八）胸腔闭式引流（图 2-122）

1．适应症

（1）气胸或血胸影响呼吸或心跳而经胸腔穿刺不能改善者。

（2）早期脓胸经穿刺抽吸排脓不能完全排尽者。

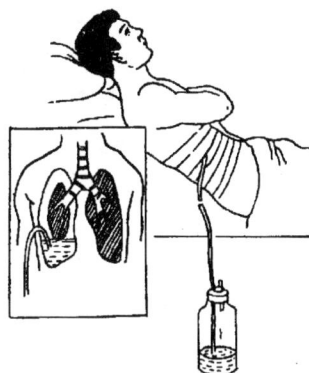

图 2-122　胸腔闭式引流

2．常用器械

（1）橡皮管 1 根，直径 1cm，长 50cm，头端剪成椭圆形，距头端 1cm 处另开 1 孔，约 0.5cm×1.5cm 大小，孔上方 5cm 处缚上一丝线作为插入深度的标记。

（2）套管穿刺针 1 只。

（3）消毒胸腔引流瓶 1 个。

3．操作方法　常规消毒后铺无菌巾，用 0.5%普鲁卡因局部麻醉。在患侧腋后线 8～9 肋间隙中间作一长约 1.5cm 的横形切口，切开胸壁肌层直达肋间肌。先将橡皮引流管的末端用血管钳夹住，另用 1 把血管钳持住橡皮管的头端，候于切口旁。待切开胸膜后有气体或液体喷出时，立即把橡皮管插入胸腔，一直插到缚线处为止，此时把橡皮管与水封瓶相接，放开钳夹橡皮管的止血钳，即有气体、血液流出。待水封瓶内的长玻璃管中见到随呼吸上下波动的液平面，再将橡皮管固定在皮肤上，并缝合切口两侧。伤口处覆盖无菌敷料，胶布固定。

4．注意事项

（1）水封瓶应消毒灭菌，内贮一定量无菌水，长玻璃管应插入水面下 2cm，并在水面处贴胶布作标记，便于观察记录引流量。

（2）水封瓶的位置应低于胸部 60cm，一般将其放在床旁地上即可。

（3）经常挤动引流管，保证引流通畅。

（4）每隔一定时间记录引流液量。倒去水封瓶中的水时，应先钳夹橡皮管，以免空气进入胸腔。

（5）引流后，若水封瓶内 24～48 小时无气泡，或 1 天引流液在 50ml 以下，肺呼吸音恢复，表示肺已复张，可试行夹管 12～24 小时，如无异常则可拔管。

（6）拔管时，先消毒局部，剪除缚管缝线后，以折叠 8 层的油纱布一小方块置于无菌纱布上，候于引流管旁。嘱病人深吸气后屏住，即迅速拔管，随即将油纱布紧密盖于引流口上，再用胶布固定。

（九）静脉切开术

1．适应症

（1）休克或失水等所致周围循环衰竭以及静脉塌陷不易穿刺时。

（2）需较长时间补液或输血而静脉穿刺困难者。

（3）昏迷、谵妄、烦躁以及不合作者，为保证输血、输液进行而行静脉切开。

（4）为休克病人施行手术或手术中可能发生休克者，可行静脉切开，以保安全。

麻醉用0.5%～1%普鲁卡因溶液作局部麻醉。

2．手术方式及步骤

（1）足内踝前大隐静脉切开术

①病人仰卧，患侧下肢外旋，术区皮肤常规消毒，铺无菌巾，局部麻醉。

②在内踝前上方，与大隐静脉垂直方向做2～3cm的横行切口，切开皮肤、皮下组织，游离大隐静脉1.5cm。在静脉下穿过二根结扎线（分远近二根），先结扎远端线，用该线将静脉提起，以小剪刀在该线近侧上方将静脉剪开一V形小口。

③于切口处迅速将已充液的与输液瓶相连的塑料管插入，深度约5～6cm，检查输液通畅后，结扎近端线，将塑料管固定于静脉内。

④剪除结扎线，缝合皮肤切口，并将塑料管再固定于皮肤上。

（2）腹股沟下缘高位大隐静脉切开术 仰卧位，局麻。腹股沟韧带中点下缘二横指处作横行切口，在股动脉内侧的浅筋膜中找到大隐静脉，并按上述方法切开并插入输液管，但插入深度是10～12cm。

3．注意事项

（1）插入输液管时应轻柔，管端应修钝，以免损伤静脉内膜造成血栓形成或静脉破裂。

（2）如插管留置时间较长，为防止静脉栓塞，可用肝素冲洗管腔和管壁。

（十）封闭疗法

是在损伤或有病变部位注射局部麻醉剂或麻醉剂加一些其他药物的混合液进行治疗的一种方法，有时也可作为一种诊断手段。作用原理为阻断疼痛反射弧，消除物理性炎症，溶解纤维组织，减少粘连，从而达到解除疼痛的目的。

1．常用药物与剂量

（1）1%普鲁卡因溶液2～10ml，用前应作皮试。

（2）1%利多卡因溶液2～10ml。

（3）混合液：常用醋酸氢化可的松或醋酸氢化泼尼松，每次剂量0.5～1.0ml，加适量利多卡因或普鲁卡因溶液，视部位需要而定。

2．适应症 肌肉、韧带、筋膜、腱膜、滑囊因外伤或退行性改变疼痛者均可注射。常用于下列疾病：

（1）扳机指、桡骨茎突狭窄性腱鞘炎、肱二头肌腱鞘炎、冈上肌腱炎、跟腱炎、跖筋膜炎等。

（2）网球肘、肩周炎。

（3）手指关节、膝关节、踝关节侧副韧带或脊柱棘间、棘上韧带劳损。

（4）三角肌下滑囊炎、跟腱滑囊炎、髌前滑囊炎、坐骨结节滑囊炎等。

（5）腕背、足背腱鞘囊肿（并用手法治疗）。

（6）退行性关节炎、肋软骨炎、腕管综合征、陈旧性三角纤维软骨损伤。

3．注射方法

（1）严格执行无菌操作。

（2）药液注入部位必须正确，腱鞘炎应在腱鞘内，肩周炎或关节退行性变应注入关节腔内，滑囊炎应注入滑囊内。韧带劳损和肌腱炎应注入压痛最明显的部位，通常是骨附着部。

4．禁忌症

（1）局部肿痛或细菌性感染，绝对禁用。

（2）对注射药物过敏者。

（3）局部皮肤破损或有皮炎，暂时不作注射者。

5．注意事项

（1）严格执行无菌操作，防止感染。

（2）通常每周注射一次，连续三次为一疗程，无效者即停止注射。

（3）药液要新鲜，开启已久的不宜使用。

（4）若注射部位正确，局部疼痛和压痛立即消失。当局部麻醉药物作用过后，可出现醋酸氢化可的松反应，表现出局部疼痛，一般1～2天消失，此乃正常过程。

（5）封闭疗法可单独使用局部麻醉剂注射，也可用混合液注射，视具体情况选择，但混合液治疗效果更好，作用持久。

附：小针刀疗法

图 2-123　小针刀

是以中医针刺疗法和西医外科手术疗法为基础，总结现代骨伤科关于软组织损伤和骨关节损伤方面的最新成就而形成的一种新的治疗方法。小针刀形体似针非针，末端有一个0.8mm宽的刃（图2-123），似刀非刀，刺入病变部位可切开剥离病变组织，具有松解筋肉、剥离粘连、解痉止痛、疏通气血的作用。对慢性软组织损伤和部分关节损伤所引起的组织粘连而导致的顽固性疼痛，疗效显著。具有简、便、廉、效的特点。

1．适应症

（1）各种因软组织粘连、挛缩、疤痕而引起的四肢躯干各处的一些顽固性疼痛点。

（2）部分骨刺（或骨质增生），主要是因软组织应力过高引起，应用小针刀可将紧张和挛缩的肌肉韧带松解。

（3）滑囊炎、腱鞘炎。

2．禁忌症

（1）有发热症状。

（2）一切严重内脏病发作期。

（3）施术部位有皮肤感染、肌肉坏死。

（4）施术部位有重要神经、血管或重要脏器而施术时无法避开者。

（5）施术部位有红肿、灼热，或有深部脓肿者。

（6）血友病患者，有凝血机制障碍的病人。

3．操作方法　小针刀在临床上的应用有它独特的操作方法，小针刀虽为一种闭合性手术，也必须完全按照手术的无菌操作规程进行。

（1）小针刀进针四步规程

①定点：在确定病变部位的最明显压痛点，以紫药水做标记，碘酒、酒精消毒，铺盖无菌小孔巾，同时分清局部解剖标志与结构。

②定向：使刀口线和大血管、神经及肌肉纤维走向平行，刀口压在进针点上。

③加压分离：右手拇、食指捏住针柄，其余三指托住针体，稍加压力不使刺破皮肤，使进针点处形成一长形凹陷，刀口线与重要神经、血管及肌肉纤维方向平行，使神经、血管被分离在刀刃两侧。

④刺入：继续加压感到一种坚硬感时，说明刀口线与重要神经、血管及肌肉纤维方向平行，使神经、血管膨起在针体两侧。

（2）小针刀手术七法

①纵行疏通剥离法：以刀口线与肌肉韧带走行方向平行，刺入患处，当刀口接触骨面时，按刀口方向疏剥，按附着点的宽窄，分几条线疏剥，不可横行剥离。适宜于粘连压痛点在肌腱韧带附着点处。

②横行剥离法：以刀口线与肌肉或韧带走行方向平行，刺入患处，当刀口接触骨面时，作与肌肉或韧带走行方向垂直的铲剥，将肌肉或韧带从骨面铲起，当觉得针下有松动感时即出针。适用于肌肉韧带与骨发生粘连者。

③切开剥离法：以刀口线与肌肉或韧带走行方向平行刺入患处，将相互间的粘连或疤痕切开。适用于肌肉与韧带、韧带与韧带发生粘连的疼痛。

④铲磨削平法：以刀口线与骨刺尖轴线垂直刺入，刀口接触骨刺后将骨刺尖部或锐边削去磨平。适用于关节边缘骨刺的粘连疼痛。

⑤疤痕刮除法：先自软组织的纵轴切开数条口，然后在切开处反复疏剥二三次，刀下有柔韧感时，说明疤痕已碎，出针。适用于腱鞘壁或肌肉附着点、肌腹处疤痕粘连产生的疼痛。

⑥通透剥离法：当某处有范围较大的粘连疤痕，无法进行逐点剥离时，在疤痕处可取数点进针，进针点都选在肌肉与肌肉或其他软组织相邻的间隙处。当针刀接触骨面时，除软组织在骨的附着点之外，将软组织都从骨面铲起，并尽可能将软组织互相之间的粘连疏剥开来，并将疤痕切开。

⑦切割肌纤维法：以刀口线与肌纤维垂直刺入，切断少量紧张或痉挛的肌纤维。此法适用于部分肌纤维紧张或痉挛引起的疼痛。

4．注意事项

（1）找准进针点　确定为小针刀疗法适应症后，最敏感的压痛点，即为进针点；牵拉该处肌肉引起明显疼痛的点即为进针点；该处肌肉完成某一特定动作而引起疼痛的点即为进针点。

（2）小针刀手术时的针感　酸、胀、酥酥感是小针刀的正常针感。疼痛、麻木、触电感都是异常针感，不能进针手术。少数病例，病变组织变性严重，进针、手术没有感觉，通常疗效不好。

（3）晕针的预防和处理　患者恐惧紧张、饥饿或体弱易出现晕针。表现为头晕、心慌、面色苍白、欲吐、脉速、血压一过性下降等。发生晕针时，可使患者立即卧床，注意保暖，2～3分钟即可好转，15分钟左右恢复正常。仍不见效可掐人中穴及双侧内关、外关穴，一般都能见效。若个别患者无效时，应用中西药物进行常规急救处理。

（4）慎用局麻药　通常不用局麻，以防影响针感观察。个别严重疼痛敏感者，仅可表浅皮内局麻，减少进针疼痛。

（5）防止针体折断和卷刀　小针刀一般二年更换，刀刃变钝须在油石上磨锋利，消毒后再用。

（6）严格掌握适应症和禁忌症。

（7）勿伤较大神经、血管；腰背、胸壁进针切勿过深。

五、骨伤急救

严重的骨折病人常伴有其他损伤，伤势危重、复杂时，应迅速全面检查，发现致命损伤时，应首先给予处理。在检查中应轻柔细致，不可粗暴，以免加重休克及损伤程度。

（一）判断生命体征

1. 有无呼吸道阻塞　有无呼吸困难、紫绀、异常呼吸现象。

2. 有无休克　检查中注意生命体征，病人面色苍白，四肢发凉，出汗，肢端发绀，脉搏细弱，收缩压在6.7kPa以下者，提示有休克发生，应予抢救。

3. 有无胸、腹、盆腔及颅脑损伤　凡有神志不清，瞳孔改变，耳鼻道流血，眼结膜瘀血，以及神经系统症状者，应疑为颅脑损伤。检查胸腹部，结合全身的情况可初步判断有无内脏损伤。

（二）急救处理

1. 保持呼吸道通畅　昏迷病人常因分泌物或舌后缩，堵塞气道。最好俯卧位，吸出分泌物。必要时可将舌头牵出口外，或放入通气管，需要时作气管切开。

2. 防治休克　严重骨折或多发骨折易导致休克发生，要早期发现，及时处理（应同时处理引起休克发生和加重的原因）。治疗方法一般有止血、止痛、给氧、补充血容量等。

3. 骨折肢体的临时固定　骨折发生后，在搬运中可导致骨折断端活动，引起疼痛，加重局部的出血和损伤，可导致严重的后果。因此，凡疑有骨折的肢体，应立即给予固定。固定器材可就地取材，如树枝、竹片、书、健肢等。固定时应暴露肢端，注意肢端血循。

4. 迅速运送　经以上处理后，根据实际情况，可酌情转送病人。如疑有脊柱损伤时，禁止站、坐，应由三人平抬移动到宽木板上（平卧）或布担架上（屈曲型损伤者应取俯卧位）运送。颈椎损伤病人，要使头部固定于中立位，不屈不伸，颈两旁垫以沙袋或衣服，防止颈部左右旋转、弯曲，避免压迫或损伤脊髓，发生高位截瘫或生命危险。

（三）开放性骨折的急救处理

1. 急救的现场处理　包括止血、包扎、固定、转运（参见前面伤科常用治疗技术）。

2. 治疗　在医院内开放性骨折的治疗原则包括以下几个方面：

（1）尽早彻底清创　在全身情况允许的条件下，开放性骨折清创应力争在6～8小时内处理，延误时间不仅增加病人的痛苦和失血量，也会增加感染的机会（清创方法见前）。

（2）内固定　在彻底清创的基础上，伤情及条件允许时，可对骨折施行复位及牢固的内固定。

（3）一期闭合伤口　开放性骨折多取一期缝合创口，争取尽快封闭创口。施行清创术的时限一般不应超过开放后的6～8小时。伤口污染不重，清创彻底，在有经验的医师指导下，可适当放宽清创闭合伤口的时限。缝合创口的方法有直接缝合、植皮、肌瓣转移或皮瓣移植等。

（4）术后处理　抗生素的应用对预防伤口感染有一定作用，但不能把防止伤口感染完全寄托于大量使用抗生素上，应把重点放在创面及骨折的处理上。还应观察病人全身及伤口局部情况，如伤口已感染时，应及时拆除伤口缝线或另做切口进行引流。内固定仍有固定效果，则不轻易取出，对患肢牵引或石膏固定要妥善保护。

（四）血管、神经损伤的处理

1. 血管损伤　骨折造成肢体主要血管损伤后，可引起不同程度的肢体缺血、坏死。处理不当可危及生命。因此，对血管损伤应强调早期诊断、及时治疗。

（1）损伤类型　有动（静）脉受压、动（静）脉痉挛、动（静）脉损伤、动（静）脉断裂。因骨断端移位的刺挫、压迫可损伤血管，使循环受阻，也可因深部组织出血，血肿压迫，静脉回流受阻，进而影响动脉侧支循环，使神经和肌肉发生缺血、坏死。

（2）临床表现

出血　血管损伤后，可出现伤口出血或组织内出血，主要表现为外出血和肢体肿胀。

急性动脉供血不足　动脉受压、动脉挫伤和动脉痉挛均没有出血症状，而以肢体缺血为主。表现为：①伤肢疼痛；②伤肢远侧脉搏减弱或消失；③伤肢远侧皮肤苍白、青紫或紫斑，皮肤温度下降；④伤肢肢端麻木，上肢从手指开始，下肢从足趾开始，逐渐向近端发展，先是感觉迟钝，数小时后完全麻木；⑤伤肢功能障碍，肌肉缺血数小时即可瘫痪。

（3）处理血液循环障碍时，应解除外固定和包扎。如血循障碍仍无改善，可根据损伤情况进行以下处理。①动脉压迫可进行复位或切开深筋膜减压；②血管痉挛可采取局部麻醉；③血管挫伤或断裂，应行血管修复术。

2. 神经损伤

（1）损伤类型　神经损伤可分为：神经传导功能障碍（牵拉、压迫）、神经轴索断裂、神经断裂三种。

（2）诊断　临床检查是诊断神经损伤的主要手段，可根据神经损伤后特有的症状、体征，结合外伤史、解剖关系和特殊检查，一般可判明受伤的神经和大致水平。肌电图检查也有助于诊断。

（3）处理

①闭合性神经损伤：多为神经传导功能障碍（牵拉、压迫所致）或神经轴索断裂。将受伤肢体固定在功能位，积极进行功能锻炼，观察神经功能的恢复。神经纤维以 $1 \sim 2mm/d$ 速度生长，伤后的时间已超过神经损伤部位至其最近支配肌肉的距离生长所需的时间，而该肌肉仍无神经功能恢复时，应尽早进行神经探查术。

②开放性神经损伤：神经撕裂、断裂的创面整齐，清创彻底者，可行一期修复；污染不严重者，可行二期修复（火器伤所致骨折合并神经损伤时，不宜行早期神经手术）。

③功能重建：对一些不能恢复的神经损伤，可在骨折愈合后行肌腱移位或关节手术来改进功能。

另外，神经损伤后还应积极给予神经营养类药治疗，以加速神经功能恢复。

六、功能锻炼

功能锻炼古称导引，它是通过肢体运动的方法来防治某些损伤性疾病，促使肢体功能加速恢复的一种方法，亦称为练功疗法。练功疗法在伤科临床中已普遍应用，为治疗骨折及伤筋等基本方法之一。

（一）练功疗法的分类

练功疗法有徒手锻炼和器械锻炼二种形式。

1．徒手锻炼 患者进行伤肢自主活动，使功能尽快地恢复，防止关节僵硬、筋肉萎缩。如肩关节受伤，练习耸肩、上肢前后摆动、握拳等；下肢损伤，练习踝关节背伸、跖屈、股四头肌舒缩活动、膝关节屈伸等动作。

2．器械锻炼 采用器械进行锻炼，主要是加强伤肢的力量。一般常用蹬车、手拉滑车及搓转胡桃、铁球等锻炼。如肩关节的功能锻炼可拉滑车，手指关节锻炼可搓转胡桃或铁球。

（二）练功疗法的作用

1．活血化瘀、消肿定痛 损伤部瘀血凝滞，络道阻塞不通而致疼痛肿胀。局部锻炼与全身锻炼能起到推动气血流通，促进血液循环，达到活血化瘀、消肿定痛的目的。

2．濡养筋脉，滑利关节 损伤后期及肌筋劳损，可致局部气血不充，筋失所养，酸痛麻木。练功后血行通畅，筋络得到濡养，关节滑利，伸屈自如。

3．促进骨折愈合 练功活动既能活血化瘀，又能生新，能改善气血循行，有利于接骨。在夹板固定下练功活动，不仅能保持良好的位置，还可使骨折的轻度残余移位逐渐得到矫正，使骨折愈合与功能恢复同时并进。

4．防治筋肉萎缩 骨折脱位及较严重伤筋而致肢体废用，必然导致某种程度的肌肉萎缩，积极练功可以减轻或防止肌肉萎缩。

5．避免关节粘连和骨质疏松 因患肢长期固定，缺乏活动、锻炼，可出现关节粘连和骨质疏松。通过练功活动，可使气血通畅，避免关节粘连和骨质疏松发生。

6．扶正祛邪，改善机体状况 通过练功能调节整个机体，促进气血充盈，肝血肾精旺盛，筋骨强劲，扶正祛邪，有利于损伤康复。

（三）练功疗法的应用原则及注意事项

（1）应辨明病情，估计预后，在医护人员指导下制定、贯彻各个时期的练功计划，尤其对骨折患者更应分期、分部位对待。

（2）应将练功的目的、意义及必要性对患者进行解释，充分发挥其主观能动性，加强其练功的信心和耐心。

（3）应正确选择练功方法，以主动练功为主，严格掌握循序渐进的原则。初期可结合理筋手法，练功次数由少到多，幅度由小到大，时间由短到长，以练习时不加剧疼痛，或稍有轻微反应而尚能忍受为标准。一般每日2~3次，后期患者可以适当增加。具体的时间应持续多久，运动量增加多少以及运动方式的变换，都应随着损伤的修复、治疗效果的变化及患者自我感觉而不断调整，不应作硬性规定。在练功过程中，肢体的轻度疼痛反应一般会逐渐减轻，且活动功能逐步好转。如骨折局部疼痛增加时则应检查练功方法是否正确。对下肢骨折，从初期不负重、逐步负重扶拐步行锻炼到负重步行锻炼，有一个过渡时期。若出现患肢肿胀，可抬高患肢，待肿胀消退后继续练习负重，如此循环反复数次即能适应。

（4）应防止因练功而产生的损伤，如关节活动与骨折原来移位方向一致的活动，可以造成骨折再移位。尺桡骨骨折过早进行旋转活动，胫腓骨骨折过早进行直腿抬高活动等，都是不利于骨折愈合的外力，应加以禁止。

（5）练功时应思想集中，全神贯注，动作速度要缓慢，局部与整体练功相结合，必要时应用器械配合。

（6）可配合进行热敷、熏洗及搽擦伤科外用药水、药酒或药油等。

（7）练功过程中要适应四时气候，注意保暖，特别应注意避风寒，以防引起外感等兼证。

附：全身各部练功举例

一、颈项功（每个动作重复 12～36 次）

1. 与项争力

【预备姿势】　两脚开立，距离与肩同宽（或取坐位），两手叉腰。

【动作】　①抬头望天；②还原；③低头看地；④还原。上身腰部不动，抬头时吸气，低头时呼气，呼吸自然逐渐加深（图 2-124）。

【作用】　增加颈项部肌肉力量，可辅助治疗颈部扭伤、颈部劳损、颈椎肥大和颈椎综合征引起的颈、项、背肌肉酸痛，防止颈椎伸屈功能障碍。如能配合热敷则效果更好。

2. 往后观瞧

【预备姿势】　同上。

【动作】　①头颈向右后转，眼看右后方；②还原；③头颈向左后转，眼看左后方；④还原（图 2-125）。

【作用】　同上。

本法可与上法配合锻炼，是颈部常用的练功疗法，可防止颈椎旋转障碍。

3. 颈项侧弯

【预备姿势】　同上。

【动作】　①头颈向左侧弯；②还原；③头颈向右侧弯；④还原（图 2-126）。

【作用】　同上。可与上势配合进行。本法可防治侧屈功能障碍。

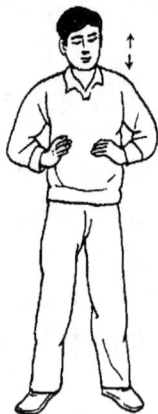

图 2-124　与项争力　　　　图 2-125　往后观瞧　　　　图 2-126　颈项侧弯

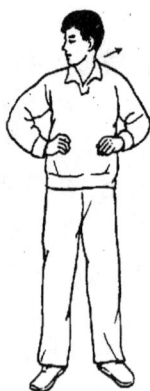

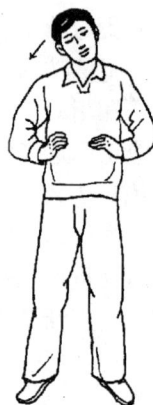

4. 前伸探海

【预备姿势】　同上。

【动作】　①头颈前伸并侧转，向右前下方，眼看前下方似向海底窥探一样；②还原；

③头颈前伸并侧向左前下方，眼看前下方；④还原。转动时吸气，还原时呼气（图2-127）。

【作用】 同上。

5. 回头望月

【预备姿势】 同上。

【动作】 ①头颈向右后上方尽力转，眼看右后上方，似向天空望月亮一样；②还原；③头颈转向左后上方，眼看左后上方；④还原。转动时吸气，还原时呼气。头颈转动时不必向前伸出（图2-128）。

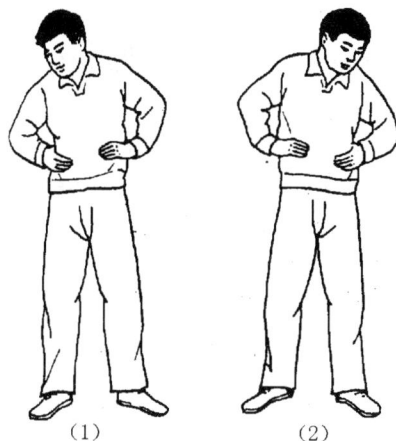

| (1) | (2) | (1) | (2) |

图2-127 前伸探海　　　　　　　　　　　图2-128 回头望月

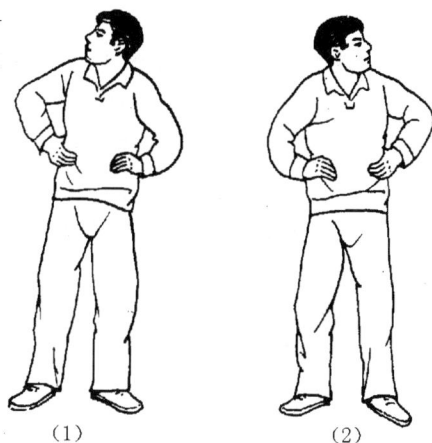

【作用】 同上。本法动作速度要慢，特别是年龄较大，又有头眩感觉者。本法可与扳颈手法配合应用。

6. 颈椎环转

【预备姿势】 同上。

【动作】 头颈向左右各环绕一周（图2-129）。

【作用】 同上。本势必须在上述三势轻松完成的基础上进行。急性损伤慎用。

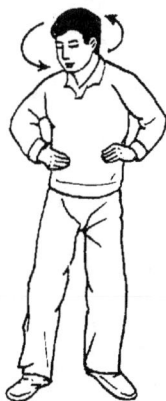

图2-129 颈椎环转　　　　　　　　　图2-130 上提下按

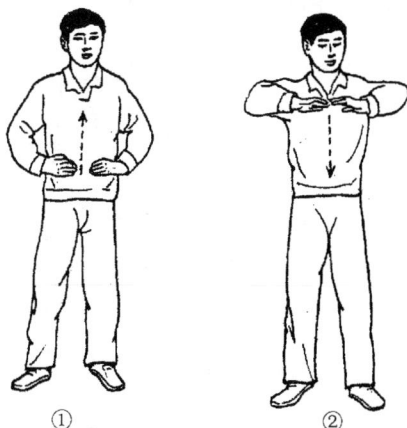

二、肩臂功（每个动作重复 12~36 次）

1. 上提下按（幼鸟受食）

【预备姿势】　两脚分开，距离与肩同宽，两臂下垂。

【动作】　①屈肘上提，两掌与前臂相平，提至胸前与肩平，掌心向下（图 2-130①）；②两掌用力下按，至两臂伸直为度（图 2-130②）。上提时肩部用力，下按时手掌用力，肩部尽量放松。动作宜慢，呼吸均匀自然。

【作用】　增加肩关节活动能力，对肩部风湿、外伤所引起的粘连、疼痛有防治作用。

2. 左右开弓

【预备姿势】　两脚开立，距离与肩同宽，两掌放目前，掌心向外，手指稍屈，肘斜向前。

【动作】　①两掌同时向左右分开，手掌渐握成虚拳，两前臂逐渐与地面垂直，胸部尽量向前挺出；②两臂仍屈肘，两掌放开，掌心向外，恢复预备姿势。拉开时二臂平行伸开，不宜下垂，肩部稍用力，动作应缓慢，逐渐向后拉，使胸挺出（图 2-131）。

【作用】　增强肩部肌肉力量，恢复关节外旋活动正常功能，因肩关节粘连而影响"梳头"等外旋动作时适用。

3. 按胸摇肩（大鹏压嗉）

【预备姿势】　两脚开立，距离与肩同宽，两肘屈曲，右手覆在左手上，掌心向里，放在胸部。

【动作】　①两手相叠自左向右轻按胸部及上腹部、小腹部，上下左右回旋；②两手相叠，自右向左轻按胸部及上腹部、小腹部，上下左右回旋，眼睛稍向上看。每一呼气或吸气，两手轻轻按摩回旋一周。上身挺直，两手都不宜用力（图 2-132）。做完上述动作后，可改为不按胸，两手握拳，肘关节屈曲，预备姿势同"左右开弓"，随后自前向后摇肩关节一周，过去称为小摇肩。

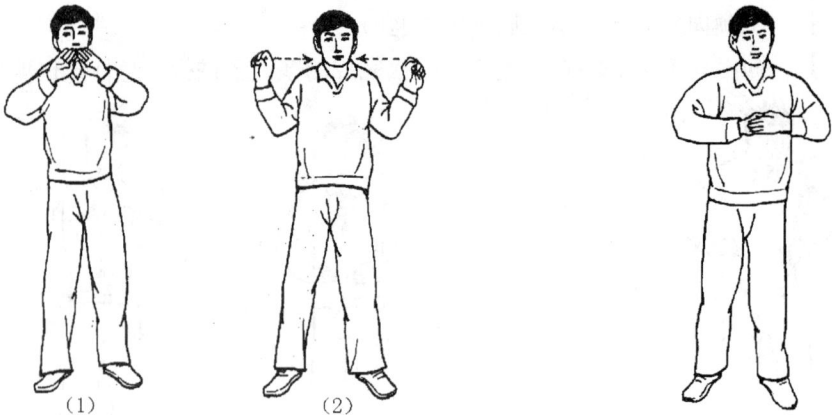

(1)　　　(2)

图 2-131　左右开弓　　　　　　　　　　　　图 2-132　按胸摇肩

【作用】　同上，可作为练习"轮转辘轳"的准备活动。

4. 双手托天

【预备姿势】　两脚开立，两臂平屈，两手放在腹部，手指交叉，掌心向上。

【动作】　①反掌上举，掌心向上，同时抬头眼看手掌；②还原。初起可由健肢用力帮助患臂向上举起，高度逐渐增加，以患者不太疼痛为度（图2-133）。并通过爬墙及拉滑车等辅助锻炼来帮助患肢上举。

【作用】　对恢复肩关节功能，辅助治疗某些肩部陈伤酸痛有效，如手臂因劳损及风湿而不能前屈上举等。初练时适当掌握高度，不要勉强上举，避免剧痛而产生顾虑，可先练本势，等前屈上举好转后，改练双手举鼎。

5．双手举鼎

【预备姿势】　两脚开立，距离与肩同宽，两前臂屈肘上举，两手虚握拳，平放胸前，高与肩平。

【动作】　①两手松开，掌心向上，两手如托重物，两臂向上直举，眼随两掌上举而向上看，两掌举过头顶，腕部用力；②两手逐渐下降，恢复预备姿势（图2-134）。上举时吸气，下降时呼气，掌渐握成虚拳，手指用力，如拉单杠引体向上。

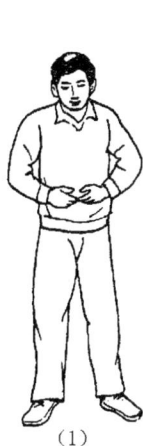

图 2-133　双手托天　　　　　　　　　　　图 2-134　双手举鼎

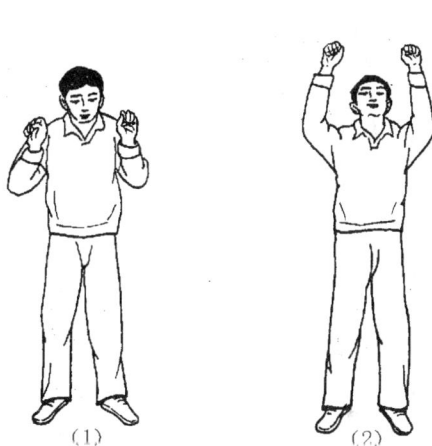

【作用】　锻炼肩部上举、下降的肌肉，对肩部、颈部软组织劳损酸痛，某些肩部慢性关节炎，或因手臂外伤及劳损、风湿而引起的不能上举，通过锻炼有助于恢复上举功能。对严重的肩关节粘连，可先练"双手托天"势。在初练时不要勉强上举，经过锻炼再逐渐举直。

6．弯肱拔刀

【预备姿势】　两脚开立，两臂下垂。

【动作】　①右臂屈肘向上提起，掌心向前，提过头顶，然后向右下落，抱住颈项；左臂同时屈肘，掌心向后，自背后上提，手背贴于腰后（图2-135）；②右掌自头顶由前下垂还原，右臂垂直后再屈肘，掌心向后，自背后提于后腰部。左掌同时自背后下垂还原，左臂垂直后再屈肘由身前向上提起，掌心向前，提过头顶，然后向左下落，抱住颈项。右臂上托时吸气，左臂上托时呼气，头随手背上托过顶时仰头向上看，足跟微提起。

【作用】　锻炼肩关节的上举及内旋活动，同时对脊柱姿势不良所致的腰与骶尾部酸痛有辅助治疗作用。

7．单臂摘星

【预备姿势】   同上。

【动作】   ①右臂屈肘向上提起，掌心向外，提过头顶，右掌横于顶上，掌心向上。左臂同时屈肘，掌心向后，自背后上提，手背贴于后腰部（图2-136）；②右掌自头顶由前下垂，右臂垂直后再屈肘，掌心向后，自背后上提于后腰部。左掌同时自背后下垂，左臂垂直后再屈肘，由身前向上提起，掌心向外，提过头顶，左掌横于顶上，掌心向上。右臂上托时吸气，左臂上托时吸气，头随手背上托过顶时仰头向上看，足跟微提起。

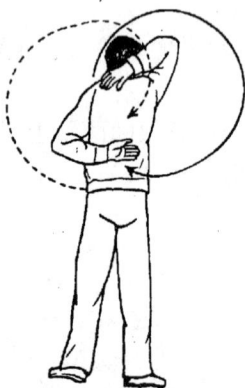 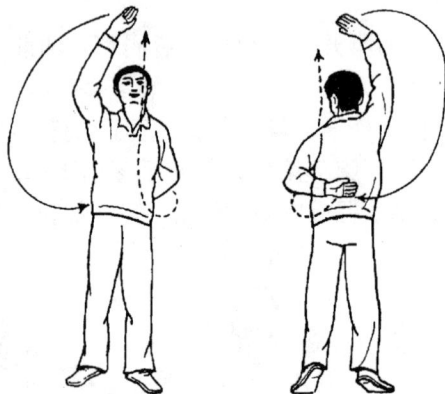

图 2-135 弯肱拔刀   图 2-136 单臂摘星

【作用】   锻炼肩关节的上举及内旋活动，同时对脊柱姿势不良所致的腰与骶骨尾部酸痛有辅助治疗作用。

8．轮转辘轳

【预备姿势】   左手叉腰，右手下垂。

【动作】   右臂自下向前、向上，再向后摇一圈（图2-137）；右臂自下向后、向上，再向前摇一圈；左臂动作与右臂动作相同。用力要轻柔，臂部应放松，本势在早期可弯腰进行锻炼，可做"前后摆动"、"弯腰划圈"。

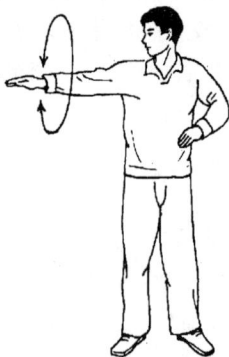 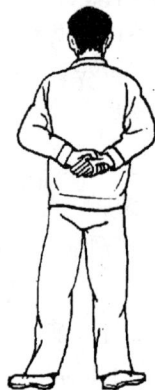

图 2-137 轮转辘轳   图 2-138 背手抬拉

【作用】   可防治骨折、关节脱位以及各种扭伤后遗症的关节强直及肩周炎的的关节粘连。为预防健侧发病，健侧应同时进行锻炼。

9．背手抬拉

【预备姿势】   两脚开立，双手向后反背，健侧之手握住患手。

【动作】   由健手牵拉患肢腕部，渐渐向上抬拉，或用棍棒及手上拉，或用毛巾仿擦澡动作，反复进行（图 2-138）。

【作用】   恢复肩关节的后伸功能。

10．屈肘挎篮

【预备姿势】   两脚开立，两手下垂。

【动作】   ①右手握拳，前臂向上，渐渐弯曲肘部（图 2-139）；②渐渐伸直还原；③左手握拳，渐渐弯曲肘部；④渐渐伸直还原。

【作用】   增强上臂肌力，有助于恢复肘关节伸屈功能，适用于治疗肘部骨折及脱位的后遗症。

11．旋肘拗腕

【预备姿势】   两脚开立，左手叉腰，右上肢屈肘上举（图 2-140）。

【动作】   ①右手握拳，做前臂旋前动作；②随后渐渐旋后，上臂尽量不动；③还原；④改右手叉腰，左手做同样动作。

【作用】   同上势紧密配合，可增强上臂及前臂肌力，恢复肘关节伸屈功能及前臂旋转功能。

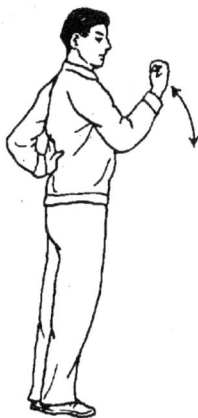

图 2-139 屈肘挎篮   图 2-140 旋肘拗腕

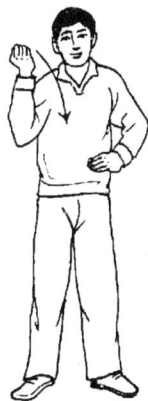

三、腕部练功（每个动作重复 12～36 次）

【预备姿势】   腕部功重点在锻炼腕部，立位与坐位均可，两手臂向前平举。

1．抓空增力

【动作】   将手指尽量伸展张开，然后用力屈曲握拳，左右交替进行（图 2-141）。

【作用】   能促进前臂与手腕的血液循环，消除前臂远端的肿胀，并有助于恢复掌指关节的功能和解除指关节风湿麻木等症状。上肢骨折锻炼早期都从此势开始。

2．拧拳反掌

【动作】   两臂向前平举时，掌心朝上，逐渐向前内侧旋转，使掌心向下变握拳，握拳过程要有"拧"劲，如同拧毛巾一样（故称拧拳），还原变掌，反复进行（图 2-142）。

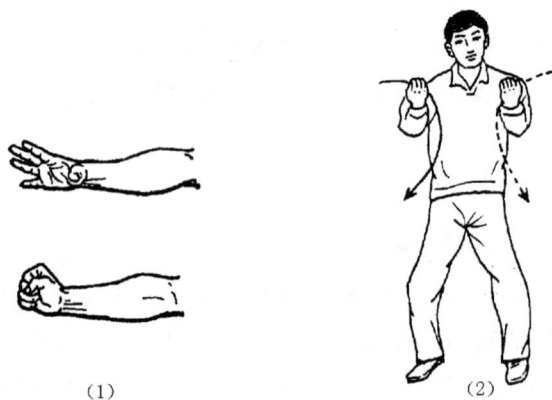

图 2-141 抓空增力

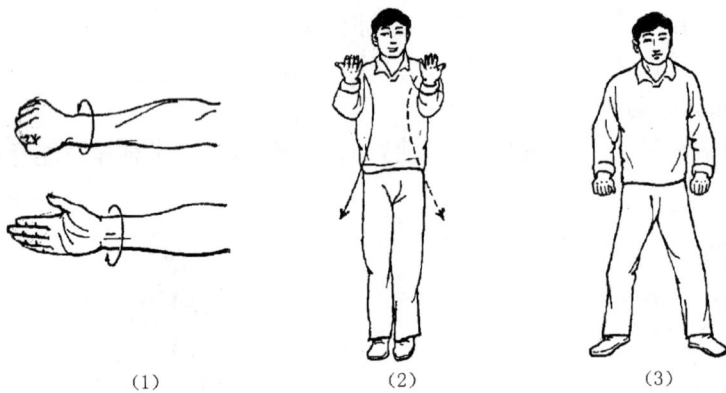

图 2-142 拧拳反掌

【作用】 能帮助恢复前臂的旋转功能。

3．上翘下钩

【动作】 将两手掌翘起呈立掌的姿势，随后逐渐下垂成钩手，动作要缓慢而有力（图 2-143）。

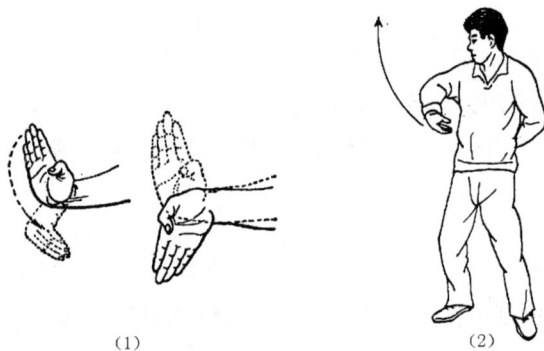

图 2-143 上翘下钩

【作用】 能帮助恢复腕关节背伸、掌屈的功能。

4．青龙摆尾

【动作】 两前臂平举，掌心朝下，两手向内外徐徐摆动，做外展内收动作（图2-144）。

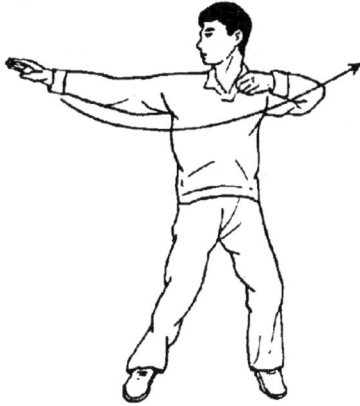

图 2-144 青龙摆尾

【作用】 本法同上述各势配合，是锻炼腕关节内收、外展功能的方法。

四、腰背功（每个动作重复 12～36 次）

1．按摩腰眼

【预备姿势】 坐位或立位均可，两手掌对搓发热以后，紧按腰部。

【动作】 双手掌用力向下推摩到尾骶部，然后再向上推回到背部（图2-145）。

【作用】 本势包含自我按摩的作用，可放松腰部肌肉，久练可防治各种腰痛，增强肾脏机能。

2．风摆荷叶

【预备姿势】 两脚开立比肩稍宽，两手叉腰，拇指在前。

【动作】 ①腰部自左向前、右、后作回旋动作（图2-146）；②再改为腰部自右向前、左、后回旋，两腿始终伸直，膝部勿屈，两手轻托护腰部，回旋的圈子可逐渐增大。

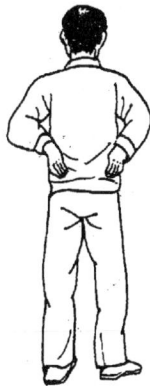

图 2-145 按摩腰眼　　　图 2-146 风摆荷叶

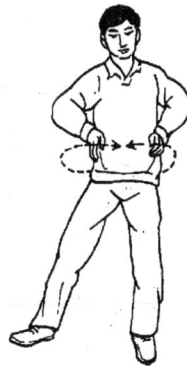

【作用】 疏通气血，防治腰部各种原因引起的腰功能活动受限。

3．转腰推碑

【预备姿势】　两脚开立比肩稍宽，两臂下垂。

【动作】　①向左转体，右手呈立掌向正前方推出，手臂伸直与肩平，左手握拳提至腰际抱肘，眼看左后方；②向右转体，左手呈立掌向正前方推出，右掌变拳抽回至腰际抱肘，眼看右后方。推掌的动作要缓慢，手腕稍用力，臂部不要僵硬，转体时头颈与腰部同时转动，两腿不动，推掌与握拳抽回腰间两臂的速度应该一致（图2-147）。

【作用】　以锻炼颈椎、腰椎的旋转活动为主。能防治颈椎病、腰椎肥大、劳损等引起的颈、腰部酸痛。

4. 弓步插掌（反转手）

【预备姿势】　同上势。

【动作】　①右手伸向前方，右掌向右搂回腰际抱肘，左掌向正右方伸出（如用力插物状）。身体向右转，成右弓步（图2-148）。②左掌左方平行搂回腰际抱肘，右掌向正左方伸出，身体向左转，成左弓步。眼看插出之手掌，手向外插出的动作可稍快。

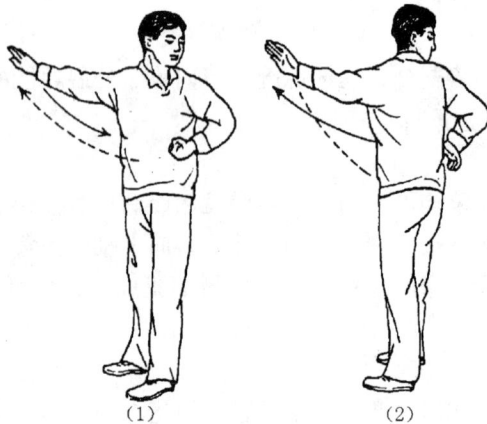

（1）　　　　　　　　（2）

图2-147　转腰推碑

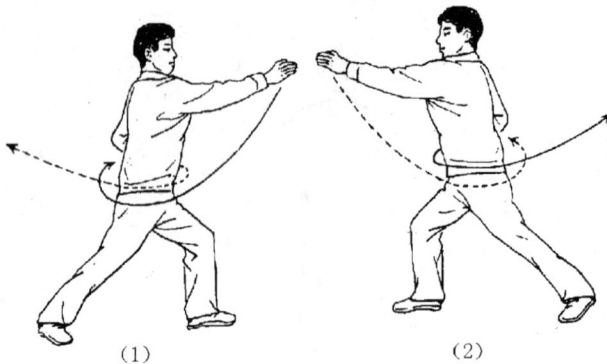

（1）　　　　　　　　（2）

图2-148　弓步插掌

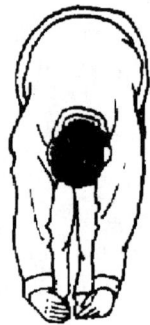

图2-149　双手攀足

【作用】　同上势配合可防治四肢筋络挛缩麻木，辅助治疗肩部、腰腿部损伤酸痛。

5. 双手攀足

【预备姿势】　两脚开立，两手置腹前，掌心向下。

【动作】 ①腰向前弯，手掌下按着地（图 2-149）；②还原。两腿要伸直，膝关节勿屈曲。

【作用】 增强腰腹部肌肉力量，能防治腰部酸痛及腰部前屈功能障碍。

6．前俯分掌

【预备姿势】 两脚开立，两臂下垂，两手交叉。如左腰与左肩有病，左手交叉在前；右侧伤痛，右手交叉在前。

【动作】 ①体向前俯，眼看双手，两手交叉举至头顶上端，身体挺直（图 2-150）；②两臂上举后向两侧分开，恢复预备姿势。上举时如向上攀物状，尽量使筋骨伸展。向两侧分开时掌心向下成弧线。

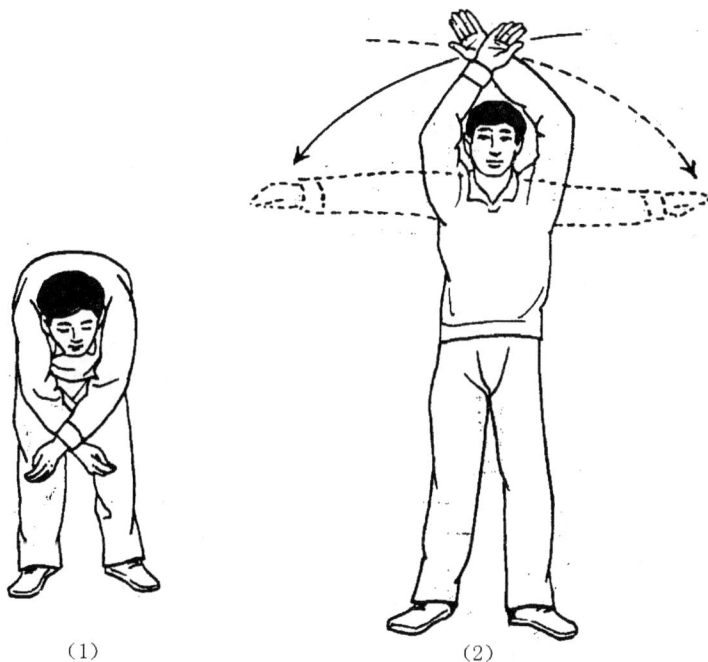

（1） （2）

图 2-150 前俯分掌

【作用】 本势是肩关节的环转与腰脊柱的屈伸运动。不仅使肩部的肌肉交替收缩，而且还可以使腹背肌肉得到锻炼，能消除肩部活动障碍，防治腰背酸痛、肩背筋络挛缩、麻木等，是使全身得到锻炼的方法之一。

7．拧腰后举（凤凰顺翅）

【预备姿势】 两脚开立比肩稍宽，两手下垂。

【动作】 ①上身下俯，两膝稍屈，右手向右上方撩起，头随之向右上转，眼看右手，左手虚按右膝；②上身仍下俯，两膝仍稍屈，左手向左上方撩起，头随之向左上转，看左手，右手下放虚按左膝（图 2-151）。头部左或右转时吸气，转回正面时呼气，转动时不要用力，手臂撩起时动作要慢，手按膝不要用力。

【作用】 能增强腰背肩臂肌肉，能治腰部酸痛，且具有固肾以及舒展全身筋脉等作用。

8．云手转体

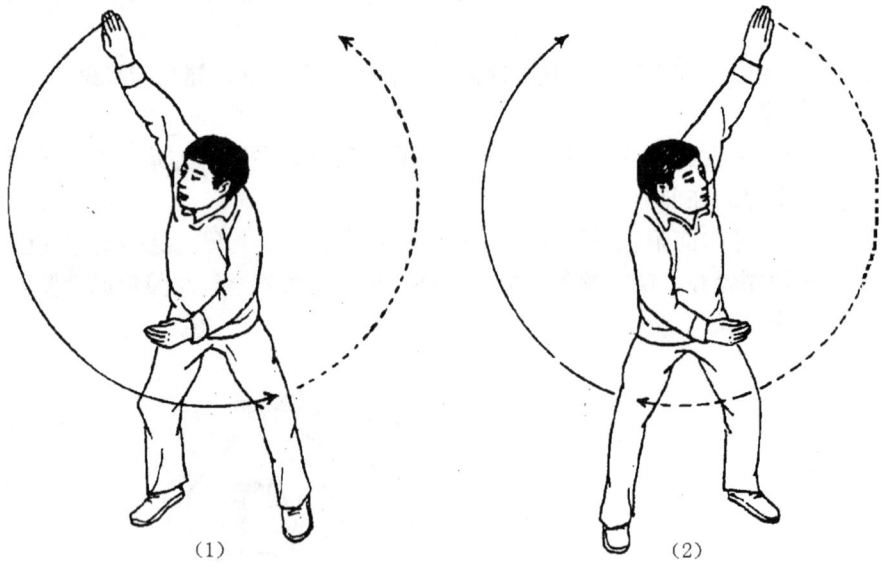

图 2-151　拧腰后举

【预备姿势】　两脚开立比肩稍宽，两手下垂。

【动作】　①左手抱肘，右手呈立掌向左方推出，左脚尖向正左转，右脚不动，上体随右掌推出向左转；左拳变掌，向左伸出，两手先向上，再由右方下降，伸至前下方后，仍回

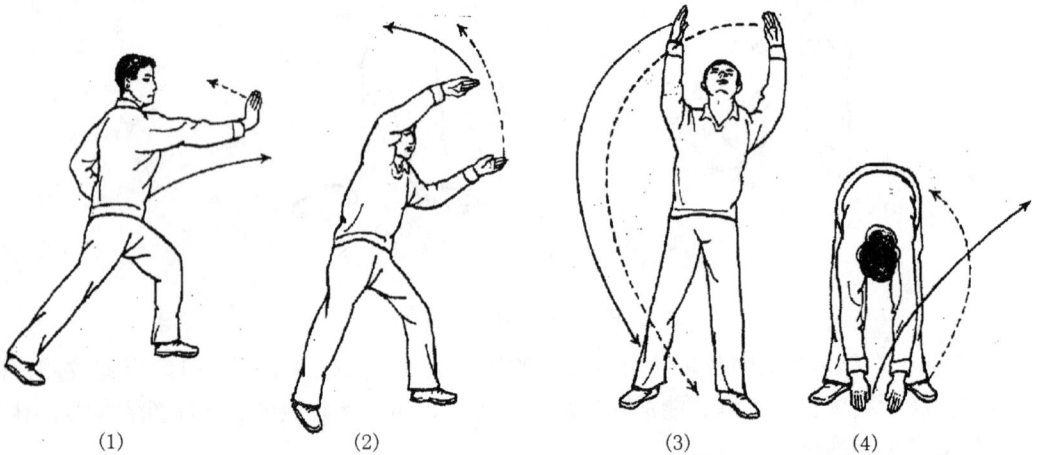

图 2-152　云手转体

左方；②左手仍收回抱肘，右手仍立掌，上体回向正左方（图2-152）；③右掌收回腰际抱肘，左拳改立掌向右方推出，右脚尖向正右转，左脚不动，上体随左掌推出向右转；④右拳变掌，向右伸出，两手先向上，再由左方下降，伸至前下方后仍回右方，右手仍收回抱肘，左手仍立掌。上体随两掌向上时后仰，向左时左倾，向前时下弯，向右时右倾，右掌改抱肘时，上体回向正右方。每呼吸一次，两手轮转一次，动作要慢，两眼注视两手，两腿直立，膝部勿屈。

【作用】　可以活动周身，使各部的大小关节血脉皆畅通无阻。本法活动幅度及运动量较大；可在上述各法锻炼的基础上再选练。

9．俯卧背伸

【预备姿势】　患者俯卧，头转向一侧。

【动作】　①两脚交替向后做过伸动作；②两腿同时作过伸动作；③两腿不动，上身躯体向后背伸；④上身与两腿同时背伸。还原，自然呼吸（图2-153）。

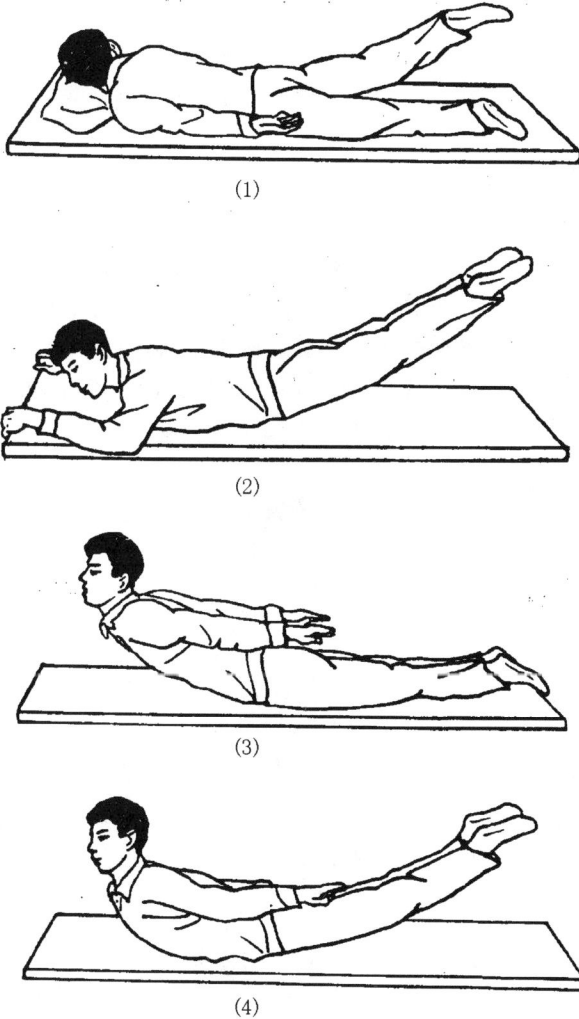

(1)

(2)

(3)

(4)

图2-153　俯卧背伸

【作用】　本势是卧位腰背功锻炼的最基本动作。对胸腰椎骨折、腰椎间筋损伤、腰肌劳损病人腰痛后遗症的防治有着重要的作用，最好在伤后早期就开始锻炼。

10．仰卧架桥

【预备姿势】　患者仰卧，两手叉腰作支撑点，两腿半屈膝成90°，脚掌放在床上。

【动作】　挺起躯干时，以头后枕部及两肘支持上半身，两脚支持下半身，成半拱桥形，当挺起躯干架桥时，膝部稍向两边分开（图2-154），速度要缓慢，初起时做4～6次即可。

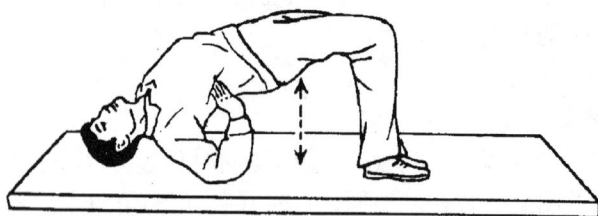

图 2-154　仰卧架桥

【作用】　配合上势能加强腰、背及腹部肌肉力量的锻炼，有助于解除损伤、劳损、风湿所致的腰背痛。

五、腿功（每个动作重复12～36次）

1. 左右下伏

【预备姿势】　两脚开立比肩稍宽，两手叉腰。四指在前，两肘撑开。

【动作】　①右腿屈曲下弯，左腿伸直（图 2-155）；②还原；③左腿屈曲下弯，右腿伸直；④还原。上体伸直，两眼平视前方，初练时膝部不必过分下弯。

【作用】　增强腰部、髋部、腿部的肌力以及韧带力量，并能辅助治疗髋关节及肌内收肌的劳损酸痛、麻木和萎缩。可防治老年人腿部功能衰退。

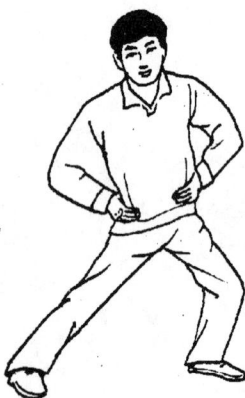

图 2-155　左右下伏　　　　图 2-156　半蹲转膝　　　　图 2-157　屈膝下蹲

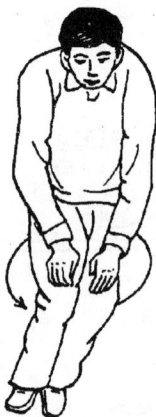

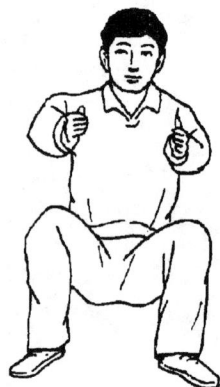

2. 半蹲转膝

【预备姿势】　两脚立正，脚跟并拢，两膝并紧，身向前俯，两膝微屈，两手按于膝上，眼看前下方（图 2-156）。

【动作】　①两膝自左向后、右、前作回旋动作；②自右向后、左、前回旋。每呼吸一次，膝部回旋一周。

【作用】　一般膝部损伤，骨折去除固定后及膝关节劳损，都可选练此势，有恢复膝关节功能，防治膝部酸痛、行走无力的作用。

3. 屈膝下蹲

【预备姿势】　两脚开立，距离与肩同宽，两手抱肘。

【动作】　①脚尖着地，脚跟轻提，随后两腿下蹲，尽可能臀部下触脚跟，两手放开成掌，两臂伸直平举；②两腿立起，恢复预备姿势。下蹲程度根据自己的可能，不应勉强。两臂不需用力，必要时可扶住桌椅进行（图 2-157）。

【作用】　增加大腿伸肌和臀部肌肉的肌力。能防治髋、膝关节劳损，对治疗腰、髋、腿、膝疼痛、酸软无力，恢复髋、膝、踝的伸屈功能有效。

4．四面摆踢

【预备姿势】　两脚并立，两手叉腰，拇指在后。

【动作】　①右小腿向后提起，大腿保持原位，然后右脚向前踢出，足部尽量跖屈（图 2-158①）；②右脚再后踢，以脚跟触及臀部为度（图 2-158②）；③右下肢抬起屈膝，右脚向里横踢，似踢毽子一样（图 2-158③）；④右下肢抬起屈膝，右脚向外横踢（图 2-158④）。练完后换左下肢作相同动作。

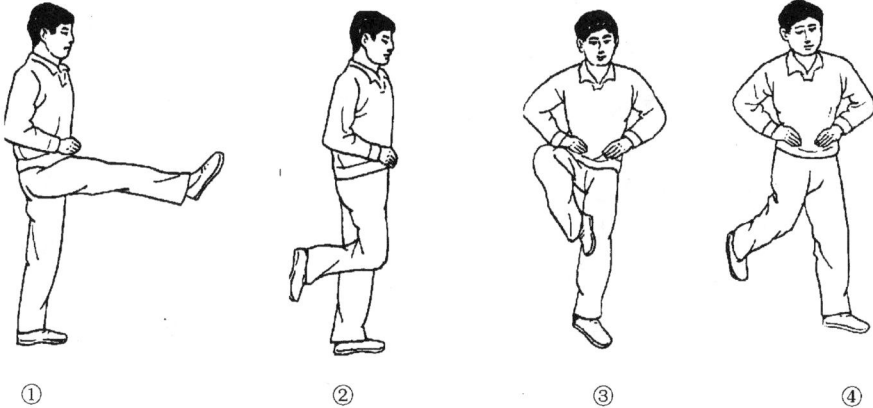

图 2-158　四面摆踢

【作用】　全面增加大腿、小腿的肌力。常练本势可健腿力，强腰膝。防治下肢关节和肌肉挛缩麻木、筋骨酸痛。可防治老年人腿力衰退。

5．虚实换步

【预备姿势】　立正，两手叉腰。

【动作】　①左脚前进一步，右脚脚跟提起，脚尖点地（图 2-159）；②左脚后退一步，右脚脚跟着地，脚尖翘起。然后左换右，各势相同。脚尖脚跟提起时都必须尽可能向上，使小腿肌、跟腱绷紧。

【作用】　锻炼踝关节伸屈及小腿肌力，对踝关节软组织损伤及小腿骨折，扭伤后遗症的治疗很有帮助，以恢复行走功能，促使行步有力。

6．仰卧举腿

【预备姿势】　仰卧位，腿伸直，两手自然放置体侧。

【动作】　作直腿抬举动作（图 2-160）。抬举开始时 45°，以后锻炼角度可逐渐增大于 70°以上，后期还可在踝关节绑沙袋增加重量练习。下肢骨折患者，前期可先练收缩股四头肌，作为准备阶段，随后逐渐锻炼举腿。

【作用】　增强下肢伸肌力量，防治股四头肌萎缩，有助于恢复行走功能，是下肢骨折

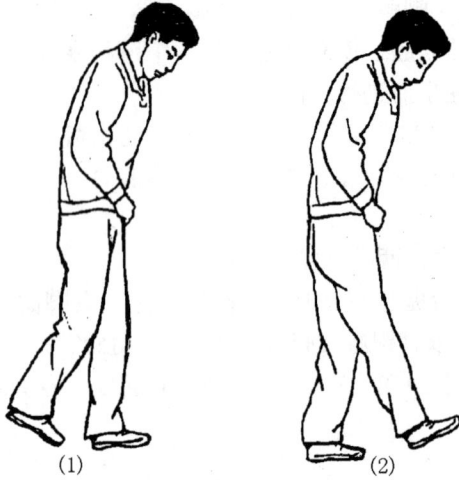

图 2-159　虚实换步

后及腰部疾患引起下肢肌肉萎缩的主要锻炼方法。

7．蹬空增力

【预备姿势】　同"仰卧举腿"。

【动作】　①屈膝、髋的同时踝关节极度背屈；②向斜上方进行蹬足，并使足尽量跖屈（图 2-161）。

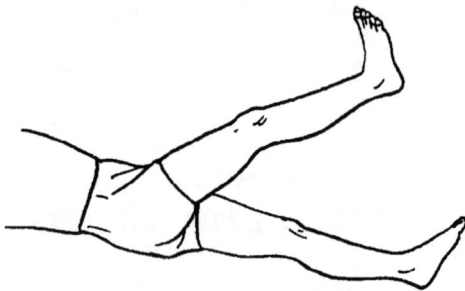

图 2-160　仰卧举腿

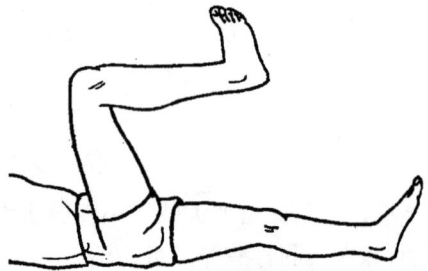

图 2-161　蹬空增力

【作用】　使腿部的血液循环畅通，防止下肢肌肉萎缩，有利于消除踝关节因损伤所致的肿胀，改善髋、膝、踝关节伸屈功能。

8．侧卧外摆

【预备姿势】　侧卧位，下肢伸直。

【动作】　①做下肢外展运作；②还原。通过一个阶段的锻炼可做扇形向外摆动而达到腿外展的位置（图 2-162）。

【作用】　增强大腿外展肌力量，防止外展肌萎缩。练习时可与上两势配合进行。

9．搓滚舒筋

【预备姿势】　坐于凳上，患足踏在竹管或圆棒上。

【动作】　膝关节前后伸屈，足底滚动竹管（图 2-163）。

【作用】　恢复膝、踝关节骨折损伤后的伸屈功能。

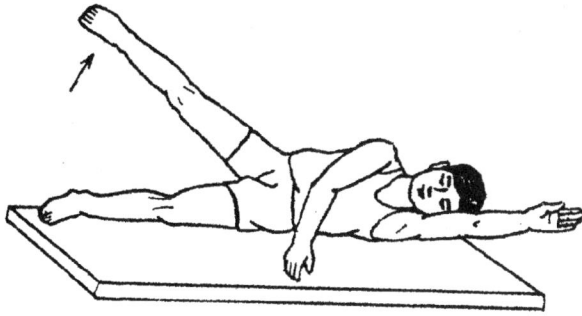

图 2-162 侧卧外摆

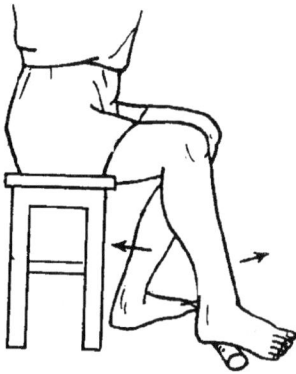

图 2-163 搓滚舒筋

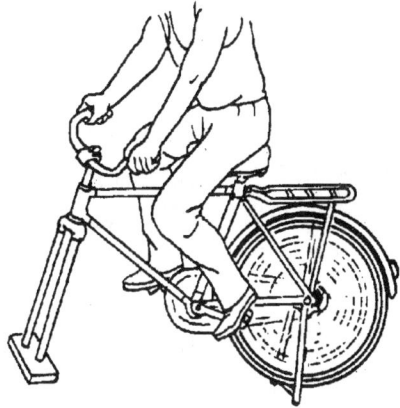

图 2-164 蹬车活动

10. 蹬车活动

【预备姿势】 坐在一个特制的练功车上。

【动作】 作蹬车活动，模拟蹬自行车（图 2-164）。

【作用】 使下肢肌肉及膝踝关节得到锻炼。

七、药物疗法

（一）内治法

此法是通过服药使局部与整体得以兼治的一种治疗方法，临床一般采用三期辨证施治。

1. 损伤初期 伤后一至二周内，因筋骨损伤，气滞瘀结，宜采用攻利法。常用的有攻下逐瘀法、行气活血法、清热凉血法。

（1）攻下逐瘀法 跌打损伤必使血脉受伤，恶血壅塞于经道，瘀血不去则新血不生，宜采用攻下逐瘀法。本法适用于早期蓄瘀，便秘，腹胀，苔黄，脉数的体实患者。常用的方剂有桃核承气汤、鸡鸣散、大成汤、黎洞丸等。

攻下逐瘀法属下法，常用苦寒泻下药攻逐瘀血，药效相当峻猛，临床不可滥用。对年老体弱、气血虚衰、失血过多、慢性劳损、妇女妊娠、产后及月经期间应当禁用或慎用。

（2）行气活血法 又称行气消瘀法。损伤后气滞血瘀者，宜采用行气活血法。本法适用于气滞血瘀，局部肿痛，无里实热证，或宿伤而有瘀血内结并有某种禁忌不能猛攻急下者。

常用的方剂有活血化瘀为主的复元活血汤、活血止痛汤；行气为主的柴胡疏肝散、复元通气散；行气与活血并重的膈下逐瘀汤、顺气活血汤等。临床可根据损伤的不同，或重于活血化瘀，或重于行气，或活血与行气并重而灵活选用。行气活血法方剂一般并不峻猛，如须逐瘀，可与攻下法配合。

（3）清热凉血法　本法包括清热解毒和凉血止血。损伤引起的创伤染毒，火毒内攻，热邪蕴结或壅聚成毒等证，宜采用清热凉血法。常用的清热解毒方剂有加味犀角地黄汤、清心药、五味消毒饮；凉血止血方剂有十灰散、小蓟饮子等。

清热凉血法的方剂以寒凉药物为主，故治疗时应注意防止寒凉太过，引起瘀血内停。血喜温而恶寒，寒则气血凝滞而不行，所以在治疗出血不多的疾病时常与活血化瘀药同用。出血过多时，须辅以补气摄血之法，以防气随血脱，必要时还当结合输血、补液等疗法。

2. 损伤中期　伤后三至四周，局部肿胀基本消退，疼痛逐渐消失，瘀未尽去，筋骨未连接，故宜采用和法，以和营生新、接骨续筋。常用的有和营止痛法、接骨续损法、舒筋活络法。

（1）和营止痛法　适用于损伤中期，瘀凝、气滞、肿痛尚未尽除，而续用攻下之法又恐伤正气者。常用方剂有和营止痛汤、定痛和血汤、正骨紫金丹、七厘散等。

（2）接骨续筋法　损伤中期，骨位已正，筋已理顺，筋骨已有连接但未坚实，宜采用接骨续筋法。本法使用接骨续筋药，佐以活血祛瘀药。常用方剂有续骨活血汤、新伤续断汤、接骨丹等。

（3）舒筋活络法　本法使用活血药与祛风通络药，佐以理气药，以宣通气血，消凝通滞，舒筋活络。适用于骨折、脱位、伤筋的中期而有瘀血凝滞，筋膜粘连者，或兼风湿，筋络发生挛缩、强直，关节屈伸不利者。常用方剂有舒筋活血汤、舒筋汤、蠲痹汤等。

3. 损伤后期　本期筋骨损伤虽已接续，但尚未坚强，由于气血耗损，往往出现虚象，故应采用补法。常用补气养血法、补益肝肾法。若损伤日久，复感风寒湿邪，宜采用温经通络法。

（1）补气养血法　本法是使用补气养血药物，使气血旺盛而濡养筋骨的治疗方法。外伤筋骨，内伤气血，以及长期卧床，日久体质虚弱而出现的各种气血亏损，均宜采用补气养血法。补气、补血虽各有重点，亦不能截然分开，气虚可致血亏，血虚可致气损，故在治疗上常补气养血并用。适用于平素气血虚弱或气血耗损较重，筋骨痿软或迟缓愈合者。常用方剂有四君子汤、四物汤、八珍汤、十全大补汤等。

（2）补养脾胃法　损伤日久，耗伤正气，气血脏腑亏损，加之伤后缺少活动，可导致脾胃虚弱，运化失职，不思饮食，营养之源日绌，故出现四肢疲乏无力，形体虚羸，肌肉萎缩，伤筋断骨修复缓慢，脉象虚弱无力等。治疗宜采用补养脾胃，以促进气血生化，使筋骨肌肉加速恢复。常用方剂有参苓白术散、健脾养胃汤、归脾汤等。

（3）补益肝肾法　本法又称强壮筋骨法。肝主筋，肾主骨，主腰腿。损伤后期，骨折迟缓愈合，骨质疏松而肝肾虚弱者常采用补益肝肾法。补肾须区分肾阴、肾阳，而肾阴肾阳又是相互为用的。《景岳全书》说："善补阳者，必于阴中求阳；善补阴者，必于阳中求阴。"故在临床运用中既要看到它们之间的区别，又要看到它们之间的联系。肾为肝之母，"虚则补其母"，故肝虚者也应注意补肾，滋水涵木。常用方剂有壮筋养血汤、生血补髓汤、左归丸、右归丸等。

（4）温经通络法　气血喜温而恶寒，寒则涩而不流，温则流行畅利。本法使用温性、热性的祛风、散寒、除湿药物，并佐以调和营卫或补益肝肾之药，以求驱除留注于骨节经络内的寒湿之邪，使血活筋舒、关节滑利、经络通畅。适用于损伤后气血运行不畅，或因阳气不足，腠理空虚，风寒湿邪乘虚侵袭经络；或筋骨损伤日久失治，气血凝滞，风寒湿邪滞留者。常用方剂有麻桂温经汤、乌头汤、大活络丹、小活络丹等。

以上治法，在临证应用时有一定的原则。例如治疗骨折，在施行手术、夹缚固定等外治法的同时，内服药物在初期以活血化瘀为主，中期以接骨续筋为主，后期以补气养血、壮筋骨为主。若骨折后肿胀不严重者，往往可直接用接骨续筋之法，稍佐活血化瘀之药；伤筋的治疗，初期也以活血化瘀为主，中期则用舒筋活络法，后期使用温经通络，并结合强壮筋骨的方法。开放性损伤也应根据病症而运用上述各法。如失血过多者，开始即须用补气摄血法急固其气，防止虚脱，血止以后，仍须血气双补。临证时变化多端，错综复杂，必须灵活变通，审慎辨证，正确施治，不可拘泥和机械地分期。

（二）外用药物

伤科外用药物是指应用于伤患局部的药物。临床外用药物大致可分为敷贴药、搽擦药、熏洗湿敷药与热熨药。

1. **敷贴药**　是将药物制剂直接敷贴在损伤局部，使药力发挥作用。常用的有药膏、膏药、药散三种。

（1）药膏　又称敷药或软膏。将药粉碾成细末，然后选加饴糖、蜜、油、水、鲜草药汁、酒、醋或凡士林等，调匀如糊状，摊在棉垫或桑皮纸上外敷。为减少药物对皮肤的刺激和换药时容易取下，可在药上加一张极薄的棉纸。配制药膏时多用饴糖，除药物作用外，还取其硬结后有固定和保护伤处的作用。饴糖与药物之比为3∶1，也有用饴糖与米醋之比为8∶2调拌的。凡用饴糖调敷的药膏，逢暑天或气温高时容易发酵，霉雨季节容易发霉，故一般不宜一次调制太多。寒冬气温低时可酌加开水稀释，以便于调制拌匀；暑天时可将饴糖煮过后再用。用于有创面的药膏，多数用油类配制，取其有柔软、滋润的作用。

换药时间可根据病情的变化、肿胀的消退程度、天气的冷热来决定，一般是2～4天换药一次，后期患者亦可酌情延长。凡用水、酒、鲜药汁调敷药时，需随调随用，因其易蒸发，所以应勤换药。生肌拔毒类药物应根据创面情况每隔1～2天换药一次，以免脓水浸淫皮肤。少数患者对外敷药膏过敏而产生接触性皮炎，皮肤奇痒及有丘疹水泡出现时，应及早停药。药膏可根据配方和药效分为以下几类：

①消瘀退肿止痛类：适用于骨折、伤筋初期肿胀疼痛者。可选用消瘀膏、定痛膏、双柏膏、消肿散等。

②舒筋活血类：适用于伤筋中期患者。可选用三色敷药、舒筋活络药膏、活血散等。

③接骨续筋类：适用于骨折整复后，位置良好，肿痛消退之中期患者。可选用接骨续筋药膏，外敷接骨散、驳骨散等。

④温经通络、祛风除湿类：适用于损伤日久，复感风寒湿者。可用温经通络膏。

⑤清热解毒类：适用于伤后感染邪毒，局部红、肿、热、痛者。可选用金黄膏、四黄膏等。

⑥拔毒生肌类：适用于局部红肿已消，但创口尚未愈合者。可选用橡皮膏、生肌玉红膏、红油膏等。

（2）膏药　膏药古代称为薄贴，是将药物碾成细末配合香油、黄丹或蜂蜡等基质炼制而成，是中医外用药物中的一种特有剂型。

膏药遇温则烊化而具有粘性，能粘贴在患处，应用方便，药效持久，便于收藏携带，经济节约。对含有丹类的膏药，由于 X 线不能穿透，所以在 X 线检查时宜取下。

膏药按功用可分为：

①治损伤与寒湿类：适用于损伤者，有坚骨壮筋膏；适用于风湿者有狗皮膏、宝珍膏等；适用于损伤兼风湿者有万灵膏、万应膏、损伤风湿膏；适用于陈伤气血凝滞、筋膜粘连者有化坚膏等。

②提腐拔毒类：适用于创面溃疡者，有太乙膏、陀僧膏，一般常在创面另加药粉。

（3）药散　药散又称掺药，是将药物碾成细的粉末，使用时可直接掺于伤口上或加在敷药上。药散按功用可分为：

①止血收口类：适用于一般创伤出血。常用的有桃花散、花蕊石散、如意金刀散、金枪铁扇等，以及近年来研制出来的不少止血药粉，都具有收敛止血的作用。

②祛腐拔毒类：适用于创面腐肉未去或肉芽过长的患者。常用的为升丹，但纯用升丹药性太峻猛，往往加入熟石膏粉，如熟石膏与升丹之比为 9∶1 称九一丹，7∶3 称七三丹。对升丹过敏的患者，可用不含有升丹的祛腐拔毒药，如黑虎丹等。

③生肌类：适用于脓水稀少，新肉难长的创面。常用的有生肌八宝丹等，也可与祛腐拔毒类散剂掺一起应用，具有促进新肉生长，促使创口迅速愈合的作用。

④温经散寒类：适用于局部寒湿停聚，气血凝滞疼痛，损伤后期者。常用的有丁桂散、桂麝散等，具有温经活血、散风逐寒的作用。

⑤活血止痛类：适用于局部瘀血肿痛者，常用的有四生散，有活血止痛的作用。

2．搽擦药　是配合按摩而涂搽的药剂。搽擦药可直接涂搽于伤处或在施行理筋手法时配合外用，一般可分为：

（1）酒剂　指外用药酒或外用伤药水，是用药与白酒、醋浸制而成，一般酒醋之比为 8∶2。也有单用酒或乙醇溶液泡浸者。常用的有活血酒、舒筋止痛水等，具有活血止痛、舒筋活络、追风祛寒作用。

（2）油膏与油剂　用香油把药物熬煎去渣后制成油剂，也可加黄蜡收膏而成油膏。具有温经通络、消散瘀血的作用，适用于关节筋络风寒冷痛等证，也可在手法及练功前后作局部搽擦。常用的有伤油膏、跌打万花油、活络油膏等。

3．熏洗湿敷药

（1）热敷熏洗　是将药物置于锅或盆中加水煮沸后，先用热气熏蒸患处，待水温稍降后用药水浸洗患处的一种方法。冬季可在患肢上加盖棉垫，使热能持久，每日 2 次，每次 15～30 分钟。具有舒松关节筋络、疏导腠理、流通气血、活血止痛的作用。适用于关节强直拘挛、酸痛麻木或损伤兼夹风湿者，多用于四肢关节的损伤，对腰背部可视具体情况酌用。新伤瘀血积聚者，用散瘀和伤汤、海桐皮汤、舒筋活血洗方；陈伤风湿冷痛及瘀血已初步消散者，用八仙逍遥汤、上肢损伤洗方、下肢损伤洗方等。

（2）湿敷洗涤　古称溻渍。是把药物煎成水溶液，湿敷洗涤创口或感染伤口。常用的有野菊花煎水 2%～20% 黄柏溶液，以及蒲公英鲜药煎汁等。

4．热熨药　热熨法是一种热疗的方法。是选用温经祛寒、行气活血止痛的药物，加热后用布包裹，热熨患处，借助其热力作用于局部，适用于不易外洗的腰脊躯体之新伤、陈伤。主要有下列几种：

（1）坎离砂 又称风寒砂。用铁砂加热后与醋水煎成的药汁搅拌后制成，临用时加醋少许拌匀置布袋中，数分钟内会自然发热，热熨患处，适用于陈伤兼有风湿证者。

（2）熨药 俗称腾药。将药置于药袋中，扎好袋口放在锅中蒸汽加热后熨患处，适用于各种风寒湿肿痛证。常用的有正骨烫药。

（3）其他 如用粗盐、米糠、麦皮、吴茱萸等炒热后装入布袋中热敷患处，简便有效，适用于各种风寒湿型筋骨痹痛、腹胀痛、尿潴留等。

第三章　骨　折

第一节　骨折概论

由于外力的作用，破坏骨的完整性和连续性者，称为骨折。

（一）骨折的病因

1．外因　骨折大多由外伤所致，按受伤时外力作用的不同方式，可分为以下四种：

（1）直接暴力　骨折发生于外来暴力（撞击、压砸等）直接作用部位，这种暴力称为直接暴力。这类骨折多为横断骨折或粉碎性骨折（若发生在前臂或小腿，两骨骨折部位多在一个平面）。骨折处的软组织损伤较严重。如为开放性骨折，则因打击物由外向内穿破皮肤，故易引起感染。

（2）间接暴力　骨折发生于远离外来暴力作用的部位，这种暴力称为间接暴力（包括传达暴力、扭转暴力、杠杆暴力等）。这种暴力多在骨质较弱处造成斜形骨折或螺旋形骨折，若发生在前臂或小腿，则两骨骨折的部位多不在一个平面，骨折处的软组织损伤较轻。如为开放性骨折，则因骨折断端由内向外穿破皮肤，故感染机会较少。

（3）肌肉的强烈牵拉力　由于突然发生肌肉急骤地、不协调地收缩和强烈地牵拉而发生骨折。骨折多为撕脱性，发生在肌肉附着处。如跌倒时股四头肌的强烈收缩可导致髌骨骨折。

（4）积累性外力（持续性劳损）　骨骼在长期反复累积的外力作用下发生骨折，故又称为疲劳性骨折。多发生于长途跋涉或行军途中，以第二、三跖骨骨折常见。其特点是多无移位，骨折愈合缓慢，早期X线不易发现。

2．内因　骨折的发生，外因是很重要的，但与以下内因也有十分紧密的关系。

（1）年龄与体质　年老体弱者，其骨质脆弱、疏松，遭受外力后容易引起骨折的发生。幼儿骨膜厚，骨胶质多，骨骼弹性好，故易发生青枝骨折。

（2）骨解剖结构特点　在骨骼的薄弱区、骨骼变形大的部位、骨质疏松部与致密部交界处、脊柱活动段与静止段交接处均易发生骨折。如肱骨髁上骨折、胸腰椎骨折等。

（3）骨骼病变　骨质本身发生病变（如骨髓炎、骨结核、骨肿瘤等）损伤，故可在轻微外力作用下发生骨折，亦称为病理性骨折。

（二）骨折的移位

骨断端的移位与骨折发生的部位、暴力情况（形式、大小、方向）、肢体的重力作用、肌肉的牵拉及搬运等因素有关，常见的移位有以下五种（图3-1）：

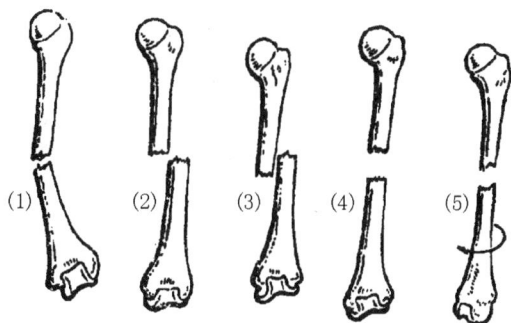

(1) 成角移位　(2) 侧方移位　(3) 重叠移位　(4) 分离移位　(5) 旋转移位

图 3-1　骨折的移位

1．成角移位　两骨折段之轴线交叉成角，以角顶的方向称为向前、向后、向内或向外成角。

2．侧方移位　两骨折端移向侧方。四肢按骨折远端、脊柱按上位椎体的移位方向称为向前、向后、向内或向外侧方移位。

3．重叠移位　两骨折端互相重叠或嵌插，骨的长度因而缩短。

4．分离移位　两骨折端互相分离，骨的长度增加。

5．旋转移位　骨折段围绕骨的纵轴而旋转。

（三）骨折的分类

1．根据骨折处是否与外界相通分类

闭合性骨折　骨折处皮肤或粘膜未破裂，骨折断端不与外界相通。

开放性骨折　骨折处皮肤或粘膜破裂，骨折断端与外界相通。

2．根据骨折损伤的程度分类

单纯骨折　无并发神经、重要血管、肌腱或脏器损伤者。

复杂骨折　并发神经、重要血管、肌腱或脏器损伤者。

不完全骨折　骨小梁的连续性仅部分中断者。此类骨折多无移位，如裂纹骨折。

完全骨折　骨小梁的连续性完全中断者，此类骨折多有移位。

3．根据骨折线的形态分类（图3-2）

横断骨折　骨折线与骨干纵轴垂直或接近垂直，多为直接暴力所致。

斜形骨折　骨折线与骨干纵轴斜交成锐角，多为传达暴力所致。

螺旋形骨折　骨折线呈螺旋形，多为旋转暴力所致。

粉碎骨折　骨骼碎裂为三块以上者，多为强烈的直接暴力所致。

嵌插骨折　发生在干骺端的坚质骨与松质骨的交界处，骨折后坚质骨嵌插入松质骨内。如肱骨外科颈骨折中的嵌插型骨折。

压缩骨折　松质骨因压缩而变形，使骨骼的体积缩小、密度增大。如脊椎压缩性骨折、跟骨骨折等。

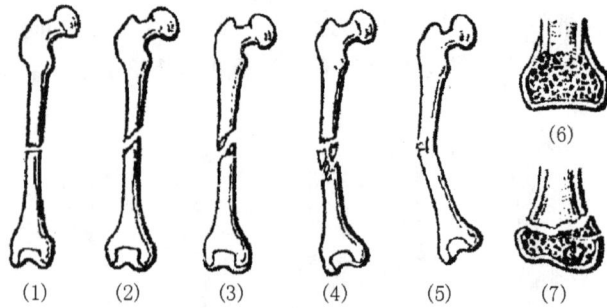

(1) 横断　(2) 斜形　(3) 螺旋　(4) 粉碎　(5) 青枝　(6) 嵌插　(7) 骨骺分离

图 3-2　骨折的种类

裂缝骨折　或称骨裂，骨折间隙呈裂缝或线状，常见于颅骨、肩胛骨等处。

青枝骨折　仅有部分骨质和骨膜被拉长、皱折或破裂，骨折处有成角、弯曲畸形，与青嫩树枝被折相似，多发生于儿童。

骨骺分离　发生在骨骺板部位，骨骺与骨干分离，骨骺断端常带有三角形骨片，见于儿童和青少年。

4．根据骨折复位后的稳定程度分类

稳定性骨折　复位后经适当固定不易发生再移位，如裂缝骨折、青枝骨折、嵌插骨折、横断骨折等。

不稳定性骨折　复位后易发生再移位，如斜形骨折、螺旋形骨折、粉碎骨折等。

5．根据骨折就诊的时间分类

新鲜骨折　伤后 2～3 周以内就诊者。

陈旧骨折　伤后 2～3 周以后就诊者。

6．根据受伤前骨质是否正常分类

外伤骨折　骨折前骨质结构正常，纯属外力作用产生的骨折。

病理骨折　骨质原已有病变，在轻微外力作用下产生的骨折。

（四）骨折的诊断

应通过全面询问受伤经过，进行详细的体格检查，配合 X 线摄片，对所得资料进行综合分析、归纳、判断，即可得出正确的诊断。要防止只注意骨折局部，不顾全身伤情；只看到一处伤，而不注意多处伤；只看到表浅损伤，不注意深部创伤；只顾检查，不顾患者痛苦和增加损伤等情况的出现。

1．受伤史　了解受伤时间，暴力的方式（坠落、挤压、碰撞等）、性质（直接、间接、肌肉牵拉等）、方向、大小、作用部位，以及受伤姿势、受伤现场情况等，可帮助分析和估计伤情。

2．临床表现

全身情况：轻微骨折可无全身症状。一般骨折，由于瘀血停聚，积瘀化热，常有发热（体温在38.5℃以内），无恶寒，兼有口渴、口苦、心烦、尿赤、便秘、夜寐不安、脉浮数或弦紧、舌质红、苔黄腻等症。如合并外伤性休克和内脏损伤时，可见相应表现。

局部情况：

（1）一般症状

①疼痛与压痛：骨折后局部疼痛，并出现直接压痛、环形压痛、间接压痛（骨盆、胸廓挤压试验）和叩击痛（纵轴叩击痛）等。

②肿胀与瘀斑：骨折后经络损伤，气血离经，滞于肌肤腠理而出现肿胀。血溢皮下，即成瘀斑。肿胀严重时可出现血泡、水泡，甚至可影响肢体的血液循环。

③功能障碍：骨折后肢体失去杠杆和支柱作用，以及局部剧烈疼痛、肌肉痉挛、组织损伤等导致伤肢功能障碍。一般来说，不完全骨折、嵌插骨折的功能障碍较轻；完全骨折、有移位骨折的功能障碍较重。

（2）骨折特征

①畸形：有移位的骨折常出现肢体外形改变而产生畸形。常见的畸形有缩短、成角、旋转、隆起、凹陷等畸形。

②骨擦音：骨折断端相互触碰或摩擦而产生的响声。除不完全骨折、嵌插骨折外，一般在局部检查时用手触摸骨折处可感觉到。

③异常活动：骨干部无嵌插的完全骨折，在骨折部可出现屈曲、旋转等不正常的活动，又称为假关节活动。

畸形、骨擦音和异常活动是骨折的特征。这三者中只要出现其中一种，在排除关节脱位、肌腱韧带断裂或其它病变引起的肢体畸形时，即可初步诊断为骨折。注意在检查时不应主动寻找骨擦音或异常活动，以免增加病人的痛苦，加重局部损伤或导致严重并发症。

（3）X线检查　是骨折诊断的重要手段之一。它不仅能对骨折存在与否加以确认，而且还能显示骨折类型、移位方向、骨折断端情况。

X线检查常包括正、侧位，邻近关节，有时还要加摄特定位置或健侧相应部位进行对比。

当X线检查为阴性，但临床检查休征明显，不能排除骨折时，应以临床（四诊资料）为主，作相应诊断和处理，约1～2周内再次摄片复查加以证实或排除。因为无移位的腕舟状骨骨折、股骨颈骨折，或肋软骨骨折，在早期X线检查不易发现。

（五）骨折的并发症

受暴力打击下，还可能有各种全身或局部的并发症。

1. 早期并发症

（1）外伤性休克　因严重损伤（如骨折、挤压伤、内脏损伤等）而引起的休克，称为外伤性休克。损伤出血过多是引起休克的主要原因。如失血达到总量的1/3（约1500ml）时，常发生休克。其次在损伤性疾病中出现持续性剧烈疼痛及严重的软组织挤压伤，也能造成有效循环血量减少，加速休克的发生。故在临床上对股骨干骨折、严重骨盆骨折、多发性骨折以及严重的软组织挤压伤、内脏破裂、大血管创伤等，都应该密切观察并采取有效措施，防止休克发生。

（2）感染　开放骨折如不及时清创或清创不彻底，可引起化脓性感染，严重者可导致骨髓炎、败血症等。若发生厌氧性感染，如破伤风、气性坏疽等，后果更加严重。

（3）内脏损伤　在外力导致骨折的同时可造成内脏损伤。如肋骨骨折可导致肝、脾破裂，形成严重内出血和休克；亦可伤及肺组织和肋间血管，引起气胸和血胸。耻骨或坐骨支骨折发生移位时，易导致尿道或膀胱损伤。骶尾骨骨折还可并发直肠损伤。

（4）重要血管损伤　多因骨折断端移位较大时刺伤或压迫血管（图3-3）所致。在开放性骨折中可导致大出血；闭合性损伤时易形成局部血肿；重要血管损伤，远端的肢体可出现疼痛、麻木、冰冷、苍白或紫绀，脉搏消失或减弱。

（5）缺血性肌挛缩　它是筋膜间隔区综合征产生的严重后果。上肢多见于肱骨髁上骨折或前臂双骨折；下肢多见于股骨髁上或胫骨上端骨折。重要血管损伤后，血流供应不足或因包扎过紧并超过一定时限，前臂或小腿因缺血而神经麻痹，肌肉坏死，经过机化后，形成瘢痕组织，逐渐挛缩而形成特有的畸形，如爪形手、爪形足（图3-4），可致严重残疾。

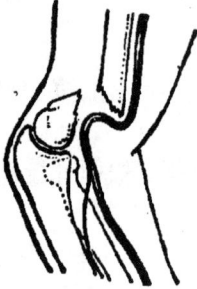

图3-3　肱骨髁上骨
折伤及肱动脉

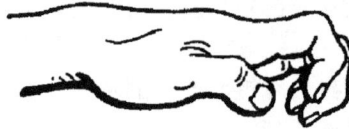

图3-4　缺血性肌挛缩

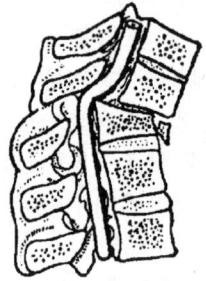

图3-5　脊柱骨折脱位
时损伤脊髓

（6）周围神经损伤　早期可因骨折时神经受牵拉、压迫、挫伤或刺激所致。后期可因外固定压迫、骨痂包裹或肢体畸形牵拉所致。如肱骨髁上骨折可合并桡神经、正中神经损伤。腓骨小头骨折可合并腓总神经损伤。神经损伤后，其所支配的肢体范围即可发生感觉障碍、运动障碍（图2－46、图2-47、图2-48、图2-49），后期可出现神经营养障碍。

（7）脊髓损伤　较严重的脊柱骨折脱位，可并发脊髓挫伤或断裂（图3-5），从而导致损伤平面以下瘫痪。脊髓损伤多发生在颈段和胸腰段。

（8）脂肪栓塞　是少见的严重骨折并发症。成人骨干骨折，髓腔内血肿压力过大，骨髓脂肪滴侵入血流，形成脂肪栓堵塞血管，可引起肺、脑等重要器官缺血，危及生命。

2．晚期并发症

（1）坠积性肺炎　下肢或脊柱骨折的患者由于长期卧床不活动，致肺功能减弱，咳痰困难，逐渐引起呼吸系统感染而患本病。多见于老年患者，常因此可危及生命。故患者在卧床期间应多作深呼吸和主动咯痰，在不影响骨折治疗的情况下，加强上肢和胸部的活动，可避免和减少本病的发生。

（2）褥疮　严重损伤或脊柱骨折并发截瘫等长期卧床患者，某些骨突部（如骶尾、足跟等）长期受压，而致局部循环障碍，组织坏死，形成溃疡，经久不愈。故对可能发生褥疮的患者，应加强预防护理。对褥疮好发部位要保持清洁、干燥，要定时翻身、按摩，或在局部加各种软垫，减少压迫，防止褥疮的发生。

（3）尿路感染和结石　脊柱骨折并发截瘫者，因排尿功能障碍而长期留置导尿管，若处理不当，易引起逆行性尿路感染。而病人长期卧床致骨骼脱钙，尿液中钙盐增加，或因患者饮水减少易形成尿路结石。故应在无菌条件下，定期换导尿管和冲洗膀胱，同时鼓励患者多饮水，保持小便通畅，定期应用抗生素等，可防止本病的发生。

（4）损伤性骨化（骨化性肌炎）　关节内或关节附近骨折（脱位）时，骨和周围软组织损伤严重（包括固定不当，反复施行粗野整复手法或被动活动），致使血肿扩散或局部反复出血，渗入被破坏的肌纤维之间，血肿机化后，通过附近骨膜化骨的诱导，逐渐变为软骨，并钙化、骨化，严重影响关节活动。在 X 线下可见骨化阴影。临床上以肘关节损伤最容易并发本症。

（5）创伤性关节炎　关节内骨折整复不良的错位愈合、骨干骨折成角畸形愈合，以致关节面不平或关节面受力不平衡，导致长期的关节活动磨损，使关节软骨面损伤、退变，而发生创伤性关节炎。

（6）关节僵硬　严重的关节内骨折可引起关节骨性僵硬。长期广泛的外固定可引起关节周围软组织粘连和肌腱挛缩，导致关节活动障碍。因此，对关节内骨折并有积血者，应尽量抽净；固定范围和时间要恰到好处，并早期进行关节功能锻炼，可防止关节僵硬的发生。

（7）缺血性骨坏死　骨折段因血供障碍可发生缺血性骨坏死。以股骨颈骨折并发股骨头坏死、腕舟骨腰部骨折并发近侧段坏死为多见。

（8）迟发性畸形　少年儿童因骨骺损伤，可影响该骨关节的生长发育，日后（常需若干年）出现肢体畸形。如肱骨外髁骨折可出现肘外翻畸形等。

（六）骨折的愈合过程

骨折的愈合过程就是"瘀去、新生、骨合"的过程，整个过程是持续渐进的，一般可分为血肿机化期、原始骨痂期和骨痂改造期。

1. 血肿机化期　骨折后，局部形成血肿，断端及邻近组织发生坏死，在骨折区形成急性炎症反应（时间约一周左右），急性炎症细胞、多形核白细胞和巨噬细胞向骨折处迁移。继之，血肿机化，肉芽组织演变成纤维结缔组织，约在 2～3 周，使骨折断端初步连接在一起，称为纤维性骨痂期（在本期内为新鲜骨折）。

2. 原始骨痂期　骨折后的 24 小时内，骨折断端的外、内骨膜生化层的成骨细胞增生（膜化成骨），产生骨化组织，形成新骨（分别为外骨痂、内骨痂）。纤维骨痂则转化为软骨，再经过增生、变性、钙化而骨化（软骨内骨化）形成中间骨痂。当内、外骨痂和中间骨痂会合后，又经不断钙化，其强度足以抵抗肌肉的收缩、成角和旋转力时，则骨折已达临床愈合，一般约需4～8周。

3. 骨痂改造期　原始骨痂在生理应力、压力、肌肉收缩力等因素的作用下，成骨细胞增加，新生骨小梁逐渐排列规则、致密，骨折部位约经 8～12 周形成骨性连接（骨性愈合）。而骨痂改造持续到原始骨痂逐渐被改造成永久骨痂，骨髓腔重新沟通，恢复骨的原来形状，成人约需2～4年，儿童则在 2 年以内。

（七）骨折的愈合标准

1. 骨折的临床愈合标准

（1）局部无压痛，无纵轴叩击痛。

（2）局部无异常活动。

（3）X 线照片显示骨折线模糊，有连续性骨痂通过骨折线。

（4）功能测定。在解除外固定情况下，上肢能平举重量 1kg 达 1 分钟，下肢能连续步行 3 分钟，并不少于 30 步。

（5）连续观察 2 周骨折处不变形，则观察的第一天即为临床愈合日期。

注：上述（2）、（4）两项的测定必须慎重，以不发生变形或再骨折为原则。

2．骨折的骨性愈合标准

（1）具有临床愈合标准的条件。

（2）X线显示骨小梁通过骨折线。

表 3-1　　　　　　　　　成人常见骨折临床愈合时间参考表

骨折名称	时间（周）	骨折名称	时间（周）
锁骨骨折	4～6	股骨颈骨折	12～24
肱骨外科颈骨折	4～6	股骨转子骨折	7～10
肱骨干骨折	4～8	股骨干骨折	8～12
肱骨髁上骨折	3～6	髌骨骨折	4～6
桡、尺骨干骨折	6～8	胫腓骨干骨折	6～10
桡骨干骨折	3～6	踝部骨折	4～6
掌、指骨骨折	3～4	跖骨骨折	4～6

（八）影响骨折愈合的因素

1．全身因素

（1）年龄　小儿组织再生和塑形能力强，骨折愈合速度较快。老人骨质疏松，机能衰减，骨折愈合速度缓慢。如股骨干骨折愈合时间，小儿需 1 个月，成人往往需 3 个月左右，老人则需更长的时间。

（2）体质　凡身体健壮，气血旺盛者，对骨折愈合有利。反之骨折愈合较慢。若骨折后有严重并发症者，则骨折愈合更会延长。

2．局部因素

（1）断面的接触　断面接触大则愈合较易，断面接触小则愈合较难，故整复后对位良好者愈合快，对位不良者愈合慢。螺旋形、斜形骨折往往也较横断骨折愈合快。若软组织嵌入骨折断端间，或因过度牵引、内固定不恰当而造成断端分离，则妨碍骨折断面接触，愈合就困难。

（2）断端的血供　骨折后，两断端血供良好的骨折愈合快，而血供不良的部位骨折愈合速度缓慢，甚至发生迟缓愈合、不愈合。例如，胫骨干下 1/3 骨折后，远端血供较差，愈合迟缓（图 3-6）。

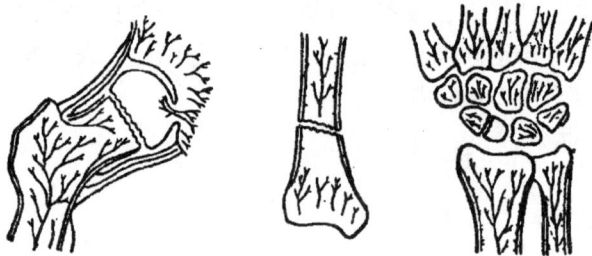

（1）股骨颈囊内骨折　　（2）胫骨下 1/3 骨折　　（3）舟状骨骨折

图 3-6　因血液供应差而影响骨折愈合的常见部位

（3）损伤的程度　骨质或软组织损伤越严重，骨折愈合的速度愈慢。骨痂的形成与骨膜的完整性有关，骨膜损伤愈重，愈合越难。

（4）感染　感染可引起局部长期充血、脱钙，使骨化过程难以进行，故感染未能控制时，骨折难以愈合。

（5）骨疾病　由骨病或骨肿瘤所致的病理性骨折，在其原发病未处理好前，骨折愈合困难。恶性肿瘤患者，往往预后不良。

（6）固定和运动因素　固定可以维持骨折整复后的良好位置，保证组织修复作用的顺利进行。因固定不牢或不适当的活动可导致骨断端的摩擦、扭动，均可影响骨折的愈合。但固定过紧或使肢体绝对静止不动，则影响局部血运，不利于骨折的愈合。因此，应在保证骨折不再移位的前提下，使肢体作适当的活动，有利于局部血运的通畅，可促进骨折的愈合。

（九）骨折的急救

是指在受伤现场对伤员进行各种简单而有效的临时急救措施，其目的是抢救生命，保护患肢，使伤员安全迅速抵达医院，得到及时治疗（见前章骨折急救）。

（十）骨折的治疗

在骨折的治疗中应坚持动静结合、筋骨并重、内外兼治、医患合作的四大原则，处理好复位、固定、练功、内外用药四大治疗方法的关系，尽可能做到骨折复位不增加局部组织损伤；固定骨折不妨碍肢体活动，达到患者痛苦轻、骨折愈合快、功能恢复好、不留后遗症的治疗目的。

1. 复位　复位是将移位的骨折段恢复到正常或接近正常的解剖关系，重建骨骼的支架作用。复位是治疗骨折的首要步骤，在全身情况许可下，越早越好。

（1）复位标准　①解剖复位：骨折的畸形和移位完全纠正，恢复了骨的正常解剖关系，对位、对线良好。对所有骨折都应力争达到解剖复位。②功能复位：骨折复位后，仍有某种移位未能纠正，但骨折在此位置愈合后，对肢体功能无明显妨碍者，称为功能复位。其标准是对线良好，长骨干骨折对位至少达 1/3 以上，干骺端骨折对位至少达 3/4 以上，旋转成角畸形应纠正。儿童下肢骨折允许短缩 2cm 以内，成人要求短缩在 1cm 以内。

（2）复位时间　原则上越早越好，若伤肢肿胀严重，可暂不整复，先作临时固定或持续牵引，同时内服化瘀消肿药，待肿消后尽早进行复位。若患者有休克、昏迷、内脏和中枢神经损伤时，应先抢救生命，待病情稳定后再进行复位。

（3）复位的方法　有闭合复位（手法复位、针拔复位和持续牵引复位）和切开复位。

闭合复位　常用手法复位。基本手法有拔伸、旋转、回旋、折顶、端提、捺正、分骨、屈伸、纵压等（见前章复位手法）。

复位前，应根据骨折情况制定好复位方法和步骤，并准备好需要的各种复位固定器材。复位前还可选用适当的麻醉，减轻患者痛苦。

整复骨折应遵循"以子求母"的原则，即用骨折远端对近端，使其循其旧道归复原位。还应掌握"欲合先离，离而复合"的基本方法，即先拔伸牵引，再施行其它相应手法进行治疗。

切开复位　在手法复位无效时，可采用切开复位。

2. 固定　固定的目的在于维持骨折整复后位置，防止再次移位，减轻痛苦，有利于骨折愈合。所以骨折复位后，固定起主导作用。

固定的方法有内固定和外固定二种（见前章固定疗法所述）。

3. 功能锻炼　其主要目的是通过肌肉收缩和关节活动，加速全身和局部气血循环，化瘀消肿，濡养筋骨关节，增加骨折断面垂直压应力，促进骨折愈合；防止肌肉萎缩、骨质疏松、肌腱韧带挛缩、关节僵硬等并发症，尽快恢复肌肉、关节功能。

（1）练功活动的要求和原则

①根据骨折的情况，选择适当的练功方法。

②练功活动要早，在骨折固定后就开始。并随骨折愈合的进程而循序渐进，逐步加大活动量，将练功活动贯穿在整个治疗过程中。

③以主动活动为主，被动活动为辅。禁忌任何粗暴的被动活动。

④做到练功不影响固定，防止导致骨折重新移位出现。

⑤在练功中应做到医患合作。

（2）练功的时间和方法

①骨折早期：伤后1~2周内，练功方法以患肢肌肉舒缩为主，骨折上下关节不活动或稍微活动。

②骨折中期：2周以后，应在医务人员的指导下逐步活动骨折部的上下关节。动作应缓慢，范围由小到大。

③骨折后期：以加强各伤肢的关节活动为重点。以不引起患肢过度疲劳为度。

4．**药物治疗** 在骨折病人的药物治疗中应以"瘀去、新生、骨合"为理论，指导内外三期用药。

（1）骨折初期 伤后1~2周内，治宜"攻"，常以活血化瘀、消肿止痛为主。以活血止痛汤、复元活血汤等方辨证加减治疗。

（2）骨折中期 伤后3周到骨折接近临床愈合时，治宜"和"，常以和营止痛、接骨续筋为主。以桃红四物汤、新伤续断汤等方辨证加减治疗。

（3）骨折后期 骨折接近临床愈合以后，治宜"补"，常以"补肝肾，强筋骨"为主，用壮筋养血汤、六味地黄丸等方。

（十一）骨折畸形愈合、迟缓愈合、不愈合的处理原则

1．**骨折畸形愈合** 骨折断端在重叠、旋转、成角状态下愈合，引起肢体功能障碍者，称为骨折畸形愈合。若在骨折后2~3月，因骨痂未坚，可在麻醉下，用手法折骨后，重新手法复位。若骨质已坚，则应手术切开，凿断后复位治疗。

2．**骨折迟缓愈合** 骨折经治疗后，已超出该类骨折正常愈合时间一倍以上，骨折部仍有疼痛、压痛、纵轴叩击痛、异常活动，X线提示骨断处骨痂少，骨折线仍存在，但骨折断端无硬化现象者，为骨折迟缓愈合。只要找出骨折迟缓愈合原因，作出针对性处理，骨痂仍可生长，骨折是可愈合的。如为感染或骨折断端分离导致的骨折迟缓愈合，只要控制感染或解决骨折端的分离，骨折就可愈合。

3．**骨折不愈合** 骨折已超过所需愈合时间三倍以上，骨折断端仍有异常活动，X线显示骨折断端相互分离，间隔较大，骨端硬化或萎缩疏松，骨髓腔封闭者，称为骨折不愈合。常用的有效治疗方法为植骨术。

第二节 上肢骨折

上肢是劳动操作的主要器官。它是以上臂和前臂为杠杆，各关节为运动枢纽，通过手部操作而体现其功能。因此对上肢功能的要求灵活性高于稳定性。治疗上，必须重视手部早期练功活动，固定时间一般较下肢略为缩短。

锁骨骨折

锁骨骨折较常见，尤以幼儿多见。其骨折多发生在锁骨的中外 1/3 交界处。

【病因病理】

锁骨表浅，呈"〜"形，内侧 2/3 前凸，且有胸锁乳突肌和胸大肌附着；外侧 1/3 后凸，有三角肌和斜方肌附着。常在跌倒时肩部外侧或手掌先着地，外力传至锁骨中外 1/3 交界处（骨骼变形最大处），发生斜形或横断骨折。幼儿可为青枝骨折。骨折后，内侧端受胸锁乳突肌的牵拉向后上方移位；外侧端在胸大肌的牵拉和上肢重力的作用下向前下方移位（图 3-7）。因直接暴力致使锁骨发生横断或粉碎性骨折者，临床较少见。锁骨骨折严重移位时，可伤及锁骨下动脉、静脉或臂丛神经，甚至刺破胸膜或肺尖，导致气胸或血胸，但临床较少见。

【诊断要点】

受伤后患者常处于一手托着患侧肘部，头向患侧倾斜，下颌偏向健侧的姿势（图 3-8）。锁骨局部肿胀、疼痛，骨折有移位时可见畸形。患处压痛明显，可扪及骨断端或骨擦音。幼儿青枝骨折时局部症状不明显，但在活动患肢（如穿衣或上提其手时）或压迫锁骨时啼哭不止，常可提示诊断。

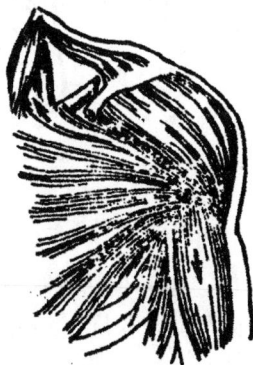

图 3-7 锁骨骨折的
典型移位

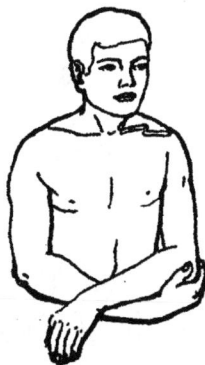

图 3-8 锁骨骨折姿势

合并锁骨下血管损伤者，桡动脉搏动减弱或消失。合并臂丛神经损伤者，患肢麻木，感觉及反射均减弱，并出现相应神经损伤症状。

X线正位片可显示骨折类型和移位情况。

根据受伤史、临床表现和X线检查即可作出诊断。

【治疗方法】

幼儿青枝骨折或无移位骨折可用三角巾悬吊患侧上肢。有轻度移位者用"∞"字绷带或双圈固定1~3周。有移位骨折可按下列方法治疗。

（一）整复

患者坐位，挺胸抬头，双手叉腰。助手立于患者背后，将膝部顶住患者背部正中，双手握其两肩外侧向背部徐徐牵引，使之挺胸伸肩（图3-9），此时骨折移位可有改善。如仍有侧方移位，术者用捺正手法矫正。但此类骨折不必强求解剖复位，稍有移位，畸形愈合后对上肢功能妨碍不大。

锁骨开放性骨折或严重移位而合并臂丛神经或锁骨下血管损伤者，可考虑手术切开解除压迫或修复损伤后，进行复位内固定术。

（二）固定

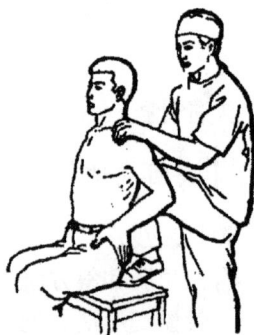

图3-9 锁骨骨折整复

可采用"∞"字绷带固定。先在两腋下各置一块厚棉垫，用绷带从伤侧肩后经腋下，绕过肩前上方，横过背部，经对侧腋下，绕过对肩前上方，绕回背部至伤侧腋下，反复包绕8~12层，包扎后用三角巾悬吊患肢于胸前。亦可采用双圈固定法固定（图3-10）。

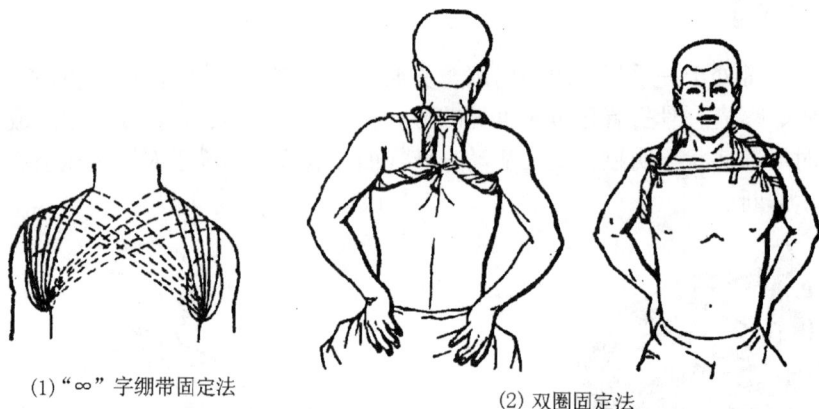

(1)"∞"字绷带固定法

(2) 双圈固定法

图3-10 锁骨骨折固定

应注意观察固定是否过紧，以防腋部神经、血管受压损伤。患者夜间睡眠时可在肩胛间区垫一窄枕使双肩后伸。儿童移位骨折一般固定2~3周，成人固定4周，粉碎性骨折者固定6周。

（三）功能锻炼

初期可做腕、肘关节活动，中后期逐渐做肩部练功活动，重点在肩外展和旋转运动，防止肩关节因固定时间太长而并发肩关节周围炎，使肩关节功能活动受限。对于老年患者，尤应注意。

（四）药物治疗

一般按三期用药。若有咳喘、胸痛、痰中有血，为兼有肺络损伤，应佐以凉血止血、行气止咳药物。儿童患者骨折愈合较快，若无兼症，可不必用药。

肱骨外科颈骨折

发生于肱骨解剖颈下 2 ~ 3cm 处，相当于大、小结节下缘与肱骨干（松质骨与坚质骨）交界处的骨折，称为肱骨外科颈骨折。多见于老年患者，亦可发生于儿童和成人。

【病因病理】

肱骨外科颈位于松质骨与坚质骨交界处，是应力上的薄弱点，易发生骨折。紧靠肱骨外科颈内侧有腋神经向后进入三角肌内，臂丛神经、腋动静脉通过腋窝，故骨折严重时可合并神经血管损伤。

肱骨外科颈骨折多数为间接暴力所致。因患肢在受伤时所处的位置不同，发生不同类型的骨折。临床常见以下几型（图 3-11）。

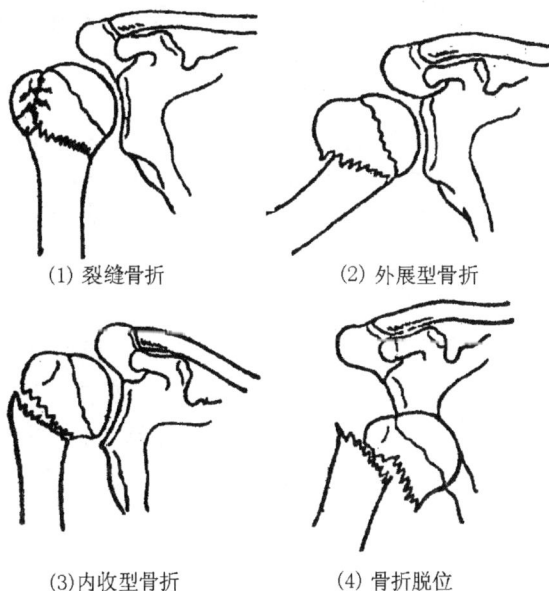

(1) 裂缝骨折　　　　　(2) 外展型骨折

(3) 内收型骨折　　　　　(4) 骨折脱位

图 3-11　肱骨外科颈骨折类型

1. **裂缝骨折**　肩部外侧受到直接暴力打击，造成肱骨大结节骨裂与肱骨外科颈骨折，均系骨膜下无移位的骨折。

2. **嵌插骨折**　受传达暴力所致的肱骨外科颈骨折，两断端互相嵌插。

3. **外展型骨折**　患者跌倒时上肢常处于外展位，导致骨折处两断端外侧嵌插，内侧分离，折端向前、内侧突起成角，此型骨折多见。有时骨折远端向内侧移位明显，常伴有肱骨大结节撕脱骨折。

4. **内收型骨折**　患者跌倒时上肢处于内收位或轻度外展位，导致骨折处两断端内侧嵌插，外侧分离，折端向外侧突起成角，此型骨折少见。

5. **肱骨外科颈骨折合并肩关节脱位** 当上肢处于外展外旋位时遭到较大暴力，可导致骨折及肱骨头向前下脱位。此类骨折脱位，整复困难，若处理不当易造成患肢严重功能障碍。

肱骨外科颈骨折是接近关节部位的骨折，周围肌肉比较发达，肩关节的关节囊和韧带比较松弛，骨折后局部血肿与附近软组织容易发生粘连，或因骨折影响结节间沟的平滑，致使肱二头肌长头肌腱发生退行性变等，可影响肩关节的活动。

【诊断要点】

有明显外伤史，伤后局部肿胀、疼痛明显，功能障碍。检查时在上臂内侧可见明显瘀斑，肱骨外科颈局部有压痛和纵轴叩击痛，除无移位骨折外，可有畸形、骨擦音和异常活动。X线检查可确定骨折类型及移位情况。

根据受伤史、临床表现和X线检查即可作出诊断。

【治疗方法】

无移位的裂缝骨折或嵌插骨折，仅用三角巾悬吊患肢1~2周即可。有移位骨折常需闭合手法复位后固定治疗。

（一）整复

患者取卧位或坐位。一助手用布带绕过患侧腋下并向上提牵，另一助手握患肢肘部顺势向下牵引，纠正缩短移位。然后根据不同类型采取不同手法复位。

1. **外展型骨折** 待骨折重叠错位被纠正后，术者双手握骨折部，双拇指按于骨折近端的外侧，余指抱骨折远端内侧向外捺正，助手同时在牵拉下徐徐内收上臂即可复位（图3-12）。

2. **内收型骨折** 待骨折重叠错位被纠正后，术者双拇指压住骨折的外侧向内推，其余四指拉骨折远端向外，助手同时在牵拉下徐徐外展上臂即可复位。如骨折部向前成角畸形明显者，应改为两拇指推挤骨远端，其他四指按成角处，逐渐将上臂上举过头顶即可纠正。

合并肩关节脱位者，可先持续牵引，使肩盂间隙增大，手法纳入肱骨头，然后再整复骨折。

（二）固定

多用超肩关节夹板固定。选用四块夹板，其中内侧夹板较其它三块稍短，且在该夹板的一端用棉花包裹呈蘑菇状大头垫，其余三块顶端穿孔系以布带结扎，以便作超关节固定用。

外展型骨折固定时，大头垫应顶住腋窝部，并在骨折近端外侧放一平垫；内收型骨折则大头垫应放于肱骨内上髁的上部，并在外侧成角突起处放一平垫；其余三块夹板分别放在上臂的前、后、外侧，使夹板上端超肩关节，下端达肘部，用三条扎带将夹板捆紧；一短布带穿过三块超肩关节夹板顶端的布带作环状结扎，再用一长布带系于环内侧，并绕对侧腋下（用棉花垫好）打结（图3-13）。将患肢屈肘悬吊于胸前，固定4~6周。

对移位明显的内收型骨折，除夹板固定外，尚可配合皮肤牵引3周，肩关节置于外展前屈位，其角度视移位程度而定。

（三）功能锻炼

固定早期可作握拳，屈伸肘、腕关节，舒缩上肢肌肉等活动。3周后练习肩关节各方向

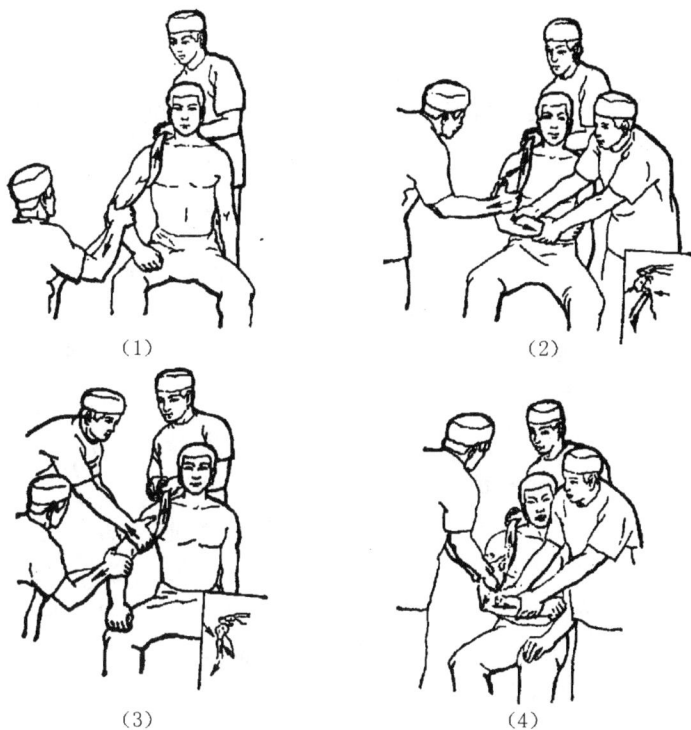

（1）纵轴牵引 （2）外展型的整复 （3）、（4）内收型的整复

图 3-12 肱骨外科颈骨折复位法

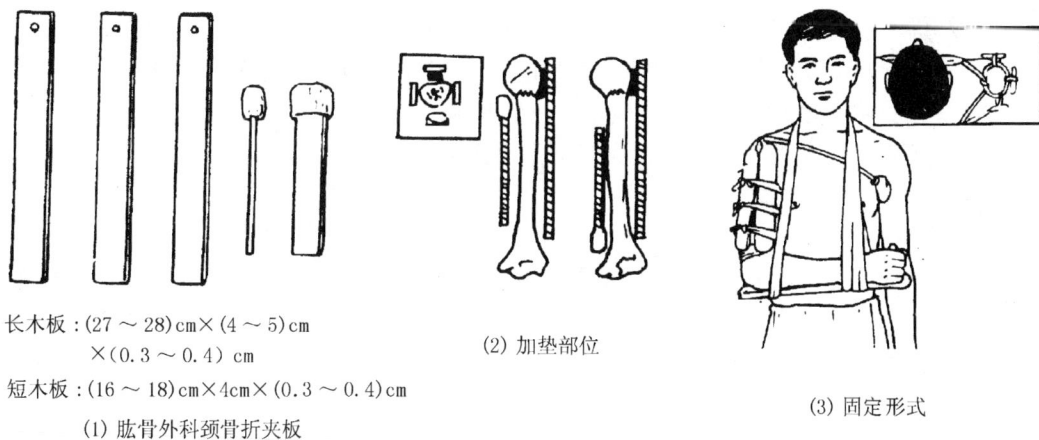

长木板：(27～28)cm×(4～5)cm
　　　　×(0.3～0.4)cm

短木板：(16～18)cm×4cm×(0.3～0.4)cm

（1）肱骨外科颈骨折夹板

（2）加垫部位

（3）固定形式

图 3-13 肱骨外科颈骨折的夹板固定

活动，活动范围循序渐进，每日练习十余次。练功对老年患者尤为重要。

（四）药物治疗

按骨折治疗三期用药原则进行内外用药，解除固定后可用海桐皮汤等熏洗，以促进肩关节恢复功能。

肱骨干骨折

自肱骨外科颈以下1cm至肱骨内上髁上2cm间的长管状坚质骨（肱骨干）发生骨折，称为肱骨干骨折。其多见于成人，常好发于肱骨干中1/3和中下1/3交界处。

【病因病理】

肱骨干是一上1/3粗，中1/3渐细，下1/3渐呈扁平状，稍向前倾的管状骨。其中、下1/3交界处的后侧有一桡神经沟，有桡神经紧贴骨干通过。故骨干中、下1/3交界处骨折，易损伤神经。

肱骨干中上部骨折常因直接暴力（如棍棒打击）所致，多为横断骨折或粉碎性骨折。肱骨干周围有许多肌肉附着，由于肌肉的牵拉，在不同平面的骨折会出现不同方向的移位。上1/3骨折（三角肌止点以上）时，近端因胸大肌、背阔肌和大圆肌的牵拉而向前、向内移位；远端因三角肌、喙肱肌、肱二头肌和肱三头肌的牵拉而向上、向外移位。中1/3骨折（三角肌止点以下）时，近端因三角肌和喙肱肌牵拉而向外、向前移位；远端因肱二头肌和肱三头肌的牵拉而向上（图3-14）移位。肱骨干下1/3骨折多由间接暴力（如投弹、掰手腕、跌仆）所致，常呈斜形、螺旋形骨折，移位可因暴力方向、前臂和肘关节位置而异，多为成角、内旋移位。肱骨干中、下1/3交界处骨折常合并桡神经损伤。

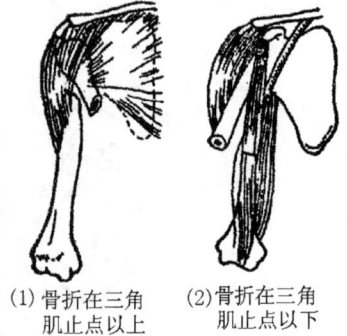

(1) 骨折在三角肌止点以上　(2) 骨折在三角肌止点以下

图3-14　肱骨干骨折的移位

【诊断要点】

伤后局部有明显疼痛、肿胀和功能障碍。绝大多数为有移位骨折，故上臂常有短缩和成角畸形，并有异常活动和骨擦音。检查时应注意腕和手指的功能，以便确定桡神经是否有损伤。X线照片可确定骨折的部位、类型和移位的情况。

根据受伤史、临床表现和X线检查即可作出诊断。

【治疗方法】

无移位肱骨干骨折用夹板固定3～4周；有移位肱骨干骨折应整复固定治疗。在肱骨干骨折固定中，常因过度牵引、多次整复，或患者体质虚，肌力弱，以及上肢悬吊的重力作用，逐渐发生骨折断端出现分离移位，导致骨折迟缓愈合，甚至不愈合，在治疗中应避免发生。

（一）整复

患者坐位或平卧位。一助手用布带通过腋窝向上，另一助手握持前臂在中立位向下顺势对抗牵引，注意牵引力不宜过大，否则易导致断端出现分离。待重叠移位完全矫正后，根据不同部位骨折的移位情况进行整复。

1. 上1/3骨折　在维持牵引下，术者以两拇指抵住骨折远端外侧，其余四指环抱骨折近端内侧，向外托起，使断端微向外成角，继而拇指由外推远端向内，即可复位（图3-15①）。

2. 中1/3骨折 在维持牵引下，术者以两拇指抵住骨折近端外侧推向内，其余四指环抱骨折远端内侧拉向外（图3-15②），纠正移位后，术者捏住骨折部，助手徐徐放松牵引，使断端互相接触，微微摇摆骨折远端使骨断端摩擦音逐渐减少，直到消失，骨折处平直，表示已基本复位。

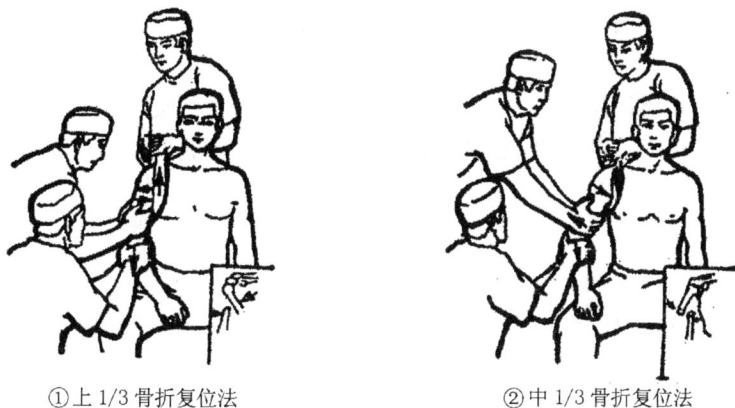

①上1/3骨折复位法   ②中1/3骨折复位法

图3-15 肱骨干骨折复位法

3. 下1/3骨折 多为斜形或螺旋形骨折，仅需轻微力量牵引，矫正成角畸形，将两斜面挤紧捺正，即可复位。

（二）固定

选用适当长度的夹板四块，置于骨折部位的前、后、内、外侧，进行扎缚固定。上1/3骨折作超肩关节固定；中1/3骨折则不超上、下关节固定；下1/3骨折应超肘关节固定。在固定中应注意前侧夹板置放时其下端不能压迫肘窝，同时应视骨折复位情况选用纸压垫2～3个，利用压垫两点加压或三点加压的方法，逐渐纠正骨折的轻度成角畸形。在桡神经沟部位不能放置固定垫，以防桡神经受压而麻痹。固定时间成人6～8周，儿童3～5周。中1/3骨折愈合较慢，固定时间可适当延长。经X线复查见有足够骨痂形成才能解除固定。固定后将患肢屈肘90°，并用木托板将前臂置于中立位悬吊在胸前（图3-16）。若发现断端分离，应加弹性绷带上下绕肩、肘部，使断端受到纵向挤压而逐渐纠正断端分离。

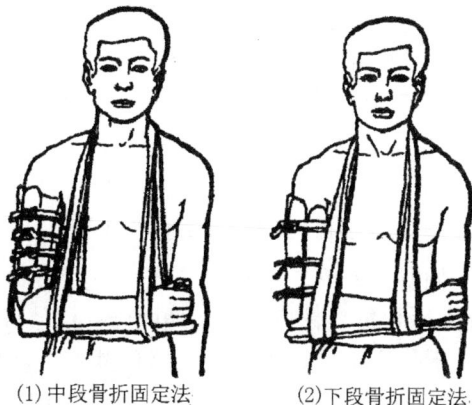

（1）中段骨折固定法   （2）下段骨折固定法

图3-16 肱骨干骨折固定法

（三）功能锻炼

固定早期可作握拳、屈伸腕关节活动。肿胀消退后，可作舒缩上肢肌肉等练习。若发现断端分离时，术者可一手按肩，一手按肘，沿纵轴轻轻挤压，使断骨两端受到纵向挤压而逐渐接触，纠正断端分离。并适当延长木托板悬吊固定日期，直到分离消失、骨折愈合为止。中后期应逐渐进行肩、肘关节活动，促使其功能早日恢复。

（四）药物治疗

按骨折治疗三期辨证用药。骨折迟缓愈合者应重用接骨续筋药，如地鳖虫、自然铜、骨碎补之类。闭合性骨折合并桡神经损伤者，内服药还应加入行气活血、通经活络之品，如黄芪、地龙之类。

肱骨髁上骨折

发生于肱骨干与肱骨髁之间的松质骨与坚质骨交界处的骨折，称为肱骨髁上骨折。多见于儿童。

【病因病理】

肱骨下端较扁薄，髁上部处于松质骨与密骨质交界处，后有鹰嘴窝，前有冠状窝，两窝之间为一较薄的骨片，两髁稍前屈，并与肱骨纵轴形成向前 30°～50°的前倾角；前臂完全旋后时，上臂和前臂纵轴呈 10°～15°外翻的携带角，骨折移位可改变此角，出现肘内翻或外翻畸形。髁上部是应力上的弱点，容易发生骨折。肱动脉和正中神经从肱二头肌腱膜下通过，桡神经通过肘窝前外方分成深、浅两支进入前臂，肱骨髁上骨折移位时，易被刺伤或受挤压而合并血管神经损伤（图 3-3）。

肱骨髁上骨折多数为间接暴力所致。根据损伤时的暴力和受伤机理不同，可分为伸直型、屈曲型和粉碎型骨折三种（图 3-17），其中伸直型最多见，约占髁上骨折的 90%。

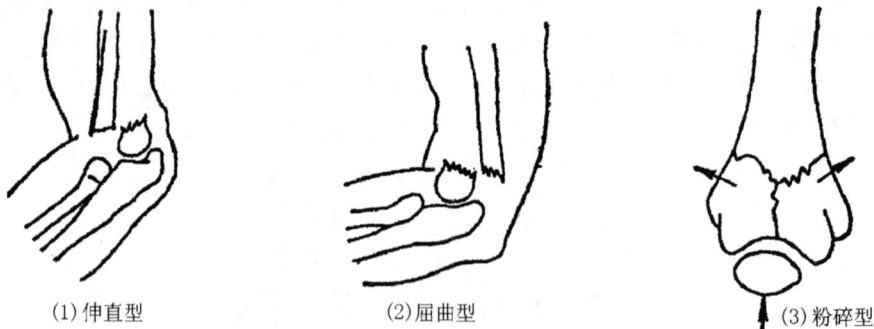

|(1)伸直型|(2)屈曲型|(3)粉碎型|

图 3-17　肱骨髁上骨折类型

1. **伸直型骨折**　患者在伸肘位跌倒，手掌先着地，使外力向上传达，而人体重力则由上而下，致使在肱骨髁上处发生骨折。骨折后，远端向后移位，近端向前移位。

2. **屈曲型骨折**　此种骨折临床少见。患者在屈肘位跌倒，肘后侧着地，外力由肘后向前上方传达，人体重力则由前上方向后下方作用，致使在肱骨髁上处发生骨折。骨折后远端向前上移位，近端向后移位。

伸直型及屈曲型骨折除造成前后移位外，常同时存在侧方移位，故又有桡偏型和尺偏型之分。若骨折远端向桡侧移位时为桡偏型；远端向尺侧移位时为尺偏型。

3．粉碎型骨折 此种骨折多见于成人，常因肱骨下端受到较大压缩性暴力所致。尺骨鹰嘴半月切迹将肱骨下端劈裂而分为内外髁两骨片，骨折线呈"T"形、"Y"形或其它不规则的粉碎性骨折，临床又称为肱骨髁间骨折。

【诊断要点】

外伤后，无移位骨折肘部肿胀、疼痛，肱骨髁上处有压痛，功能障碍。有移位骨折者，肘部肿胀、疼痛更为明显，甚至出现张力性水泡，有畸形、骨擦音、异常活动。伸直型肱骨髁上骨折肘部呈现"靴状"畸形，但肘后肱骨内、外髁和鹰嘴三点关系仍保持正常，此可与肘关节后脱位相鉴别。此外还应注意桡动脉的搏动、腕和手指的感觉、活动、温度、颜色，以便确定是否合并神经或血管损伤。

肘关节正侧位 X 线片可显示伸直型骨折远端向后上方移位，骨折线多从前下方斜向后上方。屈曲型骨折远端向前上方移位，骨折线从后下方斜向前上方。尺偏型远端向尺侧移位，桡偏型远端向桡侧移位。粉碎型骨折两髁分离，骨折线呈"T"形或"Y"形。

根据受伤史、临床表现和 X 线检查，可作出诊断。

【治疗方法】

无移位骨折可置患肢于屈肘 90°位，用颈腕带悬吊 2～3 周；有移位骨折应按以下方法整复固定治疗。

（一）整复

患者仰卧或坐位，两助手分别握其上臂和前臂，先顺势作对抗牵引，纠正重叠移位。若远端旋前（或旋后），应首先使前臂旋后（或旋前）矫正其旋转移位后，术者双手分别在骨折部内外侧相对挤压，纠正骨折的侧方移位。在矫正重叠、旋转、侧方移位后，再整复前后移位。伸直型骨折，应在维持牵引下，术者用双拇指于肘后推骨折远端向前，余指环抱骨折近端向后扳拉，同时令助手徐徐屈曲肘关节，使骨折的前后移位得到纠正（图 3-18）。若整复屈曲型骨折，在矫正重叠、旋转、侧方移位后，术者应将骨折远端向后压下，同时令助手徐徐伸直肘关节即可。

若系粉碎型骨折或伤后肘部肿胀严重，水泡较多，一时不能行手法整复或整复后固定难于稳定者，可屈肘 45°～90°位进行尺骨鹰嘴牵引，牵引重量 1～2kg，待 3～7 天后再行复位。若骨折合并血循障碍者，必须尽快处理，首先应在麻醉下整复移位的骨折断端，以解除因骨折移位对血管的压迫，并观察患肢血循情况。经以上处理后，如患肢血运未见明显改善，肢体皮肤苍白，手指疼痛或发冷、麻木不能主动伸直，就必须及时探查肱动脉情况。肱骨髁上骨折所造成的神经损伤一般多为挫伤，在三个月左右多能自行恢复，除确诊为神经断裂外，不须过早地进行手术探查。

（二）固定

骨折复位后应选用四块夹板，纸压垫 2～4 个，除前侧夹板外，内、外、后侧夹板均要超肘关节固定。伸直型骨折者，应屈肘 90°～110°位固定 3～4 周。屈曲型骨折早期固定时应使患肢肘关节伸直位或屈肘 40°～60°位固定 2 周后，逐渐屈肘至 90°位 1～2 周。在固定时，为防止骨折远端后移，可在尺骨鹰嘴后方加一梯形垫；为防止肘内翻畸形，可在骨折近端的

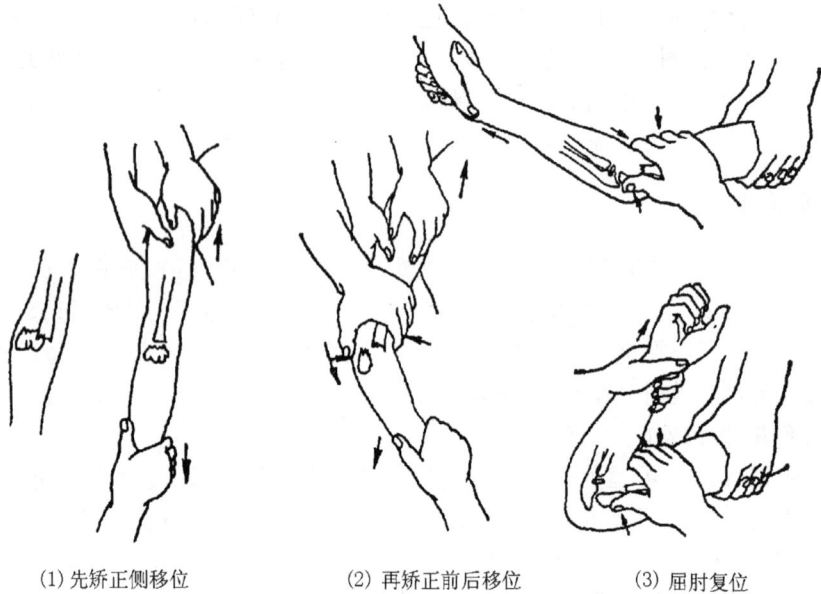

(1) 先矫正侧移位　　　　　(2) 再矫正前后移位　　　　　(3) 屈肘复位

图 3-18　肱骨髁上骨折整复方法

外侧及远端的内侧各置一塔形垫。固定后用颈腕带悬吊患肢于胸前（图 3-19）。在固定中若患肢出现血循环障碍，应立即松解全部外固定，置肘关节于屈曲 45°位置进行观察。

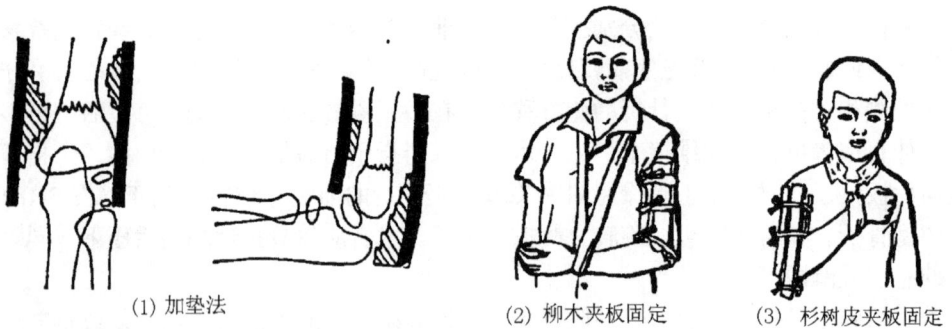

(1) 加垫法　　　　　(2) 柳木夹板固定　　　　　(3) 杉树皮夹板固定

图 3-19　伸直型肱骨髁上骨折夹板固定法

（三）功能锻炼

固定后，即可作握拳、屈伸腕关节活动。除粉碎型骨折可于伤后 1 周在牵引固定下开始练习肘关节屈伸活动外，其他类型骨折一般应在解除固定后积极主动锻炼肘关节的屈伸活动。在功能锻炼中，严禁用暴力作被动活动。

（四）药物治疗

肱骨髁上骨折患者多为儿童，愈合较快，在骨折早期可用活血化瘀、消肿止痛的内服和外用药物，骨折中、后期可不必用药。成人骨折仍按骨折三期辨证用药，后期应用中药熏洗，结合功能锻炼，对肘关节功能恢复有很大作用。

尺骨上 1/3 骨折合并桡骨头脱位

尺骨上 1/3 骨折合并桡骨头脱位又称为孟氏（Monteggia）骨折。是指尺骨半月切迹以下的尺骨上 1/3 骨折，同时桡骨头自肱桡关节和上桡尺关节脱位，而肱尺关节无脱位。本病可发生于各种年龄，但多见于儿童。

【病因病理】

直接暴力和间接暴力均能引起尺骨上 1/3 骨折合并桡骨头脱位，而以间接暴力所致者为多。根据暴力作用的方向和骨折移位情况，临床上可分为以下三种类型（图 3-20）。

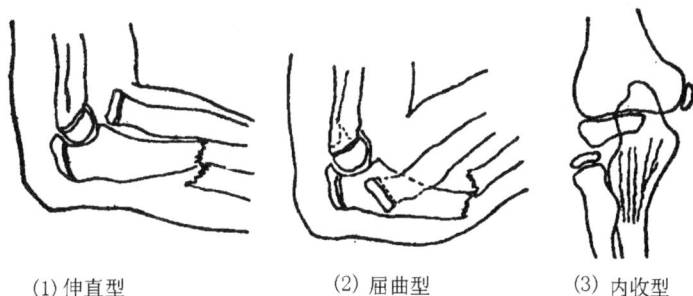

(1) 伸直型   (2) 屈曲型   (3) 内收型

图 3-20   尺骨上 1/3 骨折合并桡骨头脱位的类型

1. **伸直型**   比较常见，多见于儿童。跌倒时肘关节处于伸直或过伸位，手掌先着地，外力由掌心通过尺桡骨向前上方传达，先造成尺骨斜形骨折，继而迫使桡骨头冲破或滑出环状韧带向前外方脱位，骨折端也向前外方突起成角。成人在直接暴力打击尺骨背侧时，可导致伸直型横断或粉碎性骨折。

2. **屈曲型**   多见于成人。跌倒时肘关节处于屈曲位，手掌先着地，暴力由掌心传向后上方，先造成尺骨横断或短斜形骨折，并向后外方成角，桡骨头也向后外方脱出。

3. **内收型**   多见于幼儿。跌倒时肘关节处于内收位，手掌着地，暴力由掌心传向上外方，先造成尺骨冠状突下方骨折并突向桡侧成角，桡骨头向外侧脱位。

尺骨上 1/3 骨折合并桡骨头脱位时，由于桡骨头的牵拉，常可造成桡神经深支的损伤。其发生率约为 1/10。

【诊断要点】

伤后肘部及前臂肿胀，移位明显可见尺骨成角畸形，在肘关节的前、外或后方可摸到脱出的桡骨头，骨折和脱位处压痛明显。检查时应注意腕和手指的感觉与运动功能，以便确定是否有合并桡神经损伤。

X 线摄片须包括肘、腕关节，以免遗漏上下尺桡关节脱位的诊断。正常桡骨头与肱骨小头相对，桡骨干的纵轴线向上延长，一定通过肱骨小头的中心。肱骨小头骨骺一般在 1～2 岁时出现。因此对 1 岁以内的婴幼儿患者，最好同时摄健侧 X 线片，以便对照。

根据受伤史、临床表现和 X 线检查，可以作出诊断。

【治疗方法】

（一）整复

原则上应先整复桡骨脱位，后整复尺骨骨折。患者取平卧或坐位，前臂置中立位，由两助手顺势拔伸，矫正重叠移位。

1. **伸直型骨折** 术者两拇指放在桡骨头外侧和前侧，向尺侧、背侧推挤，同时肘关节徐徐屈曲90°，使桡骨头复位，然后术者捏住骨折断端进行分骨，在骨折处向掌侧加大成角，再逐渐向背侧按压，使尺骨复位。

2. **屈曲型骨折** 术者两拇指放在桡骨头外侧和背侧，向尺侧、掌侧推挤，同时肘关节徐徐伸直，使桡骨头复位（有时可闻及桡骨头滑动复位声），然后在骨折处先向背侧加大成角，再逐渐向掌侧挤按，使尺骨复位。

3. **内收型** 助手在拔伸牵引的同时外展肘关节，术者拇指放在桡骨头外侧，用力向内推挤，使桡骨头复位，此时尺骨向桡侧成角也随之得到矫正。手法复位失败者应早期手术切开复位内固定。

陈旧性骨折畸形愈合者，成人可行桡骨头切除术；儿童则应切开整复，环韧带重建，尺骨骨折内固定。

（二）固定

先在尺骨骨折部的掌侧与背侧各放置一分骨垫，然后根据不同的骨折类型，分别在骨折的掌侧（伸直型）或背侧（屈曲型）放置一平垫；在桡骨的前外侧（伸直型）或后外侧（屈曲型）或外侧（内收型）置放一葫芦垫，在尺骨的内侧上下两端各放一平垫（图3-21）。再依次在前臂的掌侧、背侧、桡侧和尺侧放上长度适宜的夹板，并用四根扎带捆绑，伸直型骨折脱位应将患肢固定于屈曲位4～5周；屈曲型或内收型骨折，宜将患肢固定于伸肘位2～3周后，改屈肘位固定2周。

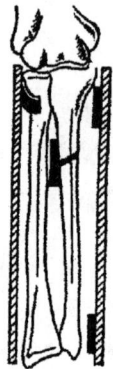

图 3-21

尺骨上 1/3 骨折合并桡骨头脱位分骨垫与纸压垫的置放法

因桡骨头脱位后有可能自行还纳，在 X 线摄片检查时可仅见尺骨骨折，但此时也应按脱位固定，不然会再次发生脱位。

（三）功能锻炼

初期作指、腕关节屈伸活动及上肢肌肉舒缩活动；中期开始作肩、肘关节活动（如小云手、大云手等），活动范围逐渐增大，但不宜作前臂旋转活动。解除固定后作前臂旋转活动，如反转手等。

（四）药物治疗

按骨折三期辨证用药，若尺骨下 1/3 骨折愈合迟缓时，要着重补肝肾、壮筋骨以促进其愈合，若后期前臂旋转活动仍有障碍者，应加强中药熏洗和功能锻炼。

桡、尺骨干单骨折

在桡骨或尺骨干发生骨折称为桡、尺骨干单骨折。桡、尺骨干单骨折多发于青少年，临床少见。

【病因病理】

尺骨干骨折多由直接暴力打击所致，多为横断或粉碎性骨折；桡骨干骨折多为间接暴力所致，多为短斜形或螺旋形骨折。桡、尺骨干单骨骨折因有对侧骨的支持，一般无严重移位；由于骨间膜作用，骨折断端多向对侧移位。成人桡骨干上 1/3 骨折，骨折线位于旋前圆肌止点以上时，由于附着于桡骨结节的肱二头肌以及附着于桡骨上 1/3 的旋后肌的牵拉，骨折近端多向后旋转移位；骨折远端在附着桡骨中部及下部的旋前圆肌和旋前方肌的牵拉下，向前旋转移位。桡骨干中或中下 1/3 骨折，骨折线位于旋前圆肌止点以下时，因肱二头肌与旋后肌的旋后倾向，被旋前圆肌的旋前力量相抵消，骨折近端处于中立位；骨折远端因受旋前方肌的牵拉而向前旋转移位（见图 3-22）。儿童骨质柔嫩，多为青枝骨折或骨膜下骨折。当骨折有明显移位时，可合并上或下尺桡关节脱位，而出现成角、重叠畸形。

【诊断要点】

伤后局部肿胀、疼痛、压痛明显。完全骨折时，可有骨擦音，前臂旋转功能障碍，但不完全骨折时尚可有部分旋转功能。移位骨折有明显的成角、旋转畸形，若发生在较表浅骨段，可触及骨断端。前臂 X 线正侧位应包括上、下尺桡关节，X 线可确定骨折部位和移位情况。根据受伤情况、临床表现和 X 线检查可作出诊断。

【治疗方法】

无移位骨折直接用夹板固定即可；有移位骨折应整复、固定治疗。

（一）整复

患者平卧，肩外展，肘屈曲，两助手行顺势拔伸牵引。骨折在中或下 1/3 时，前臂中立位牵引 3～5 分钟，在断端重叠拉开后，采用分骨法纠正；若掌背侧移位用提按手法复位。桡骨干上 1/3 骨折时应逐渐由中立位改为旋后位牵引，术者一手拇指将骨折远端推向桡侧、背侧，另一手拇指挤按近端向尺侧、掌侧，使骨折复位。

（二）固定

在维持牵引下，先放置掌、背侧分骨垫各一个；若桡骨上 1/3 骨折须在近端桡侧放一个小固定垫，以防止近端向桡侧移位，再放好其他固定垫。然后依次放上掌侧、背侧、桡侧和尺侧夹板。桡骨干下 1/3 骨折时桡侧板的下端应超腕关节，将腕部固定在尺偏位，借紧张的腕桡侧副韧带限制远端向尺侧移位（图 3-23）。尺骨下 1/3 骨折时，则应使尺侧板下端超腕关节，将腕部固定于桡偏位。最后用四条扎带缚扎。并将患肢屈肘 90°，前臂中立位，用三角巾或绷带悬吊胸前。桡骨上 1/3 骨折时，应固定前臂旋后位或中立位稍旋后位。固定时间为 4～6 周。

（三）功能锻炼

初期鼓励患者握拳锻炼，待肿胀基本消退后，开始肩、肘关节活动，如小云手、大云手等。但不能作前臂旋转活动。解除固定后，可作前臂旋转活动，如反转手等。

（四）药物治疗

与前相同。

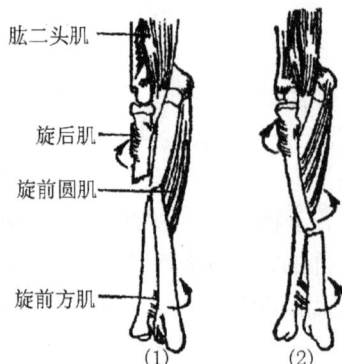

肱二头肌
旋后肌
旋前圆肌
旋前方肌
(1)　　　　(2)

图 3-22　桡骨干骨折移位特点

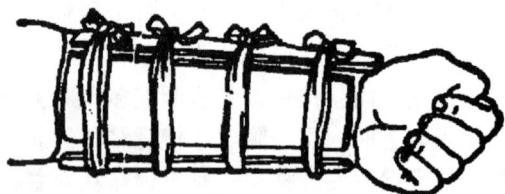

图 3-23　桡骨干骨折固定外形

桡、尺骨干双骨折

在外来暴力作用下，若同时出现桡、尺骨干骨折称为桡、尺骨干双骨折。多见于儿童和青壮年，骨折部位多发生在前臂中 1/3 和下 1/3 部。

【病因病理】

前臂由桡、尺两骨并列构成，两骨之间有骨间膜相连，上、下尺桡关节的联合运动形成了前臂特有的旋转功能。前臂旋转时以尺骨为轴心，桡骨围绕尺骨旋转。肘关节屈曲90°，上臂紧贴胸壁，拇指向上，掌心向内为前臂"中立位"。若掌心朝上则为"旋后位"，掌心朝下则为"旋前位"。前臂中立位时，两骨干接近平行，骨间隙最大，骨干中部距离最宽，骨间膜上下松紧一致，对桡尺骨起稳定作用；当前臂旋前或旋后位时，骨干间隙缩小，骨间膜上下松紧不一致，而两骨间的稳定性消失。因此在处理桡、尺骨干双骨折时应尽

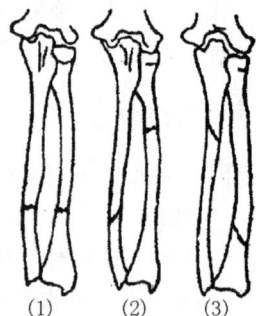

(1)　　(2)　　(3)

图 3-24　不同外力所致的桡尺
骨干双骨折

可能在骨折复位后将前臂固定在中立位。此外为保证前臂的旋转功能，在处理尺桡骨双骨折时，更应注意桡骨干骨折的恢复。

桡、尺骨干双骨折可由直接暴力、间接暴力或扭转暴力所造成。因直接暴力所致者，其桡、尺两骨的骨折线，往往处于同一平面上，骨折以横断或粉碎为多见；传达暴力所致者，骨折常发生在较细的一端，所以桡骨骨折线在上，尺骨骨折线在下，以短斜形骨折为多；扭转暴力所致者，骨折常发生在活动度小的一端，故尺骨骨折线在上，桡骨骨折线在下，多为螺旋形骨折（图 3-24）。在传达暴力下，儿童多发生下 1/3 段青枝骨折，桡骨骨折线高于尺骨骨折线，骨折端多向掌侧成角，其背侧骨膜多完整。

【诊断要点】

伤后局部肿胀、疼痛、压痛明显，前臂旋转功能丧失。完全骨折时多有成角畸形、骨擦音和异常活动；儿童青枝骨折仅见成角畸形。若骨折后患肢疼痛剧烈，肿胀严重，手指麻木发凉或发绀，被动活动手指疼痛加剧，应考虑为前臂筋膜间隔区综合征。

X线检查应包括肘关节或腕关节，以便确定有无旋转移位及桡尺上、下关节脱位。

【治疗方法】

桡、尺骨干骨折的治疗原则是恢复前臂旋转功能。无移位骨折直接用夹板固定即可。有移位骨折应整复、固定治疗。

（一）整复

患者仰卧，肩外展90°，中、下1/3骨折取中立位，上1/3骨折取前臂旋后位，由两助手作拔伸牵引，矫正重叠、旋转及成角畸形。桡、尺骨干双骨折均为不稳定骨折时，如骨折在上1/3，则先整复尺骨；如骨折在下1/3，则先整复桡骨；骨折在中段时应根据两骨干骨折的相对稳定性来决定，若前臂肌肉比较发达，加之骨折后出血肿胀，虽经牵引后重叠移位未完全纠正者，可用折顶手法加以复位。若斜形骨折或锯齿状骨折有背向侧方移位者，应用回旋手法进行复位。若尺、桡两断骨出现相互靠拢时，可用分骨手法使两骨分开。多次手法复位不成功者，可切开整复作内固定。

（二）固定

选用夹板四块，准备分骨垫2个，纸压垫2~3个。骨折复位后，在持续牵引下作夹缚固定。若复位前桡、尺骨相互靠拢者，可采用分骨垫放置在两骨之间〔骨折线在同一水平时，分骨垫中部置于两骨折线处；骨折线在不同平面时，分骨垫置于两骨折线之间（图3-25）〕，掌侧放在掌长肌腱与尺侧腕屈肌腱之间，背侧放在尺骨的桡侧缘，掌背侧各一。若骨折有成角畸形，可采用平垫三点加压法，各垫放置妥当后，用胶布粘贴，再依次放上掌、背、尺、桡侧夹板。掌侧板由肘横纹至腕横纹，背侧板由鹰嘴至腕关节或掌指关节，桡侧板由桡骨头至桡骨茎突，尺侧板处肱骨内上髁下达第五掌骨基底部。缚扎后，再用有柄的直角托板固定，前臂原则上放置中立位，用三角巾悬吊（图3-26）置于胸前。固定时间成人约6~8周，儿童约3~4周。

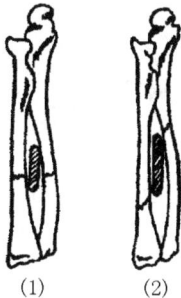

图3-25 分骨垫放置法

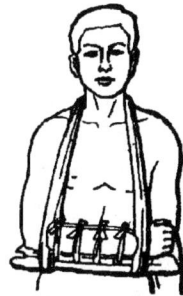

图3-26 夹板固定外观

（三）功能锻炼

初期鼓励患者作手指屈伸握拳活动及上肢肌肉舒缩活动；中期开始作肩、肘关节活动，如大云手、小云手等，活动范围逐渐增大，但不宜作前臂旋转活动。解除固定后作前臂旋转活动，如反转手等。

（四）药物治疗

按骨折三期辨证用药。若尺骨下1/3骨折愈合迟缓时，要着重补肝肾、壮筋骨以促进骨折愈合，若后期前臂旋转活动仍有障碍者，应加强中药熏洗和功能锻炼。

桡骨下端骨折

是指桡骨远端3cm范围内的骨折，称为桡骨下端骨折。本病为临床常见病，以老人和青壮年多见，20岁以前的患者多为桡骨远端骨骺分离。

【病因病理】

桡骨下端膨大，其横断面近似四方形，由松质骨构成，松质骨与坚质骨交界处为骨折易发处。桡骨远端关节面掌倾角正常值为10°~15°，尺倾角正常值为20°~25°，桡骨茎突又较尺骨茎突长1~1.5 cm，这些关系在骨折时常被破坏，在整复时应尽可能使其恢复。

桡骨下端骨折多为间接暴力所致，根据受伤姿势和骨折移位的不同可分为伸直型和屈曲型两种。

1. 伸直型骨折（Colle骨折）　跌倒时，前臂旋前，腕关节背伸位，手掌先着地，躯干向下的重力与地面向上的反作用力交集于桡骨下端而发生骨折。暴力轻时，骨折无移位或有轻度嵌插。暴力大时，骨折远端向桡侧和背侧移位，使桡骨远端关节面改向背侧倾斜，尺倾角变小或完全消失，甚至出现相反倾斜。如合并尺骨茎突骨折，下尺桡关节的三角纤维软骨盘随骨折片向桡侧背侧移位；如无尺骨茎突骨折，骨折远端移位明显时，三角纤维软骨盘附着点必然破裂。

老年人骨质疏松，在伸直型骨折中可造成桡骨下端背侧缘劈裂骨折，楔形骨折块与腕骨同时向背侧和近侧移位，形成伸直型骨折脱位（Barton骨折），临床少见。

2. 屈曲型骨折（Smith骨折）　跌倒时，腕关节掌屈位，手背先着地，传达暴力作用于桡骨下端而导致骨折，骨折远端向桡侧和掌侧移位，桡骨下端关节面向掌侧倾斜角加大。还可出现屈曲型骨折脱位，又称反巴尔通骨折。

【诊断要点】

伤后无明显移位者，仅局部疼痛、压痛，腕和手指运动不便，握力减弱；有明显移位者，局部肿胀、疼痛、压痛明显，腕关节功能部分或完全丧失。伸直型骨折远端向背侧移位明显，可见"餐叉样"畸形（图3-27）；骨折远端向桡侧移位时，呈"枪刺状"畸形；屈曲型骨折远端向掌侧移位并有重叠时，呈"锅铲状"畸形。

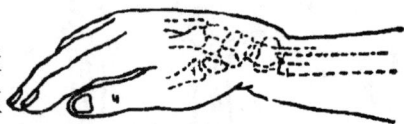

图3-27　"餐叉样"畸形

X线照片可见骨折类型和移位方向。

【治疗方法】

无移位骨折仅用掌、背侧夹板或硬纸板固定2~3周即可；有移位骨折必须复位治疗，争取达到良好的解剖复位，否则会引起桡骨下端诸骨沟的不平整，影响从该处经过的肌腱的滑动，造成手指特别是拇指的活动功能障碍。

（一）整复

患者取坐位或卧位，肘部屈曲90°，前臂中立位。整复骨折线未进入关节、骨折远端完整的伸直型骨折时，一助手双手握住上臂；术者两拇指并列置于远端背侧，其他四指置于腕部，扣紧大小鱼际肌，先顺势拔伸 2~3 分钟，待重叠移位完全纠正后，将远端旋前，并利用牵引力，骤然猛抖，同时迅速尺偏掌屈腕关节，使之复位（图3-28）；若仍未完全整复者，则改由两助手维持牵引，术者用两拇指迫使腕关节尺偏掌屈，即可达到解剖复位。整复屈曲型骨折时，由两助手拔伸牵引，术者可用两拇指由掌侧将骨折远端向背侧推挤，同时用食、中、环三指将近端由背侧向掌侧挤压，然后术者捏住骨折部，牵引手指的助手徐徐将腕关节背伸，使屈肌腱紧张，防止复位的骨折端再移位。

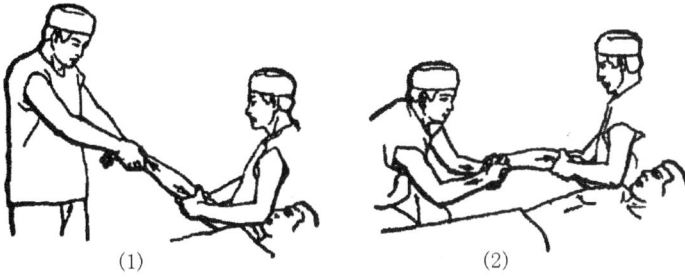

(1)   (2)

图 3-28 桡骨下端伸直型骨折复位法

（二）固定

在维持牵引下，伸直型骨折先在骨折远端背侧和近端掌侧分别放一平垫，然后放上四块夹板，其夹板上端达前臂上 1/3，而桡、背侧夹板下端应超过腕关节，限制腕桡偏和背伸活动。屈曲型骨折在骨折远端的掌侧和近端的背侧各放一个平垫，桡、掌侧夹板下端应超过腕关节，限制腕关节桡偏和掌屈活动。四块夹板放好后，扎上三根扎带，最后将前臂悬吊胸前。固定时间 4~5 周，儿童 3 周左右。

（三）功能锻炼

骨折固定后，即积极鼓励患者作指间关节、掌指关节屈伸锻炼及肩肘部活动；解除固定后，作腕关节屈伸和前臂旋转活动锻炼。

（四）药物治疗

儿童骨折早期治则是活血祛瘀、消肿止痛；中后期内服药可减免。中年骨折按三期辨证用药。老人骨折中后期着重养气血、壮筋骨、补肝肾。解除固定后，均应用中药熏洗，以舒筋活络，通利关节。

腕舟骨骨折

发生在舟骨的骨折称为腕舟骨骨折。其多发生于青壮年。

【病因病理】

腕舟骨位于近排腕骨桡侧，呈长弧形，其状如舟，分为结节部、腰部和体部，其表面绝大部分为关节软骨，血液供应仅靠腰部和结节部来自背侧桡腕韧带和掌侧桡腕韧带的小营养血管。当腰部和近部发生骨折时，易发生骨折迟缓愈合、不愈合或缺血性坏死。

腕舟骨骨折多发生腕关节强度桡偏背伸，舟骨被锐利的桡骨远端关节面背侧缘或茎突缘切断，导致舟骨骨折的发生。临床上以腰部骨折为多见（图3-29）。

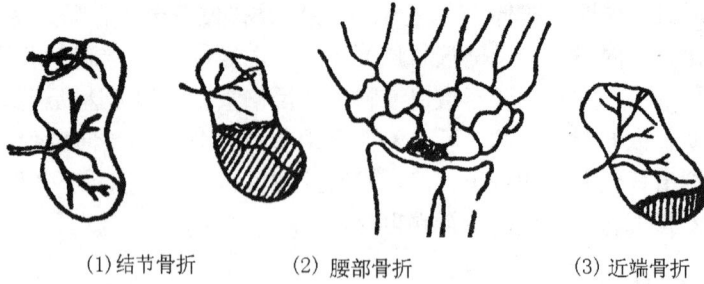

(1)结节骨折　　　　(2)腰部骨折　　　　(3)近端骨折

图 3-29　舟骨骨折的不同部位

【诊断要点】

伤后局部轻度疼痛，腕关节活动障碍，阳溪穴部位"鼻烟窝"肿胀、压痛明显，将腕关节桡倾、屈曲拇指和食指而叩击其掌指关节时亦可引起疼痛。

X 线腕关节正位、侧位和尺偏斜位照片可明确骨折部位（有些裂缝骨折，早期 X 线片可能为阴性，在骨折 2 ~ 3 周后复查，可见骨折线）。

【治疗方法】

（一）整复

腕舟骨骨折很少移位，一般不须整复。若有移位时，可在手法牵引下使患腕尺偏，以拇指向内按压骨块即可复位。

（二）固定

先在阳溪穴放软垫，然后用塑形夹板或硬纸板固定腕关节伸直而略向尺偏、拇指对掌位。固定范围包括前臂下 1/3、腕、拇掌及拇指指间关节。亦可用短臂管形石膏固定腕关节于背伸 25° ~ 30°、尺偏 10°、拇指对掌和前臂中立位。结节部骨折一般约 6 周均可愈合；腰部和近端部位骨折愈合时间为 3 ~ 6 月，甚至更长。

（三）功能锻炼

固定后即可行手指和肘腕关节活动。

（四）药物治疗

可按骨折三期用药原则进行。后期腕关节功能活动受限者，可用中药熏洗，并加强腕关节功能锻炼。

掌骨骨折

掌骨各部位发生骨折均称为掌骨骨折，包括掌骨颈、干、基底部骨折。临床以掌骨基底部骨折常见。

【病因病理】

1. 第一掌骨基底部骨折　多由间接暴力引起，骨折远端受屈拇长肌、屈拇短肌与拇指内收肌的牵引，近端受外展拇长肌的牵拉，骨折向桡背侧突起成角。如骨折线呈斜形经过第一掌腕关节面时，骨折远端可向背、桡侧移位，并出现第一掌骨基底部骨折脱位（图 3-30）。

2. **掌骨颈骨折** 以握拳时掌骨头受到冲击的传达暴力所致，第五掌骨颈骨折多见。骨折后断端受骨间肌与蚓状肌的牵引，向背侧突起成角，掌骨头向掌侧屈曲（图3-31），因手背伸肌腱牵拉，以致近指节向背侧脱位，掌指关节过伸，手指越伸直，畸形越明显。

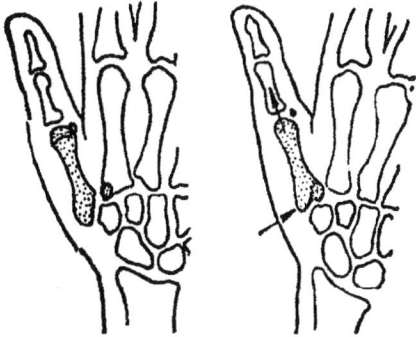

图 3-30 第一掌骨基底部骨折脱位　　　　　　图 3-31 掌骨颈骨折畸形

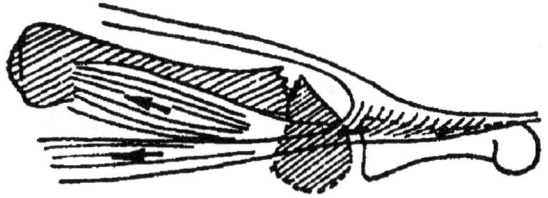

3. **掌骨干骨折** 可为单根或多根掌骨骨折，骨折后因骨间肌及屈指肌的牵拉，使骨折端向背侧成角和向侧方移位，单根掌骨骨折移位较轻，而多根骨折移位较重，且对骨间肌的损伤也比较严重。

【诊断要点】

受伤后局部肿痛，功能障碍，有明显压痛，纵轴挤压或叩击掌骨头则疼痛加剧，如有重叠移位，则该掌骨短缩，可见掌骨头凹陷。

X线正位与斜位可作出诊断。

【治疗方法】

掌骨骨折治疗要求正确复位，合理而有效地固定。

（一）整复及固定

1. **第一掌骨基底部骨折** 先将拇指向远侧与桡则牵引，再将第一掌骨头向桡侧与背侧推扳，同时拇指用力向掌侧与尺侧压顶骨折处，以矫正向桡侧与背侧突起成角。经整复后应用外展夹板固定（图3-32）。若伴有脱位，复位同前，可在复位后用细钢针经皮作闭合穿针内固定；或在局部加压短臂管形外固定的同时加用拇指牵引（图3-33）。

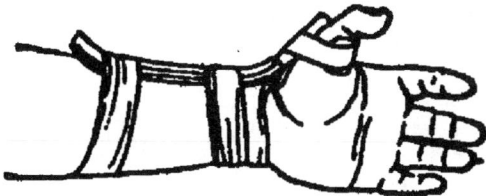

图 3-32 第一掌骨基底部骨折固定法　　　　图 3-33 第一掌骨基底部骨折的
石膏固定与拇指牵引

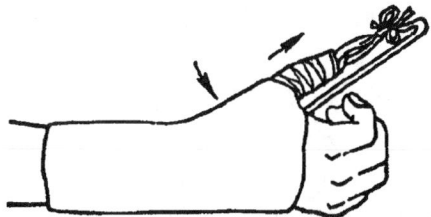

2. **掌骨颈骨折** 应在掌指关节屈曲90°位，压顶近节指骨头，使指骨基底部托住掌骨

头，然后沿近节指骨纵轴推顶。同时用拇指将掌骨干向掌侧按压才能准确整复（图 3-34），复位后用铝板将掌指关节固定在屈曲 90°位包扎。

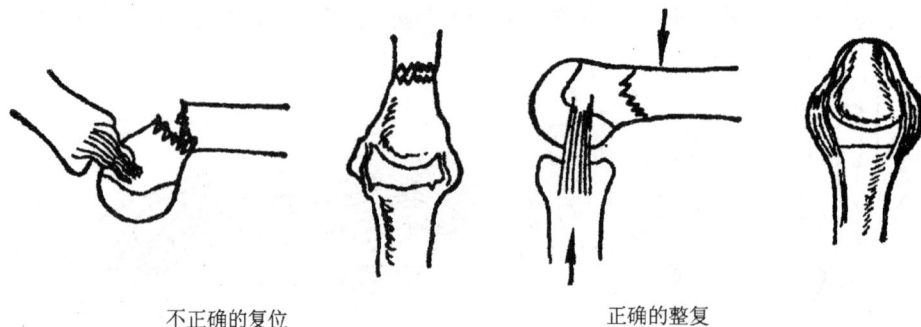

不正确的复位　　　　　　　正确的整复

图 3-34　掌骨颈骨折的整复

3. 掌骨干骨折　横断骨折、短斜骨折整复后比较稳定，可在牵引下先矫正向背侧突起成角，以后用食指与拇指在骨折两旁自掌侧与背侧行分骨挤压，即可复位。复位后在维持牵引下，在骨折两旁放两个分骨垫以胶布固定。如骨折片向掌侧成角，则在掌侧放一小毡垫以胶布固定，最后在掌侧与背侧各放一块夹板，以胶布固定，外加绷带包扎（图 3-35）。对斜形、粉碎、缩短较多的不稳定骨折，宜加用指骨末节骨牵引。固定时间 4 周。

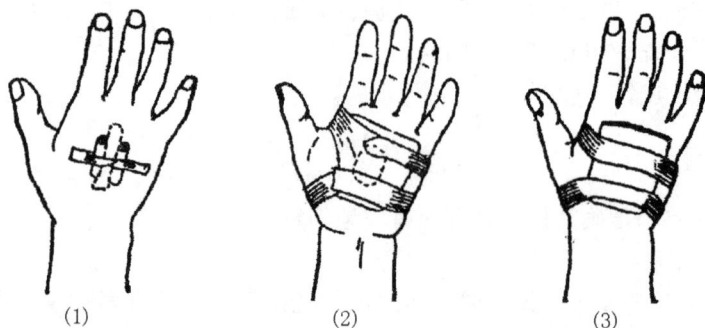

(1)　　　　　　(2)　　　　　　(3)

图 3-35　第三掌骨干短斜形骨折的固定

（二）功能锻炼

待骨折愈合后才能解除外固定，进行掌、指间关节的伸屈活动练习。

（三）药物治疗

按骨折三期辨证用药。

指骨骨折

指骨颈、干、基底部骨折均称为指骨骨折。以近节指骨干骨折为多见。

【病因病理】

直接暴力和间接暴力均可造成指骨骨折，但多为直接暴力所致，且多为开放性骨折。根据部位不同，可分为：

1. **近节指骨干骨折** 骨折断端因骨间肌与蚓状肌牵拉而向掌侧突起成角（图 3-36）。

2. **指骨颈骨折** 骨折亦向掌侧突起成角，由于伸肌腱中央部的牵拉，远端可向背侧旋转达 90°，使远端的背侧与近端的断面相对而阻止骨片的复位（图 3-37）。

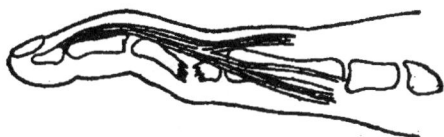 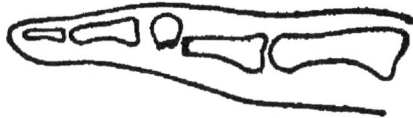

图 3-36　近节指骨骨折的移位　　　　　图 3-37　指骨颈骨折的移位

3. **末节指骨基底部背侧撕脱骨折** 末节指骨基底背侧为伸肌腱扩张的止点，多由于手指伸直时，指端受暴力弯曲引起撕脱性骨折。骨折后末节手指屈曲呈典型的锤状畸形，不能主动伸直，又称为锤状指。

【诊断要点】

伤后骨折处有明显肿胀、疼痛和骨擦音。移位明显时，近节、中节指骨骨折可有成角畸形。末节指骨基底背侧骨折时，末节手指不能主动伸直，呈典型的锤状畸形。

X 线照片可进一步明确骨折移位情况。

【治疗方法】

指骨骨折治疗，必须正确整复对位，尽量做到解剖复位，不能有成角、旋转、重叠移位，以免妨碍肌腱的正常滑动，造成手指不同程度的功能障碍。闭合性骨折可手法复位、夹板固定，开放性骨折应及时清创处理。复位后手指应固定在功能位。

1. **指骨干骨折** 在神经阻滞麻醉下拔伸牵引，用拇指与食指于尺、桡侧挤压以矫正侧方移位，再将手指远端逐渐掌屈，同时以另一拇指将近端自掌侧向背侧顶住以矫正向掌侧突起的成角。复位后根据成角情况放置小固定垫，用夹板局部固定患指，再令患指握一裹有 3～4 层纱布的小圆形柱状固定物（小木棒或玻璃瓶），使手指屈向舟状骨结节，以胶布固定（图 3-38），外加绷带包扎。3 周后除去固定，用舒筋活血药熏洗，功能锻炼。

2. **指骨颈骨折** 整复时应加大畸形，用反折手法，将骨折远端呈 90° 向背侧牵引，然后迅速屈曲手指，屈曲时应将近端的掌侧顶向背侧（图 3-39），固定方法与指骨干骨折相同。

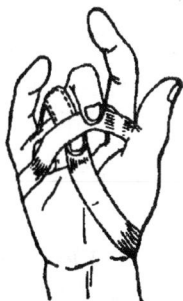 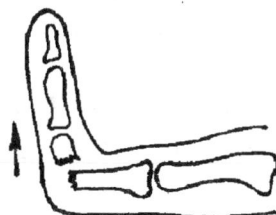 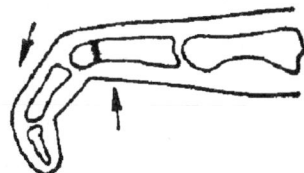

　　　　　　　　　　　　　（1）整复方法　　　　　　　　　（2）整复后

图 3-38　近节指骨骨折整复后的固定方法　　　　图 3-39　指骨颈骨折的整复

3. **末节指骨基底部背侧撕脱骨折** 整复与固定较容易，将近侧指间关节屈曲，远侧指间关节过伸，可使指骨基底部向被撕脱的骨片靠近，达到复位。如系末节指骨粉碎性骨折或指端骨折，其骨折块小，又合并开放性骨折时，在清创处理时，应将碎片切除，以免将来引起指端疼痛。复位后可用塑料夹板或石膏固定（图 3-40）。

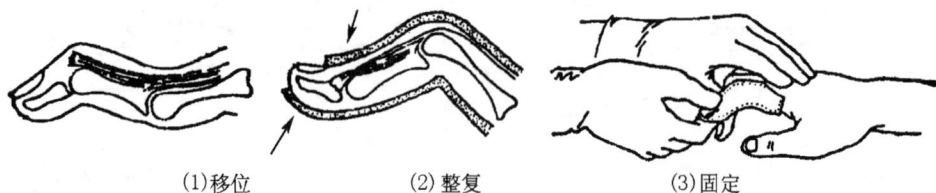

(1)移位　　　　(2)整复　　　　(3)固定

图 3-40　末节指骨基底背侧撕脱骨折的整复与固定

第三节　下肢骨折

下肢的功能主要是负重和行走，需要良好的稳定性，两下肢要等长。因此，在治疗下肢骨折过程中，要求恢复下肢的长度、弧度和负重功能，即要求有良好的对位和对线，达到对位理想、功能满意。若有成角畸形，将会影响肢体的承重力；若缩短 2cm 以上，就会出现明显跛行。对于老年人及严重骨折病例不能达到解剖复位者，最低也要达到功能复位。

下肢肌肉相对发达，肢体本身又比较重，骨折的整复对位比较困难，复位后骨断端的对位也不易维持，所以在治疗骨折过程中常配合使用皮肤牵引或骨牵引。下肢骨折的愈合时间相对较长，所以固定时间应适当延长，使骨折愈合达到良好的程度再行走和负重，防止因过早负重而出现畸形或再次骨折的发生。

股骨颈骨折

股骨颈骨折是指股骨头下方至股骨颈基底部的骨折，是下肢常见骨折。多见于 50～70 岁以上的老年人，女性略多于男性。

【病因病理】

股骨干上端的股骨头指向内、前、上方，与髋臼构成关节，股骨头顶的稍下方有一凹陷，叫股骨头凹，有股骨头圆韧带附着，股骨头外下略变细的部位叫股骨颈。股骨颈轴线与股骨干轴线的夹角叫颈干角（图 3-41），正常成人为 127°～132°，儿童为 140°～150°，颈干角增大叫髋外翻，颈干角减小叫髋内翻。股骨颈轴线与股骨下端的内、外两髁连线的夹角为前倾角，正常人为 12°～15°（图 3-42）。

髋关节囊起于髋臼的边缘，前壁止于股骨上端的转子间线，后壁止于股骨颈的中、下 1/3 交界处。股骨头颈的血供：①关节囊小动脉，来源于旋股外动脉、旋股内动脉、臀下动脉、闭孔动脉的吻合支，经关节囊进入股骨头颈，形成骺外动脉和上、下干骺动脉，供应股骨颈和大部分股骨头的血运。②股骨干滋养动脉仅达股骨颈基底部，少部分与关节囊的小动脉有吻合支。③股骨头圆韧带小动脉较细，形成内骺动脉，仅能供应股骨头内下部分的血运，与关节囊小动脉之间有吻合支（图3-43）。可见股骨头的血供主要来自关节囊和圆韧带的血管。若其中一组血管遭到破坏，可通过另一组血管的吻合代偿来维持股骨头的血运。若血管吻合不好或两组血管同时遭到破坏，可使股骨头发生缺血性坏死。

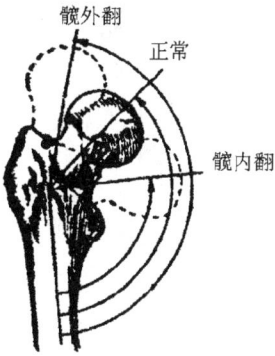

图 3-41 股骨颈内倾角

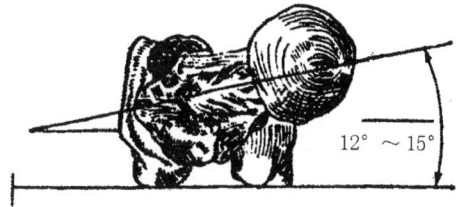

图 3-42 股骨颈前倾角

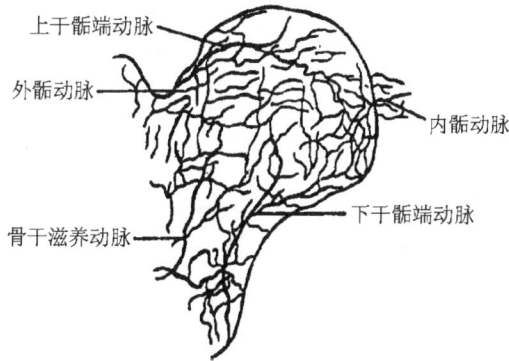

图 3-43 股骨头、颈的血液供应

股骨颈骨折按骨折的部位分三类：头下部骨折、颈中央部骨折、基底部骨折（图3-44）。前两种又称为囊内骨折，因其骨折线高，股骨头血运较差，易造成骨折不愈合；后一种又称为囊外骨折，因其骨折线低，对股骨头颈的血供无影响，骨折容易愈合。

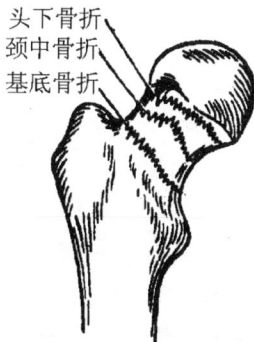

图 3-44 股骨颈骨折的部位

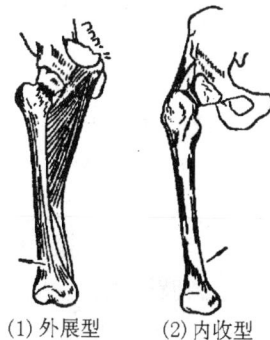

图 3-45 股骨颈骨折的类型

股骨颈骨折按作用力方向及 X 线照片可分为二类，即外展型骨折和内收型骨折（图 3-45、图 3-46）。

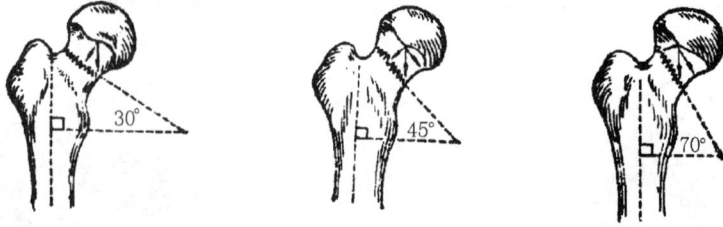

图 3-46   股骨颈骨折线的倾斜角与剪式伤力的关系

1. 外展型骨折多在头下部，移位少，或呈嵌插骨折，骨折线与股骨干纵轴线的垂直线所成的倾斜角往往小于 30°，骨折局部剪力小，较稳定，血运破坏较少，故愈合率较高。

2. 内收型骨折的颈干角小于正常，骨折线与股骨干纵轴线的垂直线所成的倾斜角往往大于 50°，此类骨折很少嵌插，移位较多，骨折远端多内收上移，血运破坏较大，骨折愈合率低，股骨头缺血性坏死率较高。在临床上，外展嵌插型骨折若固定不当，亦可变为较严重的内收型骨折。

【诊断要点】

患者多为老年人，多有明确的外伤史；伤后患者即觉患髋疼痛（自发性疼痛较轻，活动患肢时疼痛明显），不敢活动，下肢功能障碍。但有的线状骨折或嵌插性（外展型）骨折可为轻度功能障碍，尚可站立或跛行，容易出现误诊。

患侧腹股沟中点稍下方压痛明显，并有纵轴叩击痛；有移位骨折患肢外旋、短缩畸形，髋、膝关节轻度屈曲。囊内骨折受关节囊束缚，肿胀较轻，外旋角度较小（约 45°～60°）；囊外骨折则肿胀瘀斑明显，外旋角度较大（常达 90°），并可扪及股骨大转子上移，休梅克线交于对侧腹部，伯瑞安三角底边缩短。

X 线髋关节正、侧位像可明确骨折的部位、类型和移位情况。

本病可根据老年患者的外伤史，临床表现和 X 线检查所见等确定诊断。但移位骨折应与髋关节后脱位及股骨转子间骨折相鉴别。

【治疗方法】

新鲜无移位或嵌插骨折，一般仅需卧床休息，局部制动。新鲜有移位的骨折采用闭合复位穿针内固定术治疗，效果较好。

（一）复位

1. 牵引逐步复位法   局部麻醉下，行外展中立位胫骨结节骨牵引，重量 4～8kg，牵引 2～3 天后，调整患肢位置，内收型改为外展 10°～15°位，外旋型改为内旋，纠正成角畸形，使折面扣紧，在治疗过程中应注意拍片复查，及时了解和调整复位情况。也可在牵引下手法整复，一般复位在 1 周内完成。

2. 屈髋屈膝复位法   患者仰卧，助手固定骨盆，术者立于伤侧，对侧肘托腘窝部，同侧手握小腿下端，将膝关节、髋关节屈曲 90°，沿大腿纵轴方向向上牵引，纠正短缩畸形，然后伸髋、内旋、外展，纠正成角畸形，使折面扣紧。复位后作手掌试验，如患肢外旋畸形消失，说明骨折已经复位（图3-47）。

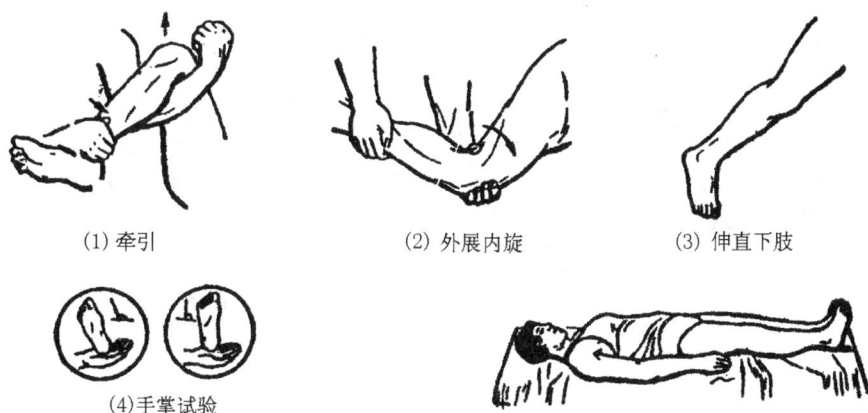

(1) 牵引　　　　　(2) 外展内旋　　　　　(3) 伸直下肢

(4) 手掌试验

图 3-47　股骨颈骨折复位手法及手掌试验

（二）固定

1. 无移位者或嵌插骨折可穿丁字鞋（图3-48）或轻重量皮肤外展位（10°~15°）牵引6~8周。

2. 有移位骨折可选用持续牵引维持固定或闭合三颗针内固定，并保持患肢于外展中立或稍内旋位。

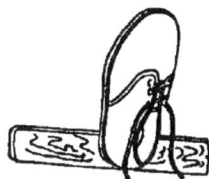

图 3-48　丁字鞋

附：闭合三颗针内固定。整复后，局部消毒麻醉后，在X线直视下进行穿针。第一针：在大转子外下2cm沿股骨颈轴线穿入；第二针：在第一针前下2cm穿入股骨颈，与第一针在骨折线上交叉；第三针：在第二针后下2cm穿入股骨颈，与上两针交叉。局部用无菌敷料包扎。术后卧床，下肢外展位皮肤牵引，2~3周后挂拐不负重离床行走。此术必须在有经验的医师指导下进行。

（三）功能锻炼

骨折经复位外固定或内固定后，即可让患者多做深呼吸运动，可改善肺及胃肠功能。固定早期可做踝、足关节轻度活动，逐步做股四头肌的舒缩活动，但应嘱病人做到"三不"，即不盘脚、不侧卧、不下地。保守疗法一般在3~6个月后逐渐增加髋膝关节活动范围。在内固定牢固的情况下，一般让患者在术后3~4周扶双拐下地活动，患肢避免负重。术后3~6个月经X光拍片证实骨折已愈合，方可弃拐行走。但在伤后2~3年内，应避免患肢过度负重。定期拍X线片复查，以排除后期可能出现的股骨头缺血性坏死。

（四）中药治疗

按三期辨证用药。老人骨折中后期着重养气血、壮筋骨、补肝肾。

附：股骨转子间骨折

股骨转子间骨折又称股骨粗隆间骨折，是指发生在股骨大小转子间部位的骨折。男性多于女性。

【病因病理】

其发病原因与股骨颈骨折大致相同，但很少发生骨折不愈合。本病在临床上分顺转子间型骨折、反转子间型骨折与转子下型骨折三型（图3-49）。

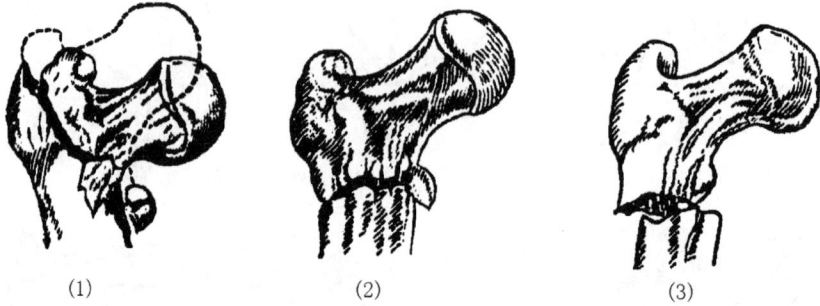

（1）　　　　　　　　　（2）　　　　　　　　　（3）

图 3-49　股骨转子间骨折的类型

【诊断要点】

患者多为老年人，有明确的外伤史，伤后患髋有明显的肿胀、疼痛与功能障碍。患髋外侧或大腿根部内侧有广泛的皮肤瘀斑；纵向叩击痛阳性；患肢明显有短缩内收、外旋畸形；大转子上移；压痛点在大转子部。

髋关节正侧位 X 线片可确定骨折类型、骨折部位及骨折程度。

可根据外伤史、临床表现和 X 线检查作出诊断。

【治疗方法】

对于无移位的骨折，可让病人卧床休息，患足穿丁字鞋，置外展中立位。移位骨折按下列方法进行治疗。

（一）复位

复位手法可参照股骨颈骨折的整复方法。

（二）固定

（1）无移位的骨折，让患者卧床休息，患肢置于外展 10°～15°中立位，患足穿防旋鞋，或患肢用皮肤牵引，砝重 3～5kg，时间 6～7 周。

（2）骨牵引治疗：适用于所有类型的转子间骨折。一般选用股骨髁上骨牵引或胫骨结节骨牵引。牵引重量占体重的 1/7。同时将患肢置于外展中立位，牵引 2～3 天后 X 线复查，根据折端对位情况调整牵引角度和牵引重量。

（三）功能锻炼

功能锻炼应根据骨折类型、选用的固定方法决定练功方式。一般情况下，在固定后即应积极练习股四头肌及踝关节的屈、伸活动。牵引固定者，在 2～3 周后开始直坐床上，3～4 周后，两手拉吊环，健足踏在床头上，作抬臀活动。每次活动后都应保持患肢外展、中立位。6～8 周后去除牵引。在固定期间应做到不盘脚、不侧卧。离床负重行走时间，应根据 X 线显示骨折的愈合情况而定。

（四）药物治疗

与股骨颈骨折基本相同。

股骨干骨折

股骨干骨折是指股骨小转子下 2～5cm 至股骨髁上 2～4cm 间的股骨骨折。患者以儿童及青壮年多见，男性多于女性。

【病因病理】

股骨由坚硬而厚的圆柱形皮质骨构成，骨干表面光滑，后方有纵行的股骨粗线，为肌肉的附着处，粗线的上下端分叉，上端向内连于转子间线，向外连于臀肌粗隆；下端分别连于股骨内外上髁，其构成的三角形平面叫腘面，有腘动脉及坐骨神经经过。股骨干中段略向前突，有利于减缓暴力和更好地发挥股四头肌的伸膝功能，治疗骨折时要尽量恢复此弧度。由于股骨内收肌群拉力强大，所以骨折远端常有内收移位的倾向，导致骨折后及当骨折复位后，折端常出现向外成角，在治疗时必须予以注意和纠正。

股骨干骨折多为强大暴力（如重物砸伤、车轮挤压伤、从高处坠下）所致。直接暴力引起者多为横断或粉碎性骨折，间接暴力引起者多为斜形或螺旋形骨折，除青枝骨折外均为不稳定性骨折。由于损伤严重，即使是闭合性损伤，内出血亦可多达 500～1500ml，加之疼痛剧烈，早期可能出现休克，若同时有多处骨折者更应注意。大腿挤压伤又可引起挤压综合征。

股骨干骨折因发生部位、暴力、肌肉收缩、下肢自身重量及搬运等因素影响，可发生不同的移位。上 1/3 骨折，近端因受髂腰肌、臀中肌、臀小肌及外展外旋肌的牵拉而呈屈曲、外展、外旋移位，远端多向后、向内、向上移位；中 1/3

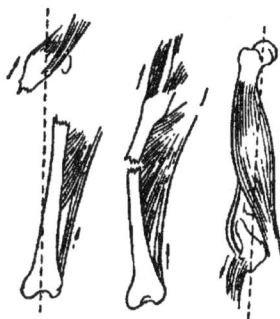

图 3-50 股骨干骨折移位

骨折，以重叠移位为主，伴有向前外成角、旋转、侧移等；下 1/3 骨折，因膝关节后方的关节囊及腓肠肌的牵拉，骨折远端往往向后移位，有损伤腘动脉、腘静脉及坐骨神经的危险（图 3-50）。

【诊断要点】

病人有明确的外伤史，伤后大腿严重肿胀、疼痛、功能丧失，并有成角、短缩、旋转畸形。局部有异常活动及骨擦音。

部分患者可合并失血性休克。下 1/3 骨折应注意腘动脉、腘静脉及坐骨神经损伤。

X 线股骨干正、侧位像可明确骨折部位、骨折类型、骨折移位及损伤程度等。

本病根据外伤史、临床表现和 X 线检查可作出诊断。

【治疗方法】

股骨干骨折的急救处理非常重要，严禁现场脱鞋、脱裤或作不必要的检查，应以简单有效的方法固定，急送医院。临床治疗常用方法是：①手法复位，夹板固定配合持续牵引；②持续牵引复位加夹板固定；③切开复位和内固定。具体来说，对于儿童（3～4周岁以内）骨折，应采用垂直悬吊皮肤牵引；对于横形骨折，移位倾向不严重者应采用手法整复夹板固定或石膏固定；对于不稳定性骨折如斜形骨折、螺旋形骨折、粉碎性骨折等应采用股骨髁上骨牵引或胫骨结节骨牵引，配合夹板固定；对于陈旧性骨折畸形愈合及多次整复固定失败的骨折，无手术禁忌症者应采用切开复位内固定术；对于开放性骨折应采用清创缝合内固定术；对于合并神经血管损伤的骨折应采用切开复位内固定、神经血管探查术。手术治疗的患者，术后应配合石膏固定或骨牵引治疗。

（一）复位

1．持续牵引复位　选用股骨髁上骨牵引。

2．手法复位　患者取仰卧位，一助手固定骨盆，另一助手立于伤侧用双手握小腿上段，顺势拔伸，并徐徐将患肢屈髋90°，屈膝90°，沿股骨纵轴方向用力牵引，矫正重叠移位和成角畸形，再按骨折部位的不同采用下列手法：

（1）上1/3骨折　牵引时将患肢外展，并略外旋后，三助手双手握近端向后按压，术者双手握远端由后向前端提，使之前后移位得以矫正，达到对位的目的。

（2）中1/3骨折　将患肢稍外展位牵引，待重叠移位矫正后，三助手固定近折端，术者用两手握远端由内向外侧拉，加大成角，使折端对顶后，术者再用手掌由突出部向内加压反折，使骨折对位。

（3）下1/3骨折　在维持牵引下，膝关节徐徐屈曲，并以手作为支点，将骨折远端向近端推送使骨折对位（图3-51）。

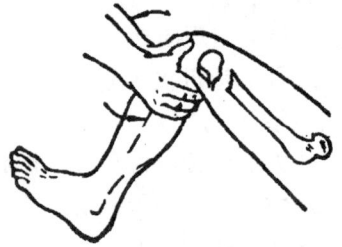

图3-51　股骨干下1/3骨折复位法

（二）固定

1．夹板固定　对于稳定性骨折，可选用夹板固定。复位后根据上、中、下1/3不同部位放置压垫。上1/3骨折将压垫放在近端的前方和外侧；中1/3骨折将压垫放在折端的外侧和前方；下1/3骨折将压垫放在骨折近端的前方。再放夹板，内侧板由腹股沟至股骨内侧髁，外侧夹板由大转子至股骨外侧髁，前侧板由腹股沟至髌骨上缘，后侧板由臀横纹至腘窝上缘，然后用扎带捆扎（图3-52）。

2．骨牵引　适用于较大的儿童及成年患者。牵引部位可根据骨折类型而定，可作股骨髁上骨牵引及胫骨结节骨牵引。股骨髁上骨牵引适用于股骨中1/3骨折及股骨下1/3骨折远端向后移位者。胫骨结节骨牵引适用于股骨上1/3骨折及骨折远端向前移位的下1/3骨折。上1/3骨折应置于屈髋外展位，中1/3骨折置于外展中立位，下1/3骨折远端向后移位时应置于屈髋屈膝中立位。骨骼牵引后还可应用小夹板外固定。

在儿童股骨干骨折的治疗中，对无移位或移位不多的新生儿骨折可用竹帘固定法。新生儿愈合快，矫形能力强，有些移位能自行矫正。对移位较多、成角较大的骨折，也可略加牵引，复位后再绑竹帘固定。3岁以内的患儿可用垂直悬吊皮肤牵引（图3-53），牵引时臀部要离床，并注意双下肢血循情况，牵引3周，去除牵引改夹板固定2～3周左右即可。4～8岁儿童可用水平牵引法，砣重2～3kg，4周后去除牵引，夹板固定2～3周。8～12岁患者可用骨牵引法，为防止损伤胫骨结节骨骺，钢针可穿过胫骨结节下2～3cm处胫骨骨质，砣重3～4kg，牵引后绑夹板协助固定，对骨折一般不需整复，保持长度即可。

（三）功能锻炼

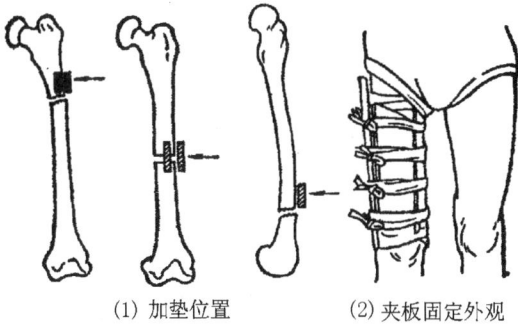

(1) 加垫位置　　　(2) 夹板固定外观

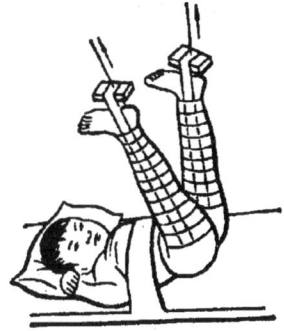

图 3-52　加垫法　　　　　　　图 3-53　垂直悬吊皮肤牵引法

成人应从复位后第二天起，练习股四头肌功能及踝关节、跖趾关节屈伸活动。自第二周开始，患者用健足蹬床，用双手支撑练习抬臀，使身体离开床面，髋、膝关节作轻微的活动。自伤后 3 周起，患者可取半卧位，用双手撑床，带动躯干作上下运动，逐步达到用健侧下肢作支撑。自伤后第 4 周起，患者在床架的支持下，逐步增加髋、膝关节的活动范围。去除牵引后，患者用双手扶住夹板，在床上增加髋、膝关节的活动范围。伤后 7～8 周扶双拐下地练习行走（应根据拍片骨折愈合情况来决定功能锻炼的方式）。伤后第 8～9 周开始练习扶单拐行走（图 3-54）。

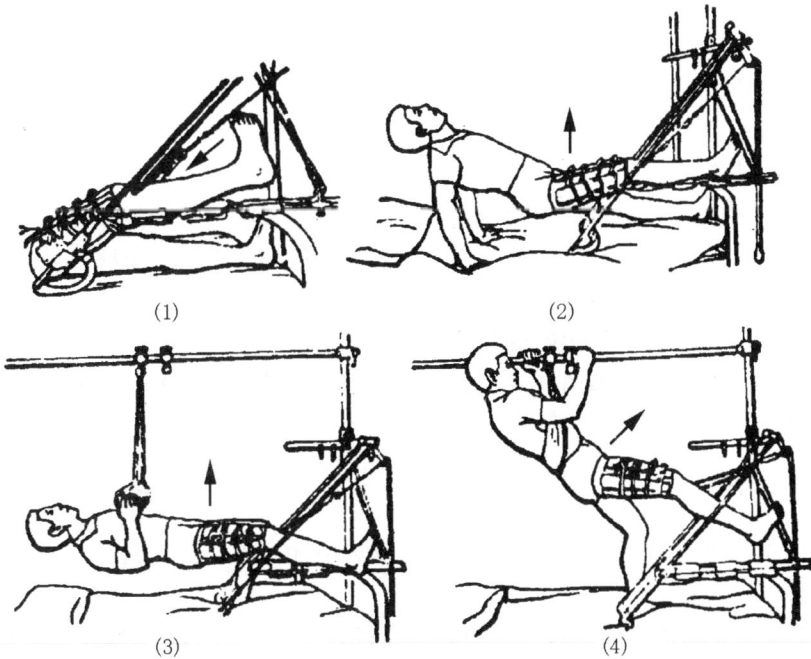

(1)　　　　　　　　　　(2)

(3)　　　　　　　　　　(4)

图 3-54　股骨干骨折的功能锻炼

（四）药物治疗

股骨干骨折因出血过多而合并失血性休克时，应及时补液或输血抢救休克；中药治疗可用 10% 生脉注射液静脉注射。伴有发热、脉洪大而虚，属阴虚发热者，用当归补血汤或大剂量独参汤频服。症状好转后，则按骨折三期分治原则进行辨证治疗。

髌骨骨折

髌骨俗称膝盖骨，在肌肉的强烈收缩下或直接暴力作用下可发生骨折。多发生于 30～50 岁患者，儿童极少见。

【病因病理】

髌骨是人体最大的籽骨，为三角形的扁骨，尖端朝下，底朝上。髌骨本身没有骨膜，其前面粗糙。髌骨参与组成膝关节，后面关节面接股骨。股四头肌腱连接髌骨前部，通过髌腱止于胫骨结节，能更有效地完成伸膝功能。

髌骨骨折的发生主要因股四头肌的强烈收缩力造成，当膝关节半屈曲位跌倒时，股四头肌强力收缩，髌骨与股骨滑车顶点密切接触成为支点，髌骨在肌肉强力收缩牵拉下发生骨折，骨折多发生于中 1/3 和下 1/3，多为横形，折块相互分离，髌骨两旁的股四头肌筋膜和关节囊破裂（图 3-55）。直接暴力造成的髌骨骨折多为粉碎的星状，因受附近腱膜的保护，折块多无移位，髌骨两旁的股四头肌筋膜和关节囊一般尚完善，对伸膝功能影响少。

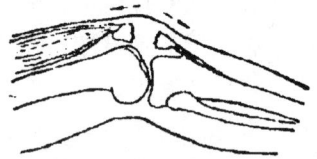

图 3-55 髌骨骨折分离移位情况

髌骨骨折是典型的关节内骨折，除不可整复的严重粉碎性骨折外，应尽最大的努力保留髌骨，绝不可轻易采用切除术。

【诊断要点】

有明确的外伤史，伤后膝关节前方局部肿胀、疼痛及膝关节功能障碍。膝关节前方压痛及局部瘀斑明显，检查时骨擦音阳性，膝关节前方可触到骨折断端及凹下呈沟状的裂隙，膝关节腔积血时则浮髌试验阳性。

X 线检查可照侧、轴位片明确诊断。

髌骨骨折要与先天性副髌骨相鉴别，副髌骨多位于髌骨的外上角，边缘整齐光滑，多为双侧性，局部压痛不明显，无骨擦音，拍双侧膝关节 X 线片可鉴别。

【治疗方法】

在本病的治疗中应恢复伸膝装置完整和保证关节面光滑，防止创伤性关节炎的发生。

（一）整复和固定

1. 无移位或轻度移位的骨折 在局麻下先将膝关节内的积血抽吸干净，患肢置于伸直位，术者用两手拇、食指捏住骨折两端对向推挤，使之相互贴紧；然后用一手拇、食指固定两端，以另一手触摸髌骨，确定其平整时，可用抱膝圈或采用弹性抱膝兜固定（无移位者可直接用此法固定），后侧用长板固定膝关节在伸直位 4 周，外敷活血祛瘀、消肿止痛药物（图 3-56）。

2. 两折端分离 2cm 以上的骨折 局部麻醉后，在无菌操作下抽干积血，并分别于上、下端骨折片水平方向钻入克氏针，针的两端均露在皮肤外，手法复位后，把两支克氏针相互

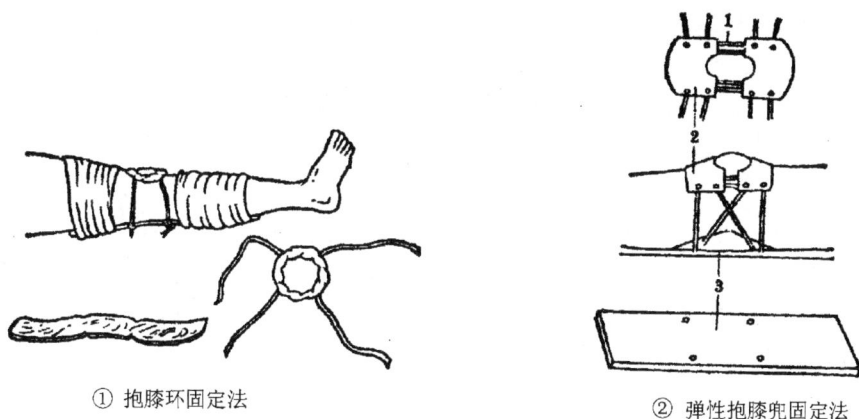

① 抱膝环固定法   ② 弹性抱膝兜固定法

图 3-56 髌骨骨折外固定法

靠紧，捆扎橡皮筋予以固定，至临床愈合后拔针。亦可采用抓髌器治疗，其方法是先复位（同前）后，将抓髌器钩尖刺入髌骨缘，令助手拧紧上面螺旋，使骨折块靠拢复位，至紧密嵌插；对移位较大的粉碎性骨折，还可用手挤压髌骨前侧及内侧缘，同时轻轻屈伸患膝，以便更好复位。术后不需另加固定，当日练习股四头肌收缩活动，次日下地活动，患肢伸直行走。每隔数日可适当调紧加压螺旋。每 1~2 周拍 X 线片复查，X 线片见骨折愈合，即可去除抓髌器（图 3-57）。

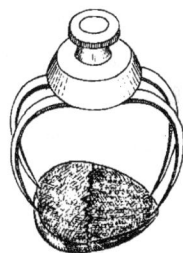

图 3-57 抓髌器固定

3. 粉碎性骨折 难以复位及内固定的上下极粉碎骨折，可作髌骨部分切除术；部分骨块无法保留者可作髌骨全切术。

（二）功能锻炼

骨折固定后，可将患肢稍垫高，鼓励患者进行跖趾关节及踝关节的屈伸活动；肿胀消退后，逐步加强股四头肌的舒缩活动，保持膝关节伸直位扶拐行走。拆除外固定后，可作膝关节屈伸活动。

（三）药物治疗

骨折后关节内积血肿胀严重者，先在无菌条件下抽出关节腔积血，再服大剂量的活血化瘀、消肿止痛药，可加用渗湿药，如活血散瘀汤加薏苡仁、茯苓、汉防己、车前子等。以后按骨折的三期用药原则处理。

胫腓骨干骨折

胫腓骨干骨折很常见，尤以 10 岁以下儿童或青壮年为多见，儿童多为青枝骨折或无移位骨折，成人以胫腓骨双骨干骨折多见。

【病因病理】

胫骨中、下 1/3 交界处比较细弱，为骨折的好发部位。胫骨的前缘与前内侧面仅有皮肤遮盖，此处骨折容易刺破皮肤形成开放性骨折。胫前、后动脉紧贴胫骨上 1/3 下行，胫骨上端骨折可有血管损伤。胫骨的营养血管由胫骨干上 1/3 的后方进入，胫骨下 1/3 又缺乏肌肉附着，故胫骨中、下段发生骨折后，往往因局部血液供应不良，而发生迟缓愈合或不愈合。

胫腓骨骨折可由直接暴力与间接暴力造成，以直接暴力为多见。直接暴力多由外侧或前外侧而来，而骨折多为横断、短斜面，也可造成粉碎性骨折，胫腓骨两骨折线都在同一水平，软组织损伤严重；间接暴力由传达力或扭转力所致，骨折线多为斜形或螺旋骨折，双骨折时，腓骨的折线较胫骨折线为高，软组织损伤较轻（图 3-58）。

此外胫骨骨折可造成小腿筋膜间隔区内肿胀，压迫血管，引起缺血性挛缩。

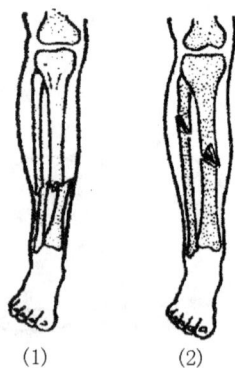

(1)　　　(2)

图 3-58　不同暴力所致的胫腓骨干骨折

【诊断要点】

本病有明确的外伤史，伤后小腿严重肿胀、疼痛，功能障碍。检查时见小腿成角、短缩、旋转畸形，有异常活动，并可查及骨擦音。部分患者可合并开放性骨折、血管神经损伤、小腿筋膜间隔室综合征等。

X 线胫腓骨干正侧位像可明确骨折的部位、类型、程度、移位情况等。

【治疗方法】

胫腓骨干骨折治疗的原则，主要是恢复小腿的长度、弧度和负重功能，因此临床上以治疗胫骨骨折为主，对折端的重叠移位和成角畸形与旋转畸形应予以完全纠正，避免影响下肢的负重功能。

对于无移位稳定性骨折无需整复，只须夹板固定，直至骨折愈合；有移位的稳定性骨折如横形、锯齿型，可用手法整复，夹板固定；不稳定性骨折，如粉碎性、阶梯型及多段骨折可用手法整复、夹板固定，并结合跟骨牵引治疗。

（一）复位

在复位中可按以下几步进行：①拔伸牵引：病人平卧位，膝关节屈曲 20°～30°位，一助手立于伤肢外侧，背对患者，用对侧肘套住患膝腘窝部，同侧手握骨折近端前方。二助手立于伤肢远端，一手握足背部，一手握足跟部，沿胫骨长轴作对抗牵引 3～5 分钟，矫正重叠移位及成角畸形。②矫正前后侧移位（端提法）：以中 1/3 为例，一般骨折近端易向前内侧移位，术者两手拇指放在远端前方，其余四指环握远端后方，在牵引下近端助手将近端向后外侧按压，术者两手将远端向前内侧端提，即可复位。③推挤提拉：若骨折为螺旋形、斜形，则骨折远端易向外侧移位，术者立于伤肢外侧，可用拇指置于胫腓骨间隙，挤压胫腓骨间隙，将远端向内侧推挤；其余四指置于近端内侧，向外侧用力提拉，令远端助手将远端稍稍内旋，可完全复位。④摇摆碰触：复位后，在维持牵引下，术者两手握骨折处，令远端助手徐徐摇摆骨折远端，或术者向内、外作轻轻摇摆，使骨折端紧密相接。最后以拇指和食指沿胫骨前嵴及内侧面来回触摸骨折处，检查对位对线情况（图 3-59）。

（二）固定

1. 夹板固定　胫腓骨骨折应根据骨折断端复位前移位的方向及其倾向性而放置适当的压力垫，然后用五块夹板固定。

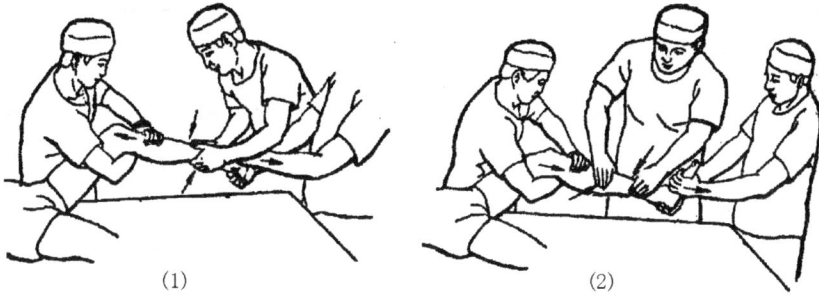

图 3-59 胫腓骨干骨折整复方法

（1）**上 1/3 骨折**　膝关节置于屈曲 40°～80° 位，五块夹板均下达内、外踝上 4cm 处；内、外侧夹板上端超过膝关节 10cm；两前侧板上平胫骨上端内外髁，外侧前侧板正压在分骨垫上；后侧板超过腘窝部，在股骨下端作超膝关节固定；腓骨小头处应垫好棉垫。

（2）**中 1/3 骨折**　外侧板下平外踝，上达胫骨外髁上缘；内侧板下平内踝，上达胫骨内髁上缘；后侧板下抵跟骨结节上缘，上达腘窝下 2 cm，以不妨碍膝关节屈曲 90° 为宜；两前侧板下达踝上，上平胫骨结节。

（3）**下 1/3 骨折**　内、外侧夹板超踝关节固定。

夹板放妥后，横扎 3～4 道布带固定（图 3-60）。对于患肢严重肿胀或有皮肤挫伤不宜夹板固定的不稳定骨折，应施行跟骨牵引。

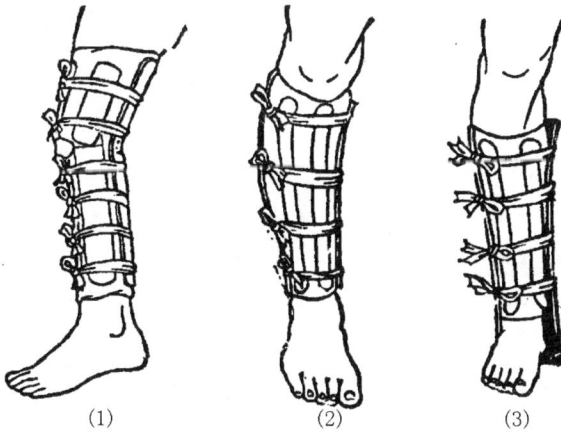

图 3-60　胫腓骨干骨折的夹板固定

2．跟骨牵引　若为不稳定性骨折或开放性骨折可配合跟骨牵引。穿钢针时，跟骨外侧比内侧高 1cm（15° 斜角），牵引重量一般为 3～5kg，牵引后在 48 小时内拍摄 X 线片检查骨折对位情况。

如患肢严重肿胀、大量水泡或开放性骨折，则不宜采用夹板固定。待肿消或创口愈合后再用夹板固定。骨折对位良好者 4～6 周后可解除牵引。固定期间要注意检查夹板的松紧度，即要随时观察肢端的颜色、温度、脉搏搏动及皮肤感觉等。

3．固定器固定　近年来临床上常用小腿钳夹固定器治疗小腿斜形、螺旋形等不稳定性骨折。应在 X 线透视下确定钳夹位置，钳夹方向应尽量做到与骨折线垂直，在无菌操作下进行钳夹固定（图 3-61、图 3-62）。

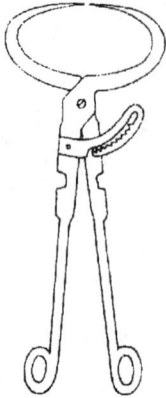

图 3-61　小腿钳夹固定器

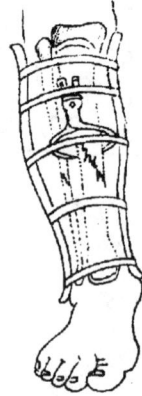

图 3-62　钳夹固定

（三）功能锻炼

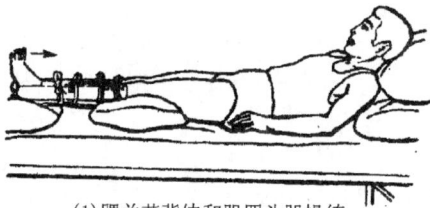

(1)踝关节背伸和股四头肌操练

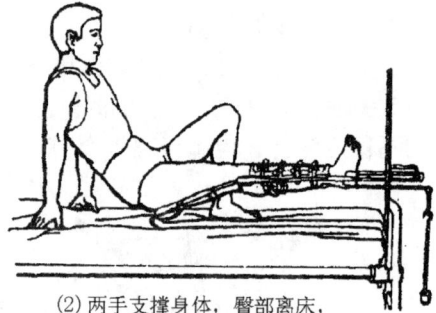

(2)两手支撑身体，臀部离床，做踝关节背伸和股四头肌操练

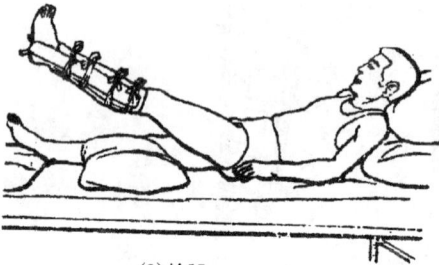

(3)抬腿

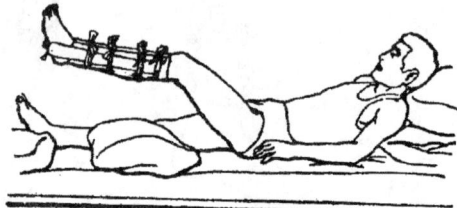

(4)屈膝

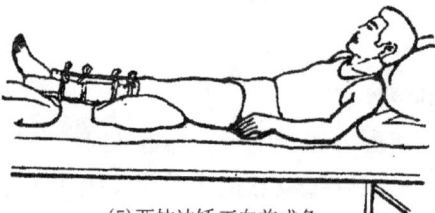

(5)两枕法矫正向前成角

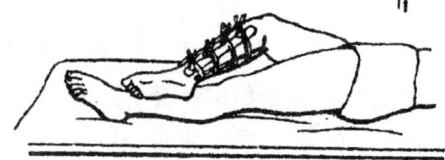

(6)盘腿法矫正向内成角

图 3-63　胫腓骨干骨折的功能锻炼

　　整复固定后，即作跖趾、踝关节屈伸活动。跟骨牵引者，还可以用健侧下肢和双手支持体重，抬起臀部进行功能锻炼。稳定性骨折在第 2 周后开始进行功能锻炼。在第 3～5 周内可用两枕法维持小腿的生理弧度，避免骨折段的向前成角。若解除牵引后，胫骨有轻度向内

成角者，可让患者屈膝 90°，屈髋外旋，将患肢放在健肢小腿上，呈盘腿姿势，纠正向内成角。第 4 周开始扶双拐作不负重步行锻炼。不稳定性骨折则应在解除固定后，继续在床上锻炼 5~7 天，才可扶拐作不负重步行功能锻炼。8~10 周根据 X 线片及临床检查，达到临床愈合标准者，即去除外固定（图 3-63）。

（四）药物治疗

按骨折三期辨证治疗，骨折早期局部肿胀严重，应活血化瘀、消肿止痛，内服药可选用骨折挫伤散，酌加利水消肿药，如木通、茯苓、茅根等；开放性骨折的早期，应在活血化瘀药中酌加凉血清热解毒药，如金银花、连翘、公英、紫花地丁、黄连等；若胫骨中 1/3 以下的骨折，局部血循环较差，易发生愈合延迟或骨不愈合，在后期着重补气血、补肝肾、壮筋骨。去除固定后可用海桐皮汤熏洗。

踝部骨折

踝部骨折是指胫腓骨下端踝部骨折，是常见的关节内骨折。多发生于青壮年男性，儿童较少见。

【病因病理】

踝关节由胫、腓骨下端和距骨构成。胫骨下端内侧向下的骨突为内踝，其后缘向下突出部为后踝。腓骨下端骨突为外踝，较内踝低。内踝的三角韧带较外踝的腓距、腓跟韧带坚强，故阻止外翻的力量大。距骨体前宽后窄，当作背伸运动时，距骨体宽部进入踝穴，踝关节较稳固而无侧向活动；当踝关节跖屈时，距骨向前下滑动，后窄部入踝穴而可轻微向两侧活动。故踝关节易在跖屈位出现内翻损伤，以外侧副韧带损伤为常见；而外翻损伤时，因韧带的牵拉常造成内踝撕脱骨折。

踝部骨折的发病机理也比较复杂。一般可因翻转暴力、旋转暴力和直接暴力等造成。以内翻损伤最多见。

1. **内翻暴力** 是最常见损伤。如行走在不平的路面上，足底内侧踩在高突物上，使足突然内翻，或下坡时突然足外侧缘着地出现的内翻损伤，导致内踝受挤，可出现斜形骨折；外侧韧带牵拉导致外侧韧带撕裂或外踝撕脱性骨折；严重时腓侧韧带、下胫腓韧带撕裂，距骨向内脱位（图 3-64）。

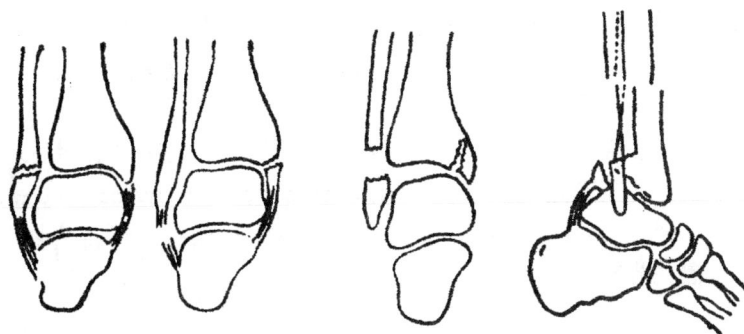

图 3-64 踝部内翻骨折

2. **外翻暴力** 由足部强度外翻，如从高处落下时，足外翻位着地，或小腿外侧下方受暴力直接打击导致足踝强力外翻，使外踝受挤，可出现外踝斜形骨折；内踝受牵拉多为撕脱性横断骨折，或三角韧带、下胫腓韧带撕裂，距骨向外脱位（图3-65）。

在上述暴力作用时，若踝关节处于跖屈位，距骨可向后后撞击胫骨后踝，引起三踝骨折并向后脱位；若踝关节处于背伸位，可引起胫骨前唇骨折。

根据骨折损伤、脱位的程度，可分为三度：单踝骨折为一度；双踝骨折、距骨轻度脱位为二度；三踝骨折、距骨脱位为三度。

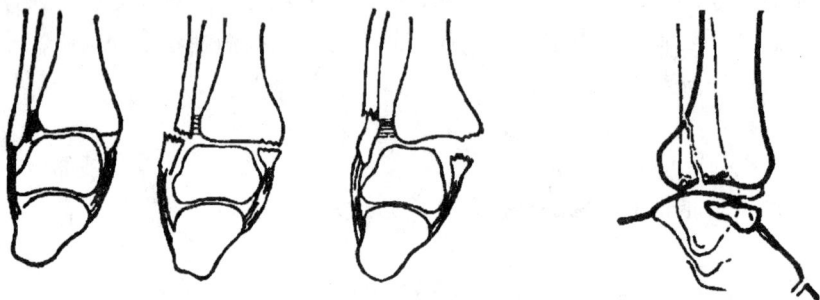

图 3-65 踝部外翻骨折

【诊断要点】

伤后局部瘀肿、疼痛和功能障碍，局部翻转及旋转畸形（内翻骨折多为内翻畸形，外翻骨折多为外翻畸形，距骨脱位畸形更明显），明显压痛，并可查及骨擦音。

X线踝关节正、侧位像可显示骨折脱位程度和损伤类型。并可根据骨折线的走向，分析骨折发生的机理，有助于正确地复位和固定。

【治疗方法】

踝部骨折是关节内骨折，应尽量达到解剖复位。无移位骨折用夹板或石膏将踝关节固定在0°中立位3～4周即可，有移位的骨折，要求准确复位、有效固定及早期合理功能锻炼。

（一）复位

患者平卧屈膝，助手抱住大腿，术者立于伤肢远端，用两手分别握住足背与足跟，用力向远侧顺势拔伸牵引，外翻损伤使踝部内翻，内翻损伤使踝部外翻，纠正踝部的翻转畸形。如有下胫腓关节分离，可以内外踝部加挤压；如后踝骨折并距骨脱位，可用一手握胫骨下段向后推，另一手握足向前提，并徐徐将踝关节背伸，利用紧张的关节囊将后踝拉下。或利用长袜套套住整个下肢，下端超过足尖20cm，用绳结扎，作悬吊滑动牵引，利用下肢重量使后踝逐渐复位（图3-66）。若手法复位失败或系开放性骨折脱位，可考虑切开复位内固定；陈旧性骨折则可考虑关节融合术。

(1) 拔伸

(2) 翻转

(3) 挤压

(4) 推提

(5) 背伸

(6) 袜套悬吊牵引

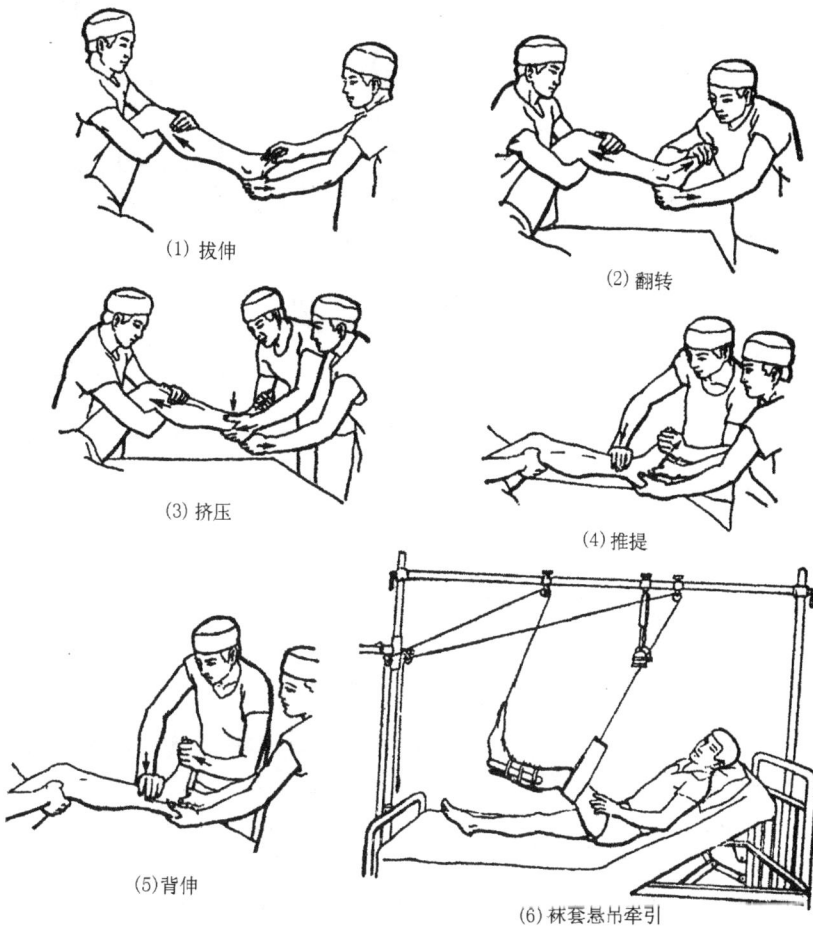

图 3-66 内外翻骨折合并距骨脱位复位法

（二）固定方法

行小腿超踝关节固定。夹板为 5 块，分别为前内侧板、前外侧板、内侧板、外侧板（内外侧板长度平足跟，并钻两个孔进行结扎）和后侧板。先用空心垫垫好内外踝处，防止压迫性褥疮的发生，压垫放好后，超踝关节固定。在固定时内翻骨折固定于外翻位；外翻骨折固定于内翻位。固定期间随时检查患肢血液循环及足趾活动情况，并注意骨折的相对位置情况，第一周内作两次 X 线复查，以后每周 1 次，一般成人固定时间为 5～6 周（图 3-67）。

（三）功能锻炼

整复固定后，小腿垫高，开始练习足趾活动，以后逐渐作踝关节的屈伸活动，但禁止作旋转、内翻和外翻活动，膝关节活动可不受限制。2 周后加大踝关节的活动范围，可增加被动的背伸和跖屈活动（一手紧握内外侧板，另一手帮助踝关节活动）。固定 3～4 周后，可做扶杆站立，扶拐不负重练习行走活动，一般固定时间为 5～6 周。

（四）药物治疗

按骨折三期用药原则进行辨证施治，早期瘀血凝聚较重，宜服桃红四物汤加减，或骨折

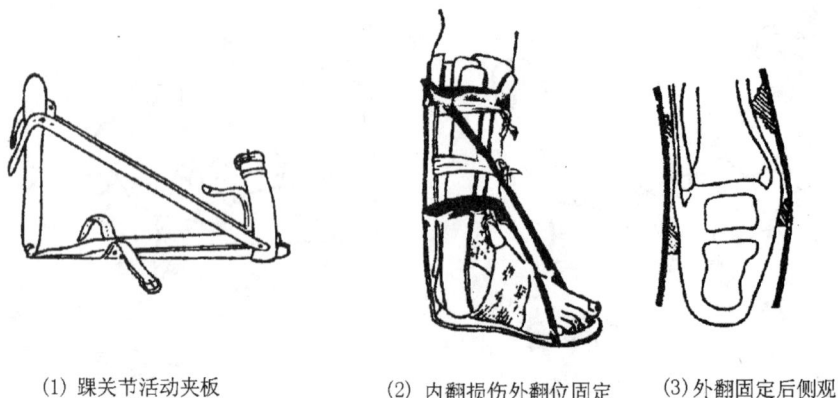

(1) 踝关节活动夹板　　　　(2) 内翻损伤外翻位固定　　(3)外翻固定后侧观

图 3-67　踝部骨折的固定

挫伤散内服，外敷跌打膏；中期内服接骨丹，外敷接骨膏；后期去除固定后，内服六味地黄丸，外用伤科洗方熏洗患部，每天 1~2 次。

附：跟骨骨折

【病因病理】

跟骨为松质骨，跟骨和距骨组成纵弓的后臂，负担全身重量的 60%，常在传导暴力（如从高处跳下）下，使跟骨被压缩或劈开；亦有少数因跟腱牵拉而致撕脱骨折。跟骨骨折后常有足纵弓塌陷，结节关节角正常为 30°~45°减小甚至变成负角，从而减弱了跖屈的力量和足纵弓的弹簧作用。

根据骨折线的走向可分为不波及跟距关节面骨折和波及跟距关节面骨折两类。前者预后较好，后者预后较差。

【诊断要点】

伤后跟部肿胀、瘀斑、疼痛、压痛明显，足跟部横径增宽，严重者足弓变平。跟骨 X 线侧位、轴位照片可明确骨折类型、程度和移位方向。轴位照片还能显示距骨下关节和载距突。

在外伤时冲力强大，足跟部先着地，继而臀部着地，脊柱前屈，可引起脊椎压缩性骨折或脱位，甚至引起颅底骨折和颅脑损伤，所以在诊断跟骨骨折时，应常规询问和检查脊柱和颅脑的情况。

根据受伤史、临床表现和 X 线检查可作出诊断。

【治疗方法】

(一) 不波及跟距关节面骨折

跟骨结节纵形骨折的骨折块一般移位不大，早期采用祛瘀活血药外敷，局部制动，扶拐不负重步行锻炼 3~4 周即可。跟骨结节骨骺未闭合前，骨折块有明显向上移位者，如不予以整复，则跟骨底不平，影响日后步行和站立，故应在适当麻醉下，以骨圆针穿过结节骨块中部，将膝关节屈曲，由两助手分别把住患足及小腿，术者握紧牵引弓，先向后牵引，松解骨折面的交锁，然后向下牵引，直到骨折片复位为止。复位后采用外固定患肢于膝微屈、足跖屈位4周。4周后拔去钢针，再固定2～3周。

跟骨结节横形骨折是一种跟腱撕脱骨折。若撕脱骨块移位不大，可外固定患肢于跖屈位4周即可。若骨折块较大，且向上移位者，可在适当麻醉下，患者取俯卧位，屈膝，助手尽量使足跖屈，术者以两手拇指在跟腱两侧用力向下推挤骨折块，使其复位。复位后外固定患肢于屈膝、足跖屈30°位4～6周。

骨折线不通过关节面的跟骨体骨折，从侧位看，若跟骨体后部同跟骨结节向后上移位，减弱了腓肠肌的紧张力，影响足的纵弓，从而妨碍了站立和步行，应充分矫正。可在适当麻醉下，屈膝90°，一助手固定其小腿，术者两手指相叉于足底，手掌紧扣跟骨两侧，矫正侧方移位和跟骨体的增宽，同时尽量向下牵引以恢复正常的结节关节角。若复位仍有困难，可在跟骨上作骨牵引，复位后用长腿石膏靴固定。

（二）波及跟距关节面的骨折

跟骨外侧跟距关节面塌陷骨折或全部跟距关节面塌陷骨折，是跟骨骨折最常见的类型。跟骨体部因受压完全粉碎下陷，跟骨体增宽，跟距关节面中心塌陷，跟骨结节上升，体部外翻，跟骨前端亦可能骨折，从而波及跟距关节，治疗困难。年老而骨折移位不明显者，不必复位，仅适当固定，6～8周后逐渐下地负重。年青而骨折移位较明显者，可在适当麻醉下予以手法复位，尽可能地矫正跟骨体的增宽和恢复结节关节角，2周后作不负重步行锻炼，在夹板固定下进行足部活动，关节面可自行模造而恢复部分关节功能。陈旧性骨折已形成创伤性关节炎者，常因疼痛而步履艰难，可考虑关节融合术。

附：跖骨骨折

【病因病理】

多为直接暴力，如砸伤引起，以第二、三、四跖骨较多见，可几根跖骨同时骨折；间接暴力如扭伤或长途跋涉（疲劳骨折）亦可导致骨折的发生。骨折部位可发生在基底部、骨干及颈部。

【诊断要点】

伤后局部疼痛、压痛、肿胀，活动功能障碍，有纵向叩击痛。

跖骨颈疲劳性骨折最初为前足痛，劳累后加剧，休息后减轻，2～3周后可摸到有骨隆起。

X线检查常摄前半足正、斜位片。疲劳骨折早期检查可是阴性，2～3周后可见跖骨颈部有球形骨痂，骨折线多不清楚。

【治疗方法】

1. 有移位骨折可采用手法整复。在适当麻醉下，先牵引骨折部位对应的足趾，以矫正重叠及成角畸形；用拇指从足底部推压断端，使其复位。如仍有侧方移位，可用夹挤分骨法整复。以分骨垫加压力垫加压包扎固定在足托板上。跖骨的重叠和向足底的成角移位一定要矫正。

2. 对疲劳骨折或未移位骨折可局部敷药，外用夹板或胶布固定 6 周。

第四节 躯干骨折

躯干骨包括脊柱骨、胸骨、肋骨和骨盆等，其构成躯干的支柱，支撑着人体的上身，保护着人体重要器官，如心、肺、脊髓等。躯干骨折易造成胸、腹腔内脏器或血管、脊髓神经损伤，严重者常危及生命，因此应高度重视躯干骨折和并发症的早期诊断，并积极治疗。

脊柱骨折

脊柱是由 33 节椎骨紧密连结构成的躯干中轴，其中任一块骨发生骨折都为脊柱骨折。临床最常见损伤的部位是：第 1~6 颈椎，第 11~12 胸椎，第 1~2 腰椎；多发生于青壮年。

【病因病理】

脊椎结构与损伤有密切的关系：①脊柱有四个生理弯曲，当脊椎损伤时，生理弯曲会发生改变。②颈椎活动范围最大，旋转活动主要发生在环、枢椎之间；颈椎 3~7 负责前屈、后伸、侧屈活动。胸椎 11~12 和腰椎的活动范围仅次于颈椎，它的主要作用是前屈、背伸、侧屈和旋转活动。临床上大多数的脊柱骨折和脱位多发生在活动度大或活动度大与活动度小交界处的椎体。③椎骨的椎孔连成椎管，内容脊髓，脊椎骨折或脱位可以造成脊髓损伤，重者可引起终身截瘫甚至死亡。④人在发育过程中，脊柱的生长速度超过了脊髓，故脊髓的节段与椎体的节段不相符合。在脊髓损伤的定位中，颈段脊髓分节平面等于颈椎数目加上 1，上胸段脊髓的分节平面相当于胸椎数加 2，下胸段脊髓的分节平面相当于胸椎数加 3，腰脊髓位于第 10~11 胸椎之间，骶尾脊髓位于第 12 胸椎与第 1 腰椎之间。⑤脊髓有两个扩张部，一个在第 3~7 颈椎之间，称颈膨大；另一个在第 10 胸椎与第 1 腰椎之间，称腰膨大。肢体的运动与感觉中枢集中于此，因此脊髓膨大部发生脊椎骨折时常引起截瘫。

在脊椎损伤中，直接暴力（如碰撞）常导致颈、胸、腰椎的横突或棘突骨折，在骶椎多是无移位的横断或粉碎骨折。

脊椎骨折和脱位多因间接暴力所致，根据其发病机理可分为屈曲型骨折和伸直型骨折两种类型。屈曲型较常见，占所有脊柱骨折脱位的 90% 以上，其中大部分发生在胸腰段。由脊椎受到屈曲型暴力（如高处坠下，足或臀部先着地等）作用而骤然过度屈曲，所导致的骨折，称屈曲型骨折。在这种情况下，外力集中到椎体前部，使受损椎体前部同时受到上、下椎体的挤压，故椎体往往被压缩成楔形，出现向后角状畸形（图 3-68）。可并发后部的附件（包括椎板、椎弓根、关节突、棘突与横突）损伤，严重者可出现脊髓损伤。在暴力作用下使脊柱骤然过伸（如从高处仰面跌下，背部或腰部撞在地面的凸起物上），可发生脊椎骨折，还可合并前纵韧带断裂及附件骨折，称伸直型骨折。临床较少见，好发于颈椎和腰椎。

根据骨折后脊柱的稳定程度还可分为稳定性与不稳定性骨折。凡单纯椎体压缩骨折（椎体压缩不超过 1/2，不合并附件骨折或韧带撕裂），或单纯附件（横突、棘突或椎板）骨折，称为稳定性骨折；椎体压缩超过 1/2 以上，或椎体粉碎骨折，或椎体骨折伴有脱位（图 3-69），或伴有附件骨折及韧带撕裂等，称为不稳定性骨折。不稳定性骨折容易造成脊髓损伤。

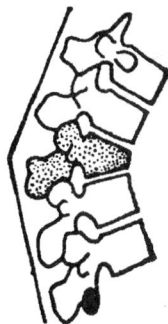

图 3-68　压缩骨折

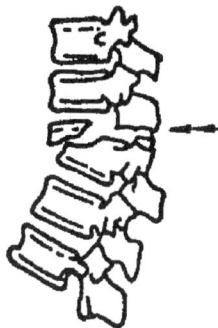

图 3-69　骨折脱位

【诊断要点】

　　病人有明确的外伤史，伤后局部肿胀、疼痛，脊柱屈伸、旋转、侧屈功能障碍。屈曲型可见脊柱后突畸形，颈椎骨折可见头颈倾斜，常用两手托住头部，检查时骨折处棘突有明显压痛，棘突间距离改变，局部有肿胀、瘀斑。腰椎骨折可由于腹膜后血肿刺激，伴有腹满、腹胀、腹痛及便秘、舌苔黄腻等里实证。伴脊髓神经损伤者，则出现截瘫和二便功能障碍等。

　　X 线检查可确定椎体和附件的骨折部位及骨折类型，怀疑椎弓损伤可加照斜位片。

　　根据受伤史、临床表现和 X 线检查可作出诊断。

【治疗方法】

　　脊柱骨折较复杂，在治疗时首先注意有无脊髓损伤，不要在搬运或治疗时造成或加重脊髓损伤。对于单纯屈曲型骨折一般选用卧硬板床，腰部使用垫枕法治疗；对于轻度移位而无脊髓损伤者可在牵引下整复，对位后用夹板固定或石膏背心固定；对于骨折不稳定、移位明显或合并脊髓损伤者可选用手术治疗，解除压迫，并牢固地固定骨折；对于不稳定性骨折合并关节脱位或关节交锁，第 4～5 腰椎椎板骨折及严重压缩骨折合并棘上、棘间韧带撕裂者可手术治疗。

　　（一）整复

　　1. 屈曲型脊柱骨折

　　（1）垫枕法　患者仰卧于硬板床上，骨折部位置一软枕垫，并逐渐加高，使脊柱后伸，适用于胸腰椎屈曲型单纯性胸腰椎压缩骨折（图 3-70）。

　　（2）双踝悬吊法　患者俯卧，两踝衬上棉垫后用绳子系紧，将两足徐徐吊起，使身体与床面约成 45°角。术者用手掌根部在患者背后将脊柱突起部向下按压，以恢复脊柱之轴线，复位后继续使用垫枕法，适用于屈曲型单纯性压缩骨折，体格健壮者（图 3-71）。

　　（3）持续牵引　颈椎骨折伴轻度移位、无关节交锁者一般采用枕颌布托牵引。头颈略后伸，牵引 2～3kg，持续牵引 4～6 周。颈椎骨折伴关节交锁者宜用颅骨牵引，一般重量为 5～10kg，复位应略前屈，矫正交锁复位后，改为后伸，重量逐减到 1～2kg，持续 4～6 周后换颈托或石膏围领保护。另外，腰椎单纯压缩性骨折无其它损伤者可采用骨盆牵引。（图 3-72）

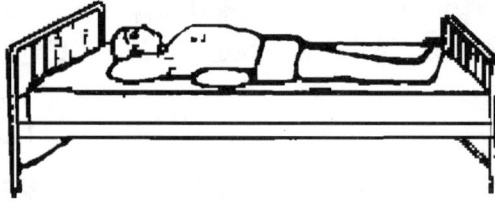

图 3-70　垫枕法

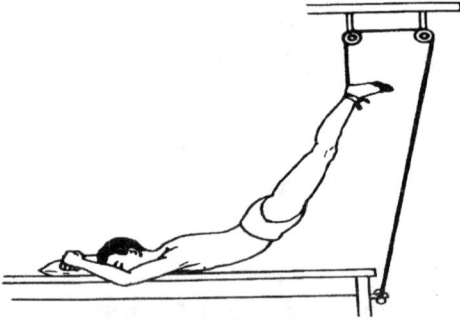

图 3-71　双踝悬吊法

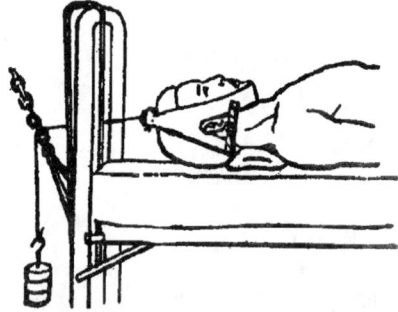

图 3-72　枕颌布托牵引法

2. 伸直型脊椎骨折　临床极少见，好发于颈椎和腰椎。颈椎部损伤时，可采用颈椎中立位枕颌带牵引，必要时可使颈椎稍向前屈曲。无脊髓损伤者，持续牵引 3～6 周后，换颈托或石膏围领固定。腰椎损伤者，应避免脊柱后伸，根据病情可采用脊柱伸直位或略屈曲位持续牵引，3～6 周后，换腰围保护腰部。

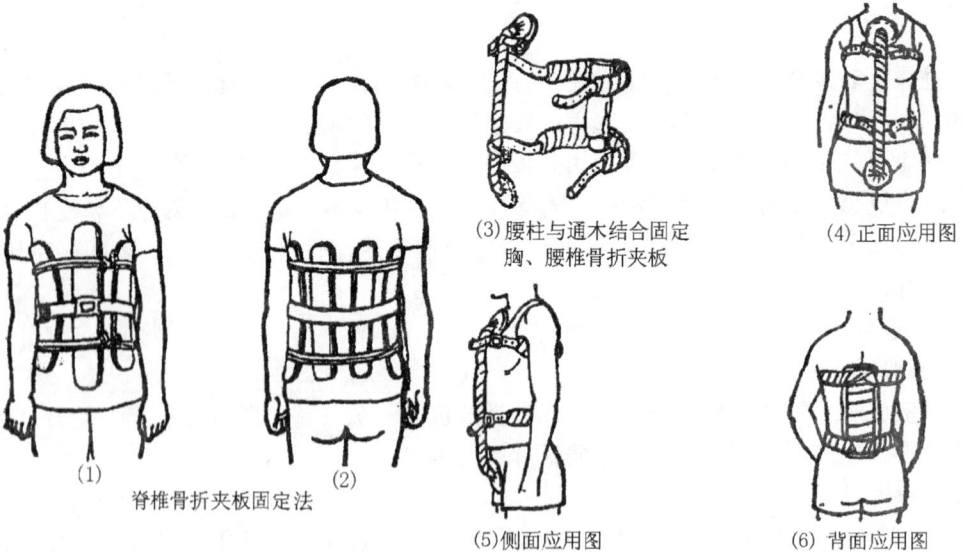

(3) 腰柱与通木结合固定
胸、腰椎骨折夹板

(4) 正面应用图

(1)　(2)
脊椎骨折夹板固定法

(5) 侧面应用图

(6) 背面应用图

图 3-73　脊柱夹板固定法

（二）固定

腰椎骨折脱位整复后应绝对卧床 3～4 周，不稳定性骨折用石膏背心或金属支架（钢背心）固定，4～8周后可下床活动，4个月内避免作弯腰动作（图3-73）。

（三）练功

练功的原则是早期练、抓紧练、循序渐进练。胸腰椎骨折通过练功活动可以达到复位与治疗目的，不但能使压缩的椎体复原，保持脊柱稳定，而且由于早期活动可以增强腰背肌肌力，不至于产生骨质疏松现象，亦可避免和减少后遗慢性腰痛。单纯压缩性骨折，在伤后第2天后就应开始逐步进行练功活动，4周后可带夹板离床活动。不稳定性骨折，应在卧床1～2周后开始练功，6～8周后带夹板下床活动。

屈曲型胸腰椎压缩骨折可采用下述练功方法（图3-74）：

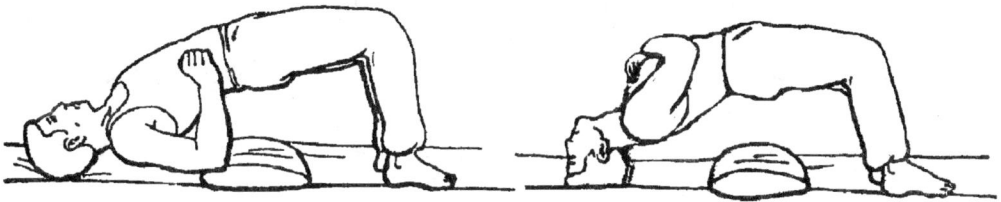

图3-74　（屈曲型）功能锻炼

第一步：五点支撑法，患者仰卧于床上，用头部、两肘尖及两足跟支撑在床面上，拱起身体，使背部腾空后伸。

第二步：三点支撑法，患者仰卧于床上，双手置于胸前，用头部及两足跟支撑在床上，用力拱起全身，使背部腾空后伸。

第三步：弓桥支撑法，在三点支撑法的基础上，让患者再用双手支撑在床面上，使全身腾空呈一拱桥式。

第四步：飞燕点水法，患者俯卧位，后背及臀部肌肉收缩使上肢后伸、头与背部后仰、下肢后伸，全身从上下两端翘起，腹部着床呈一弧形（适用于中后期）。

（四）药物治疗

按三期用药原则进行治疗。

早期局部的主要症状是肿胀、疼痛，伴有纳呆，大便秘结，舌苔薄白，脉弦紧等。属气滞血瘀，治宜活血化瘀，消肿止痛。内服复元活血汤或骨折挫伤散；外敷消瘀膏。中期肿痛虽消而未尽，症见舌质暗红，脉弦缓，属瘀血未除，筋骨未续之候，治宜活血和营、接骨续筋，用复元通气散加减或配以接骨丹。后期症见腰酸腿软，四肢无力，活动后腰部隐隐作痛，舌质淡，苔薄白，脉弱。属肝肾两虚，治宜补肝肾，养气血，方用八珍汤加减。

肋骨骨折

肋骨古称"胸肋"、"胁肋"，在直接暴力和间接暴力下都能发生骨折。临床上以成人和老人多见。

【病因病理】

在12对肋骨中，1～3肋较短，且受锁骨、肩胛骨保护；8肋以下肋软骨连于肋软骨弓，弹性较大；11～12肋是浮肋，有较大缓冲，故不易在这些部位发生骨折，而常发生在4～7肋。

肋骨骨折可因直接暴力、间接暴力、混合暴力以及肋间肌的强烈收缩造成。如间接暴力从前后挤压，肋骨多在腋中线附近向外发生骨折；如暴力直接打击在肋骨的某一部位发生骨折后，骨折端向内移位，可损伤胸膜、肺引起血气胸或皮下气肿等（图3-75）。如因咳嗽、喷嚏、大笑等造成肋间肌突然强烈收缩，发生肋骨骨折，则发生于体质衰弱、骨质松脆者。

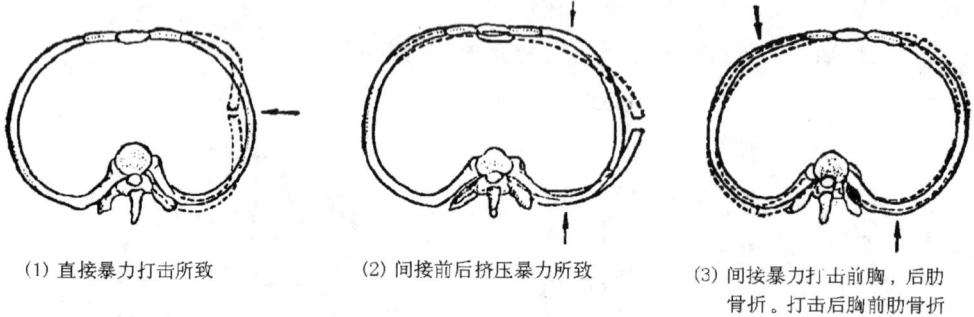

(1) 直接暴力打击所致　　(2) 间接前后挤压暴力所致　　(3) 间接暴力打击前胸，后肋骨折。打击后胸前肋骨折

图 3-75　引起肋骨骨折的几种原因

在肋骨骨折发生中可有：①单处骨折，为一根肋骨上只有一处骨折；②双处骨折，为肋骨两处折断者；③多根肋骨双处骨折时，可使该处胸廓失去支持，吸气时胸内负压增加而向内凹陷，呼气时胸腔压力增高而向外凸出，恰与正常呼吸相反，称为"反常呼吸"。

肋骨骨折后，因有肋间肌交叉固定，发生移位的较少。当暴力强大或作用时间较长时，骨折端可发生严重的移位，造成胸膜、肺脏损伤，出现血气胸等。临床可见：①闭合性气胸：胸膜穿破口已闭合，不再有空气进入胸膜腔。②开放性气胸：胸膜穿破口未闭合，空气仍自由进出胸膜腔（图3-76）。③张力性气胸：在胸膜伤口形成活瓣，吸气时空气从伤口进入胸膜腔，呼气时空气不能排出胸膜腔，胸膜腔内压力不断增高，对肺、纵隔的压力愈来愈大，病情危急，称为"张力性气胸"（图3-77）。若骨折断端刺破血管，可并发血胸（图3-78），严重者可合并休克，危及病人生命。在临床诊断时，一定要引起高度重视。

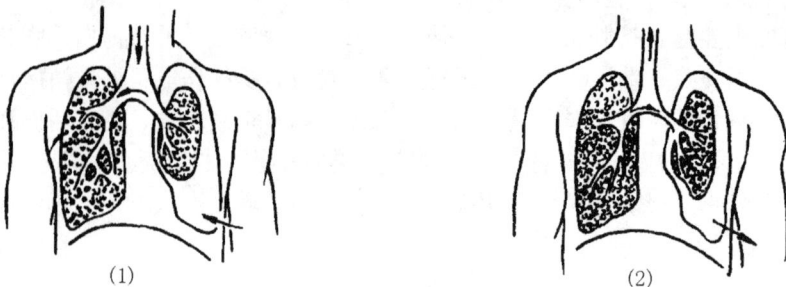

图 3-76　开放性气胸的病理变化

【诊断要点】

伤后局部肿胀、疼痛，有血肿或瘀斑。咳嗽、喷嚏、深呼吸或躯干转动时疼痛加重。病人多能指出骨折部位，检查时骨折处有压痛或畸形，有时可扪及骨擦音。双手分别置于胸骨

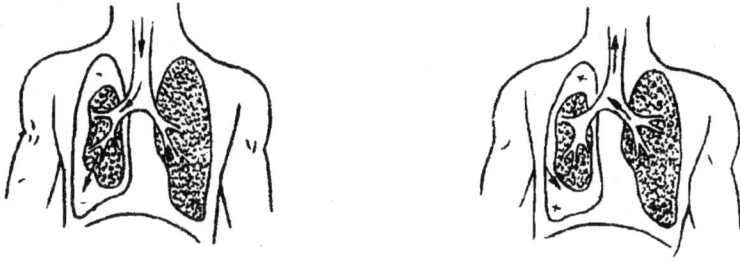

图 3-77 张力性气胸的病理变化

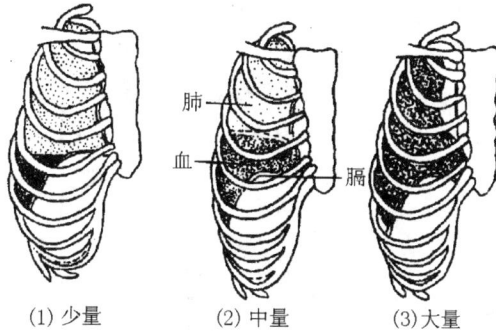

(1) 少量　　(2) 中量　　(3) 大量

图 3-78 血胸

和胸椎，前后挤压胸廓，或左右挤压胸廓，均能引起骨折处疼痛加剧，称为胸廓挤压征阳性，是诊断的主要体征之一。

多根双处肋骨骨折时，可出现反常呼吸，影响呼吸和循环功能，出现呼吸困难、紫绀，甚至休克等症状。若并发闭合性气胸时，可出现胸闷、气促等症。检查伤侧呼吸运动减弱，叩诊呈鼓音，呼吸音减弱或消失。开放性气胸患者，可出现呼吸困难、紫绀、血压下降，脉细数，伤侧呼吸音低微或消失，并能听到有气体出入于创口时发出的嘶嘶的声响，肺部叩诊为鼓音。病人合并张力性气胸，可产生严重的呼吸困难、紫绀和休克，有时气体由胸膜腔挤入纵隔和皮下组织，可在头、颈、胸、上肢触到皮下气肿。

并发血胸时，小量的胸膜腔积血，常无自觉症状；但大量积血可出现面色苍白、气促、紫绀、脉细数。检查时可见肋间隙饱满，叩诊呈浊音，呼吸音及语颤明显减弱，胸腔穿刺可明确诊断。血胸形成后，出血停止，称"非进行性血胸"；若破裂的血管继续出血，症状逐渐加重，则称为"进行性血胸"。

X线正、侧位照片，可确定骨折部位、根数和移位情况；还可检查有无气、血胸发生和其程度。如气胸量多时，肺可被压缩，纵隔向健侧偏移位。血胸血量少时，肋膈角消失，血胸血量大时，则全肺被液体阴影所掩盖。若出现气血胸时，则出现液平面。

【治疗方法】

对于单纯、单发的肋骨骨折，可手法整复，对位后胶布固定或宽胸壁布带固定；对于骨折端向外移位，刺破胸壁软组织和皮肤者可用清创缝合术，术后用外固定；对于骨折合并闭合性气、血胸者可胸腔穿刺行闭式引流，骨折行外固定；对于骨折合并有内脏损伤者，视损伤情况行紧急手术处理。

(一) 整复

1. 立位整复法   《证治准绳》记载："凡胸前跌出骨不得入，令患人靠实处，医人以两脚踏患人两脚，以手从胁下过背外，相叉抱住患者背后，以手于其肩掮起其胸脯，其骨自入。"应用此法时让患者站立靠墙，医生与患者相对站立，并用双足前部踏住患者的双足背部，双手通过患者腋下伸到患者背后，双手四指交叉抱于患者背后，然后双臂扛起肩部，使患者挺胸伸背，骨折端自然复位。

2. 坐位整复法   患者坐位，助手立于患者背后，用一膝顶住患者背部（助手膝部与患者骨折处等高），双手握患者两肩，膝顶手牵，使患者挺胸，医生立于患者前方，一手扶健侧，一手按住患侧，用挤按法将向外的高凸部按平。若肋骨后部骨折，助手扶住胸前，让患者挺胸，医生立于患者背后，用推按法使骨折移位得到矫正。

3. 卧位整复法   患者卧位，助手两手平按在患者的上腹部，让患者用力大限度吸气，再用力咳嗽，助手在患者咳嗽时用力向下按压上腹部，术者用拇指下按向外突起之肋骨骨折端，即可复位。若为凹陷骨折，令患者咳嗽的同时，术者双手对挤患部两侧，使下陷的骨折端复位（图3-79）。

(二) 固定

1. 宽绷带固定法   适用于患者皮肤对胶布过敏而无法作胶布固定者。患者坐位，两手叉腰，挺胸收腹，作深呼气动作，在患者深呼气状态下，用宽绷带多层环绕或多头带包扎固定，3~4天重新包扎固定，固定3~4周（图3-80）。

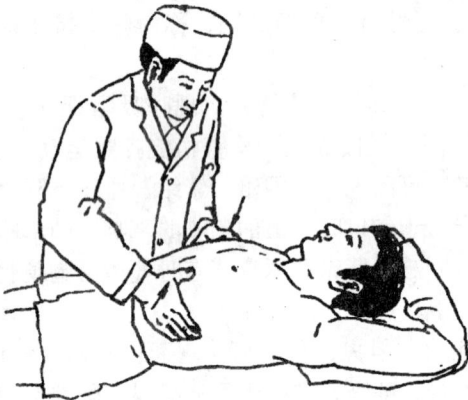

图3-79　肋骨骨折卧位整复法　　　　　图3-80　多头带或宽绷带固定

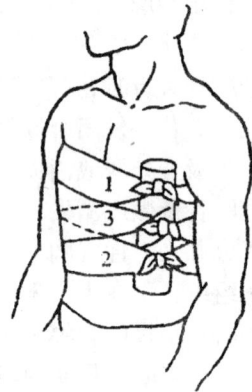

2. 胶布固定法   患者坐位，两手叉腰，在贴胶布的皮肤上涂复方安息香酊。胶布准备：每条胶布宽约7~10cm，胶布的长度约超过患者胸廓的半周长10cm。固定：嘱患者深呼气末屏气（即胸廓周长缩至最小时），然后从后向前，由下至上贴胶布固定，首先从骨折部以下第2肋、后侧超过中线5cm处粘贴，由后绕过前方跨越前正中线5cm，而后向上呈覆瓦状粘贴（每条重叠半条），以超过骨折部上2条肋骨为宜。固定时间为3~4周（图3-81）。

对多根双处的肋骨骨折必须迅速固定胸廓，可用厚敷料垫于伤处，用胶布固定，减轻局部的反常呼吸，但时间不能长，以免肺组织损伤，必要时可行手术内固定或用肋骨牵引术（图3-82）。

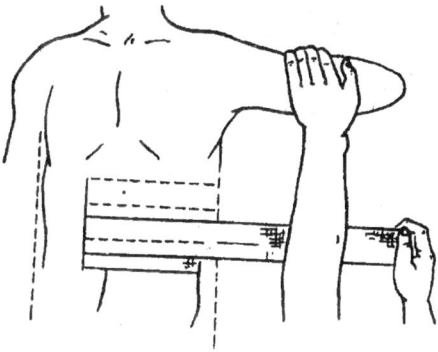

图 3-81　胶布固定法

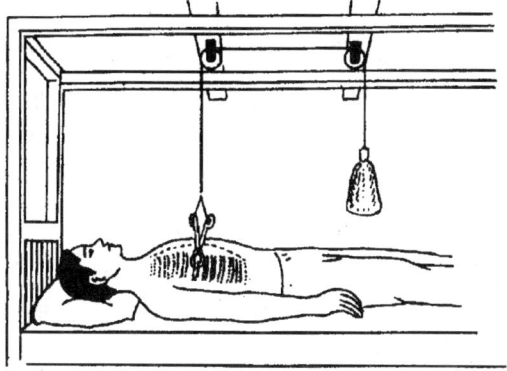

图 3-82　肋骨牵引术

（三）并发气血胸的处理

1. **气胸的处理**　少量积气者无明显症状，不需特殊处理，可在 1～2 周内自行吸收。若积气较多，有胸闷、气急存在，可自第二肋间锁骨中线处胸腔穿刺抽气。开放性气胸的治疗原则是尽快封闭伤口，转为闭合性气胸，急救时可用凡士林纱布填塞伤口并用厚棉垫加压包扎，阻止胸腔与外界空气相通。待全身情况改善后，再行清创术闭合创口或作引流术。张力性气胸急救时，可用粗针从 2～3 肋骨间锁骨中线处插入胸膜腔内，排气减压，症状缓解后插入引流管进行水封瓶引流（图 2－122）。

2. **血胸的处理**　首先应防治休克。对出血尚未停止的进行性血胸，除输血补液抗休克外，应及时请胸外科医生会诊。非进行性血胸可在损伤 12～24 小时后，行胸腔穿刺术，抽出积血，每次抽血量不能超过 1000ml，每次抽后可注入抗生素，预防感染。抽时病人出现胸痛、咳嗽不适，应停止抽吸。

（四）药物治疗

初期应活血化瘀、理气止痛。内服药可选用活血止痛汤、复元活血汤等加减。中期宜理气活血，接骨续筋，可选用接骨丹。后期胸胁隐痛者，可化瘀和伤、行气止痛，可选用柴胡疏肝散加减；气血虚弱者可用八珍汤合柴胡疏肝散加减。

（五）功能锻炼

骨折经整复固定后，轻者可下地自行活动。重症患者需卧床，取半卧位，并锻炼腹式呼吸运动。有痰时，应双手轻轻按压胸壁两侧，以固定胸壁，鼓励患者轻咳咯痰，并应用祛痰剂，待骨折处基本稳定后即可下地活动。

骨盆骨折

是由骶骨、尾骨和两侧髋骨连接而成的坚强骨环（骨盆）在强大外来暴力下发生的骨折。严重骨折常可伤及盆腔内脏器或血管神经，尤其是大量出血者，易发生休克，危及生命。

【病因病理】

骨盆两侧髋骨是由髂骨、坐骨、耻骨等共同构成，髋臼为薄弱处，易发生损伤。髋骨为下肢带骨，左右各一，在前借纤维软骨构成耻骨联合，在后与骶骨借耳状关节面相连，形成四对骨盆弓（后方的两对为负重弓；前方上下各一对约束弓），能传递重力和维持骨盆稳定性。骨折多因（直接）强大暴力引起，如被车辆碾轧或倒塌的重物挤压等。少数可因间接暴力造成，如因肌肉突然收缩发生抵止点的撕脱性骨折，或侧方挤压而发生耻骨骨折。骨盆骨折的严重性，决定于骨盆环的破坏程度及是否伴有盆腔脏器、血管、神经损伤。因此临床上可将骨盆骨折分为三型。

1．盆弓无断裂骨折　这类骨折不影响骨盆的完整性，病情轻。如耻骨一支骨折、髂前上或下棘骨折、坐骨结节骨折、骶骨骨折、尾骨骨折或脱位。

2．骨盆环单弓断裂骨折　这类骨折影响到骨盆环，但未完全失去连接，基本保持环状结构的完整。如一侧或双侧耻骨上支和下支骨折、耻骨联合分离、一侧骶髂关节脱位或一侧骶髂关节附近的髂骨骨折。

3．骨盆双弓断裂骨折　这类骨折多为强大的挤压暴力所致。由于骨折移位明显和常伴有脱位，往往导致骨盆的完整性遭到破坏，损伤盆腔内的脏器和血管、神经，产生严重后果。如一侧耻骨上、下支骨折合并同侧骶髂关节脱位或髂骨骨折；耻骨联合分离合并一侧骶髂关节脱位或髂骨骨折；骨盆环多处骨折（图3-83）。

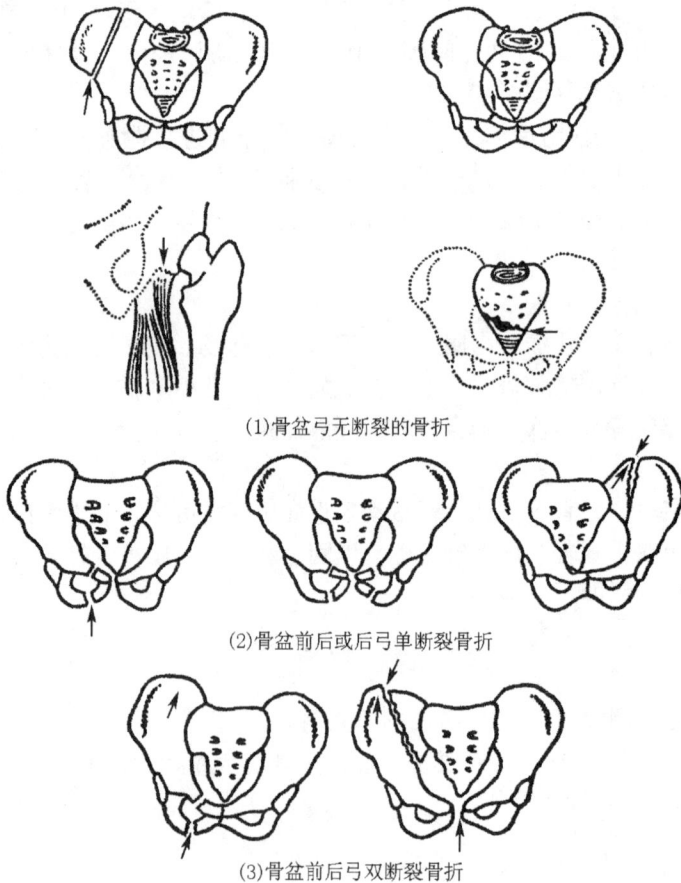

(1)骨盆弓无断裂的骨折

(2)骨盆前后或后弓单断裂骨折

(3)骨盆前后弓双断裂骨折

图3-83　骨盆骨折的分类

【诊断要点】

病人有明确的外伤史，伤后局部疼痛、肿胀、瘀斑，不能起坐、站立和翻身，下肢活动困难。损伤局部压痛明显，骨盆挤压（术者两手掌置两侧髂前上棘外侧向内对向挤压）和分离试验（术者在两侧髂前上棘处向外推压）阳性（图 2 - 26），若尾骨有压痛可进行肛门指诊检查。

X 线骨盆正、侧位像可明确骨折部位和类型。髂骨翼内旋时，其宽度变小，耻骨联合向对侧移位或耻骨支发生驾叠，闭孔变大；髂骨翼外旋时，其宽度增加，闭孔变小，耻骨联合向同侧移位或耻骨支骨折端发生分离。必要时可摄骶尾椎正侧位或骶髂关节斜位片。

骨盆骨折病人常有严重合并症：①血管损伤：出现失血性休克（严重者失血量可达 2500～4000ml），是伤后病人死亡的主要原因。②内脏损伤：可导致尿道、膀胱、直肠破裂，出现尿滴血、排尿困难、尿外渗、下腹痛、大便里急后重、腹膜刺激征等症。

【治疗方法】

骨盆骨折死亡率较高，首先应把抢救创伤性出血性休克放在第一位。对失血性休克者要迅速补充血容量，经积极抗休克治疗，休克不能纠正或合并内脏损伤者，应请专科医生会诊，及时处理。骨折可按下列方法治疗。

（一）整复

1. 骨盆弓断裂或单弓断裂的骨折　多无明显移位，一般不必整复。髂前上、下棘骨折在屈髋、屈膝位卧床休息；坐骨结节骨折有移位者，让患者侧卧，保持伸髋屈膝，使腘绳肌放松，骨折移位用按压手法复位；尾骨骨折可用肛门内复位法治疗，并将骶尾部用气垫圈保护，卧床休息。

2. 有移位的骨盆骨折　尤其是双弓断裂者，应采用手法复位。常先纵向牵引，纠正骨盆的向上移位后，再采用推挤等法（髂骨翼外旋时，耻骨联合向同侧移位或耻骨支骨折端发生分离者，用两手对挤髂骨部，使骨折复位；髂骨翼内旋时，耻骨联合向对侧移位者，用两手向外推挤分离骨盆，使骨折段复位），使骨折复位。

（二）固定

无明显移位的骨折，卧床 3～5 周即可。髂骨翼外旋、耻骨联合分离者，手法复位后可用多头带包扎或骨盆帆布兜悬吊固定，固定时间 4～6 周（图 2-97）。骨盆向上移位者，应采用患侧下肢皮肤牵引。向上移位超过 2cm 者，应用股骨髁上或胫骨结节骨牵引，牵引重量为体重的 1/7～1/5，牵引时间需 6～8 周。

（三）练功

未损伤骨盆后部负重弓者，伤后第一周练习下肢肌肉收缩及踝关节屈伸活动，伤后第二周练习髋、膝关节伸屈活动。第三周后扶拐下地活动。如骨盆后部负重弓损伤者，固定牵引期间应加强下肢肌肉收缩锻炼及踝关节活动，解除固定牵引后，即可下床扶拐站立和练习步行。

（四）药物治疗

由于骨盆骨折合并症多，对全身影响较大，故药物治疗很重要。早期如因出血过多而引起休克时，可在补液、输血抗休克治疗的同时，用独参汤加附子、炮姜，冲服三七粉或云南白药。若局部肿胀疼痛严重者，应活血化瘀、消肿止痛，可选用复元活血汤或活血止痛汤。如伤后胃肠气滞、腹胀纳呆、呕吐、二便不通者，治宜活血顺气、通经止痛，可选用顺气活血汤或大成汤。如伤后小便不利，黄赤刺痛，小腹胀满，口渴发热等，治宜清热泻火，利水通淋，可选用导赤散合八正散加减。中期以续筋接骨为主，内服接骨丹。后期宜补肝肾、养气血、舒筋活络为主，可选用生血补髓汤、舒筋活血汤。

第四章 脱 位

凡因损伤或疾病造成骨关节面相对正常位置发生改变，出现功能障碍者称为脱位。多发生在人体活动范围较大的关节，临床以肩、肘、髋及颞颌关节脱位较为常见，也可出现在诸小关节部位，又称脱臼、出臼、骨错等。患者以青壮年男性为多，儿童与老年人较少见。

（一）脱位的病因

1. **外因** 关节脱位多由直接或间接暴力所致，其中以间接（传达、杠杆、扭转）暴力更常见，如跌仆、挤压、扭转、冲撞、坠堕等损伤。只要外力达到一定程度，超过关节所能承受的压力，就能造成骨关节面相对位置发生改变，从而引起脱位。暴力方向不同，引起关节脱位的类型也不同。

2. **内因** 关节脱位与年龄、性别、职业、体质及关节本身的病变等有着密切关系。如年老体衰，肝肾亏损，筋肉松弛者易发生颞颌关节脱位；小儿因关节韧带发育不健全易发生桡骨头半脱位。由于工作、活动环境差异，成年人脱位多于儿童，男性多于女性，体力劳动者多于脑力劳动者。此外关节先天性发育不良，体质虚弱，关节囊周围韧带松弛者，较易发生脱位。关节本身病变（如化脓或结核）可引起病理性脱位。

关节脱位还与关节解剖特点有关，如肩关节因肱骨头大、关节盂小而浅，加之关节活动范围大，在外力作用下容易发生脱位。

关节脱位时，必伴有轻重不同的关节周围韧带、肌腱和肌肉扭挫撕裂伤，关节囊也往往破裂，局部形成血肿，有时伴有血管、神经损伤，骨端关节面或关节盂边缘部骨折。若暴力强大，可造成开放性脱位。由于人是一个有机的整体，因此脱位不仅是局部病变，而且对整个机体都可产生广泛影响，因而可出现不同程度的伤气血、伤经络等病理变化。

（二）脱位分类

关节脱位可从以下几个方面进行分类，各有一定的临床意义。

1. **按脱位的原因分**

（1）**外伤性脱位** 又叫创伤性脱位，是由明显的直接暴力或间接暴力等外力作用而引起的脱位。临床上最为常见，这是本书讨论的重点。

（2）**病理性脱位** 是关节本身病变，其结构被病变破坏而产生的脱位。临床上常见的有化脓性关节炎、关节结核等疾病，使关节破坏，关节囊韧带松弛，关节稳定性遭到破坏，轻微外力，或无明显外伤史，即可发生脱位。

（3）**先天性脱位** 是由先天性骨关节发育不良而发生的脱位，如先天性髋关节脱位。

2．按脱位的时间分

（1）新鲜脱位　脱位时间在 2～3 周以内者。

（2）陈旧性脱位　脱位时间超过 2～3 周者。

（3）习惯性脱位　多次反复发生脱位者。

3．按脱位的程度分

（1）完全脱位　组成关节的各骨端关节面完全脱出，互不接触。

（2）不完全脱位　组成关节的各骨端关节部分脱出。

（3）单纯性脱位　无合并症的脱位。

（4）复杂性脱位　脱位合并骨折或神经、血管、内脏损伤者。

4．按脱位的方向分　可分为前脱位、后脱位、上脱位、下脱位及中心性脱位。四肢及颞颌关节脱位以远端骨端移位方向为准，脊柱脱位则以上段椎体移位方向而定。

5．按脱位是否有创口与外界相通分

（1）开放性脱位　即局部有创口与关节腔相通。

（2）闭合性脱位　关节腔不与外界相通。

（三）脱位的诊断

1．一般症状

（1）疼痛和压痛　关节脱位时，关节囊和关节周围的软组织往往有撕裂伤，因而局部出现不同程度的疼痛，活动时疼痛加剧。单纯关节脱位的压痛一般较广泛，不像骨折的压痛点明显。如肩关节前脱位，不但肩峰下有压痛，而且肩关节前方也有压痛。

（2）肿胀　关节脱位时，关节周围软组织损伤，血管破裂，筋肉出血，组织液渗出，充满关节囊内外，因而在短时间内出现肿胀。若血管裂伤则出血较多，形成血肿。一般单纯性关节脱位，肿胀多不严重，且较局限；若合并骨折时多有严重肿胀，伴有皮下瘀斑，甚至出现张力性水泡。

（3）功能障碍　由于暴力致使关节脱位，引起关节面相对位置失常，关节周围肌肉损伤，出现反射性肌肉痉挛，造成脱位关节活动功能障碍。

2．特殊体征

（1）关节畸形　关节脱位后，骨端关节面脱离了正常位置，关节骨性标志的正常关系发生改变，原来的负重轴线遭到破坏，与健侧对比不相对称，则出现畸形。如肩关节脱位时呈方肩畸形，髋关节后脱位时，患肢呈屈曲、内收、内旋畸形。

（2）关节盂空虚　关节完全脱位后，由于关节头脱离了关节窝，造成关节盂空虚。表浅关节比较容易摸清，如肩关节脱位时，肩峰下关节盂空虚，摸之有凹陷。

（3）弹性固定　脱位后，关节周围未离断的筋肉痉挛，将脱位后的骨端保持在特殊位置上，远端肢体被动活动时，虽可稍微活动，但有弹性阻力，去除外力后，关节又回复到原来的特殊位置，这种情况称为弹性固定。如肘关节后脱位，呈弹性固定在 45°左右的半屈曲位。

3．X 线摄片检查　应常规拍摄 X 线片，进一步明确脱位方向和类型及程度，并排除骨折等，从而明确诊断和鉴别诊断，并指导治疗。脊柱脱位可增加 CT、MRI 等检查。

4．诊断要点　根据病史（有明确外伤史）、一般症状和特殊体征，就能作出临床初步诊断。但为了明确诊断和便于治疗，尚需常规行 X 线摄片检查。

（四）脱位的并发症

关节脱位的并发症是指组成关节的骨端移位引起的其它组织损伤。并发症有早期并发症和晚期并发症两种。早期并发症是指与脱位同时发生的损伤。这种并发症若能及时发现，采取有效措施处理，则预后较好。晚期并发症是在脱位当时尚未发现并发症的症状和体征，而在脱位整复以后逐渐发生的病症，其治疗很难达到满意程度。所以对早期并发症应早期发现、及时治疗为主，而对晚期并发症应积极预防为主。

1．早期并发症

（1）骨折 多发生于关节邻近的骨端或关节盂的边缘。一般来说大多数骨折块不大，脱位整复后骨折亦可随之复位。此外脱位过程中，还可以并发其它类型的骨折，如肩关节脱位并发肱骨外科颈骨折，髋关节脱位并发股骨干骨折等，这种类型常在关节脱位整复后再处理骨折。

（2）血管损伤 一般多因压迫或牵拉所致。牵拉的暴力较大可导致血管撕裂，引起广泛性出血；骨端移位压迫动静脉，造成血管挫伤。大静脉损伤时，脱位以下肢肿胀较甚。大动脉损伤，则引起患肢远端的血运障碍，动脉搏动消失，若不及时有效处理，患肢可发生缺血坏死。如肩关节的前脱位、肘关节后脱位可分别引起腋动脉、肱动脉挫伤，但随着关节的复位多能逐渐恢复。若复位成功后，肢体血运仍无改善，或发生大血管破裂者，应作急症手术探查，或手术修补。若是伴有动脉硬化症的老年患者，可因动脉挫伤而致血栓形成，影响患肢血液循环。辨证内服活血祛瘀中药，可促进血循，预防血栓形成。

（3）神经损伤 多为脱位的骨端压迫或牵拉所致。如肩关节脱位时腋神经被肱骨头牵拉或压迫，这种神经损伤，一般在关节复位以后，随着压迫或牵拉因素解除，可在3个月左右功能逐渐恢复，不必手术治疗。若能证明关节脱位时神经已经完全断裂者，应早期施行神经吻合手术。

（4）感染 开放性脱位如不及时清创或清创不彻底，可引起关节与创口化脓性感染，或发生特异性感染，如破伤风、气性坏疽等，严重者可危及生命，应特别注意预防。

2．晚期并发症

（1）关节僵硬 由于关节内、外血肿机化后形成关节内滑膜反折等处粘连，关节周围组织粘连或瘢痕挛缩，导致关节运动严重受限，甚者僵硬不能屈伸活动。多见于老年患者，因长期固定或不注意患肢功能锻炼所致。

（2）骨的缺血性坏死 主要原因是脱位时损伤了关节囊和关节内、外的韧带，破坏了骨的血液供应，导致骨缺血性坏死，多在伤后6～12个月出现，将会遗留关节的疼痛和活动功能障碍。常见的缺血性坏死部位有股骨头、腕舟骨、距骨等。

（3）骨化性肌炎 脱位时损伤了关节附近的骨膜，并与周围血肿相沟通，随着血肿机化和骨样组织形成，可引起骨化性肌炎。尤其是严重损伤或在关节作强烈被动屈伸活动时，更易引起骨膜下血肿扩散，形成广泛的骨化性肌炎。最好发的部位是肘关节，其次是膝和肩等关节。

（4）创伤性关节炎 为脱位时关节软骨面受到损伤，造成关节面不平整，或整复不当，关节面之间关系未完全复原所致。当活动、负重时，关节面不断遭受磨压，引起退行性变与骨端边缘骨质增生，产生创伤性关节炎。常见于下肢负重的髋、膝、踝关节。

（五）脱位的治疗

1. 新鲜外伤性关节脱位的治疗

（1）治疗原则

①明确诊断：对有明显外伤史，具有关节脱位症状及体征的患者，应仔细检查，摄 X 线片，尽快加以确诊。

②及早治疗：对脱位的治疗，在全身情况允许下，采用手法整复，越早越好。不仅能减少患者的痛苦，而且复位也容易成功。但当患者有休克的情况时，不应置患者生命不顾而急于手法复位。

③巧妙复位：手法复位，应充分利用解剖特点和生物力学原理，灵巧施行，切忌动作粗暴，以免加重损伤。

④先复位后正骨：一般来说，脱位合并骨折者，先整复脱位，骨折可随之复位成功。即使脱位合并骨干骨折，也宜先处理脱位，再整复骨折。

（2）整复方法　脱位整复的手法最常使用的有牵引、旋转、屈伸、端提挤按等，利用杠杆原理将脱位的骨端通过关节囊破裂口送回原位，并结合理筋手法，按摩推拿，理顺筋络，从而达到解剖复位。

①牵引复位：通过医者与助手对抗牵引达到脱位复位成功。在牵引过程中应顺势牵引，用力要稳妥，切忌强扭猛拉。

②原路返回：根据造成关节脱位的病理改变，使脱出的骨端沿原路返回。例如肘关节后方脱位，是当肘关节在过伸位时尺骨鹰嘴向肱骨髁部冲击，而造成尺骨喙突滑过肱骨滑车，脱向后方。因此复位手法，应先伸直肘关节，使其过伸，向远端牵拉，使尺骨喙突越过肱骨滑车，在保持牵引的情况下，屈肘即可复位。

③杠杆复位：利用杠杆原理，以脱位肢体的远端为力点，脱位关节囊为支点，通过旋转、内收、外展或伸屈等活动，拉松阻碍骨端复位的肌群，使脱位的骨端回纳并恢复关节面的正常关系。应用此法时，切忌用力粗暴，以免引起骨折和加重关节囊损伤。

多数新鲜脱位，通过手法可获得复位，若脱位不能闭合复位者，可视实际情况考虑手术复位。

手术复位的适应症有：多次手法复位失败者；复杂性脱位，须行血管、神经探查者；脱位并发骨折，骨折片潜入关节腔内；脱位并发较大骨折，肌腱、韧带断裂复位成功后可能产生关节不稳定者；开放性脱位需要手术清创者，可在清创同时切开复位。

（3）合理固定　脱位整复后，应将伤肢固定在功能位，或关节稳定的位置，使损伤组织迅速修复，并可防止发生习惯性脱位和骨化性肌炎。临床上常用绷带、三角巾、夹板、托板等固定。固定时间一般为 2~3 周，可根据损伤程度和患者年龄等具体情况而确定。

（4）功能锻炼　脱位复位后即可作患肢未固定关节的主动运动和损伤关节周围肌肉的舒缩运动。解除固定后逐步锻炼受伤关节的活动。功能锻炼必须循序渐进，持之以恒，才能达到治疗的目的。

（5）药物治疗　关节脱位时，关节周围的筋肉都有不同程度的损伤，所以在复位后，病以伤筋为重，治以疗筋为主，某些脱位合并骨折，则治应筋骨并重。脱位的内外用药，首先必须活血化瘀，然后和营生新，并根据伤筋或伤骨的主次，给予续筋或接骨治疗。临床药物治疗一般按早、中、后三期进行辨证论治：

初期：伤后1~2周内，关节周围的筋肉与络脉受损，经络受阻，气血不得畅通，肿痛明显，故以活血化瘀为主，佐以行气止痛。内服药可选用舒筋活血汤、肢伤一方、活血止痛汤、云南白药等。外用药可选用活血散、双柏散、消瘀止痛膏、定痛膏等。

中期：伤后2~3周，此期疼痛瘀肿虽消而未尽，筋骨尚未修复，故应以和营生新、续筋接骨为主。内服药选用壮筋养血汤、跌打养营汤、续骨活血汤、肢伤二方等；外用药可选用活血散、接骨续筋药膏、舒筋活络药膏等。

后期：损伤3周以后，亦即解除固定之后，筋骨续连，肿痛消退，但因筋骨损伤，内动肝肾，气血亏损，体质虚弱，故应养气血、补肝肾、壮筋骨。内服方可选用补肾壮筋汤、壮筋养血汤、生血补髓汤、肢伤三方等。后期合并风寒湿，可选用独活寄生汤，外治以熏洗为主，可选用五加皮汤、海桐皮汤、上肢损伤洗方、下肢损伤洗方等。

2. 陈旧性外伤性关节脱位的治疗　关节脱位后，因诊治延误时间超过3周以上者属陈旧性关节脱位。脱位日久，由于关节囊内、外血肿机化，疤痕组织形成，关节粘连，关节周围肌肉、韧带挛缩，而造成手法整复困难。所以临证时应根据患者的年龄、脱位的时间、临床表现及解剖特点，严格依据手法整复的适应症与禁忌症来选择治疗方法。

（1）闭合性整复的适应症　脱位3个月以内的青壮年患者，关节有一定的活动范围，无骨折、神经损伤、骨质疏松与创伤性关节炎等合并症。

（2）闭合性整复的禁忌症　年老体弱，有高血压、心脏病、恶性肿瘤等；脱位时间超过3个月；脱位关节活动度极小且异常僵硬者；伴有骨折，神经、血管损伤及感染等严重并发症；关节内外广泛钙化骨化者。

（3）闭合整复前的准备

①详细了解患者的全身情况，充分估计患者能否耐受麻醉和手法整复的刺激。

②仔细检查患肢局部情况，判断手法整复成功的可能性。

③认真分析X线片，明确其病理变化，为选择手法和给手法操作提供依据。

④加强关节运动，应以主动和被动功能锻炼相结合，不断加大关节活动范围，为手法整复创造条件。若脱位时间较长，关节活动范围小，肌肉发达丰厚或软组织挛缩较明显，需要采用持续性牵引，一般成人可采用骨骼牵引，儿童可用皮肤牵引。待关节周围组织松弛、粘连松解后，再行手法复位。

⑤中药煎汤熏洗并辅以按摩推拿患部，使局部软组织的挛缩逐渐松弛，粘连逐渐松解，以增加手法整复成功的可能性。推拿时手法宜轻柔。

⑥研究制订治疗方案及复位操作步骤，充分估计术中可能出现的并发症，并拟定相应的预防措施。

（4）闭合整复操作步骤

①充分麻醉：陈旧性关节脱位在充分有效麻醉下，施行手法整复，若麻醉效果差，不但加重患者疼痛，而且给整复带来较大困难。

②松解粘连：是脱位整复成功与否的关键，在术前加大关节活动，舒筋解凝基础上，术中继续给予被动活动，根据关节原有活动范围，充分进行旋转、拔伸，使受伤关节屈、伸、内收、外展、旋转等功能恢复到正常范围，或接近正常范围。施行手法松解粘连时，用力由轻到重，活动范围由小到大，动作要稳健有力，缓慢而轻柔，反复摇晃，直至患部在各个方向的活动都已灵活，关节周围软组织的粘连得以充分松解为止。

③整复脱位：经前述手法操作后，根据不同关节、脱位类型，选用适当的复位方法。在整复脱位时，按选定的手法操作步骤试行复位。若手法复位不能成功，应认真分析 X 线照片，详细检查关节周围软组织情况，尽量找到阻碍复位原因，并给予解除。临床上，阻碍复位的原因多为部分粘连尚未解除，应针对粘连部位，耐心手法剥离，切不可粗暴操作，勉强复位，以免造成血管、神经损伤，甚至发生骨折。若手法整复失败，应考虑改用手术治疗。

（5）固定与练功　固定时间一般较新鲜脱位长，并应加强功能锻炼，同时配合局部熏洗、按摩、理疗等，促使功能活动恢复。

3．习惯性脱位　轻者闭合复位，适当延长固定时间，尽量固定稳固。重者手术治疗。

4．开放性脱位

（1）彻底清创后复位。

（2）严密修补缝合，创口引流。

（3）合并关节内骨折时应予复位、固定。

（4）合理应用抗生素。

颞颌关节脱位

颞颌关节脱位也称下颌关节脱位，俗称吊下巴。好发于老年人及身体虚弱者。

【病因病理】

颞颌关节是由下颌骨的髁状突和颞骨的颞颌关节凹构成，其周围有关节囊包绕，囊的侧壁为韧带加强，但前壁较松弛薄弱，没有韧带加强。张口时髁状突向前滑至关节结节之上，为不稳定的位置。当过度张口，如大笑、打呵欠、拔牙等时，髁状突经前壁向前滑到关节结节的前方，形成颞颌关节前脱位。或因下颌部遭受侧方暴力打击，也可发生脱位。

脱位多次发生为习惯性脱位；按一侧或两侧脱位，可分为单侧脱位和双侧脱位；按脱位后下颌骨的髁状突在颞颌关节凹的前方或后方，可分为前脱位和后脱位两种。临床上以前脱位多见，后脱位仅见于合并关节凹后壁严重骨折的患者。

【诊断要点】

颞颌关节脱位后立即出现口半开，不能自然张开与闭合，语言不清，吞咽困难，流涎等症状。单侧脱位时口角歪斜，下颌骨向健侧倾斜，患侧低于健侧，患侧颧弓下方可触及下颌骨髁状突，耳屏前方可触及凹陷。双侧脱位时下颌骨下垂，向前突出，双侧颧弓下方可触及下颌髁状突，两耳屏前方可触及明显凹陷，患者常以手托住下颌就诊。

【治疗方法】

颞颌关节脱位以手法整复治疗为主，特别是新鲜脱位复位较易成功。对于习惯性脱位固定时间宜长。具体治法如下：

（一）整复

（1）口腔内复位法 采用按、端、送、滑的复位手法。①患者取低坐位，头枕部及背部靠墙壁，或由助手双手固定患者头部。术者站在患者前面，用数层纱布裹住两拇指，并伸入患者口腔内，置于两侧下臼齿上，余四指在外面托住下颌体，两拇指用力往下按压，使下颌骨松动。②余指同时协调将下颌向上端。③将下颌向后往里推送。④两拇指在推送后速向两旁滑开。在听到滑入关节之响声或见患者已闭口自如时，则表示复位成功（图4-1）。

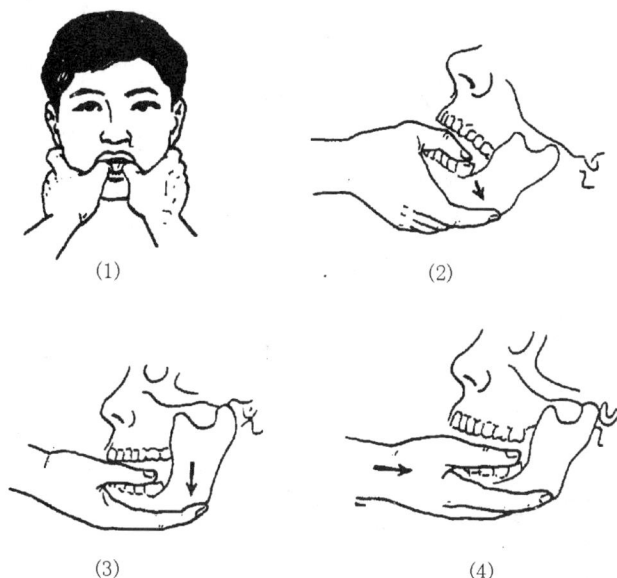

(1)　　　　　　　　　　　　(2)

(3)　　　　　　　　　　　　(4)

图 4-1 口腔内复位法

（2）口腔外复位法 术者站在患者前方，双手拇指分别置于两侧下颌体与下颌支前缘交界处，其余四指托住下颌体，然后两手拇指由轻渐重向下按压下颌骨，余四指同时用力将其向后方推送，即可听到入臼声。习惯性脱位的复位方法同新鲜脱位，但复位后必须加以妥善固定。

（二）固定

复位后，托住下颌，维持闭合位，然后用四头带（或绷带）兜住下颌，在头顶部打结固定3~5天（图4-2）。绷带固定松紧要适度，以张口1cm为准。习惯性脱位者，应适当延长固定时间，约1~2个月。

（三）功能锻炼

固定期间应嘱患者作闭口咬合动作，以增强咬肌肌力。固定期间嘱患者不要用力张口，大声说话，避免吃硬食。

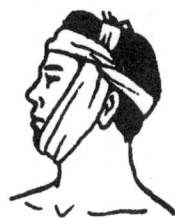

图 4-2 四头带
固定法

（四）药物治疗

复位后选用舒筋活血汤、补肾壮筋汤等加减，局部可外用红花油、按摩乳等。

肩关节脱位

肩关节脱位又称"肩肱关节脱位"，好发于20～50岁的男性，为临床最常见的关节脱位之一。

【病因病理】

肩关节肱骨头大，关节盂小而浅，约为肱骨头关节面的1/3，关节囊和韧带薄弱松弛，关节囊的前下方缺少韧带和肌肉覆盖，所以肩关节运动幅度最大，也是最容易发生脱位的部位。根据脱位后肱骨头的位置可分为前脱位和后脱位两大类，前脱位较常见，可分喙突下、盂下、锁骨下脱位三种（图4-3）；其中以喙突下脱位最多见，后脱位极少见。

跌倒时患肢外展、外旋，手掌或肘后着地，暴力沿肱骨干传至肱骨头，使肱骨头冲破较薄弱的关节囊前壁，向前滑出喙突下，形成喙突下脱位。若暴力过大，则肱骨头可被推至锁骨下形成锁骨下脱位。当上肢高举外展、外旋向下跌倒时，肱骨大结节与肩峰形成杠杆力支点，使肱骨头向前下部滑脱，成为盂下脱位。因胸大肌和肩胛下肌的牵拉，肱骨头又滑至肩前成为喙突下脱位。直接暴力多因打击或冲撞等外力直接作用于肩关节后方而引起，使肱骨头向前脱位。

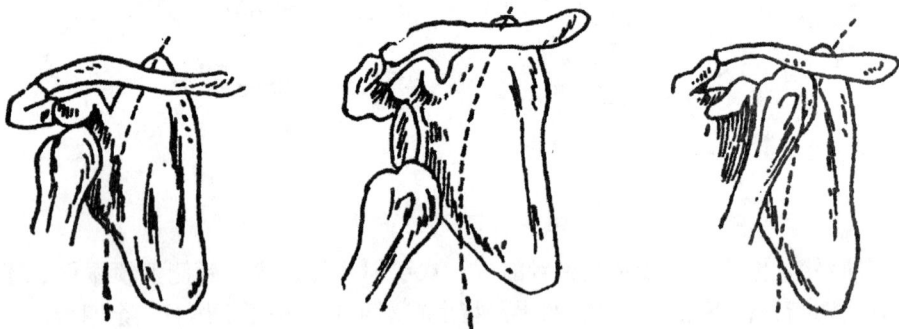

图4-3　肩关节脱位的类型

肩关节脱位的主要病理变化是关节囊撕裂和肱骨头移位，肩关节周围的软组织发生不同程度的损伤，或合并肩胛盂边缘骨折，肱骨头骨折与肱骨大结节撕脱骨折等，偶见腋神经损伤。

【诊断要点】

有明确外伤史或既往习惯性肩关节脱位史。脱位后肩部疼痛、肿胀、功能障碍，肩部失去膨隆丰满外形，形成"方肩"畸形，并弹性固定于肩外展20°～30°位，在喙突下或腋下或锁骨下可触及肱骨头。搭肩试验、直尺试验阳性。若合并肱骨大结节撕脱骨折，可见明显肿胀，青紫瘀斑，并闻及骨擦音，患者常用健手托住患肢前臂。临床上还应注意有无合并患肢血管及神经损伤。X线可明确脱位的类型及有无并发骨折。

【治疗方法】

肩关节脱位临床常用手法复位治疗。

（一）整复

1．新鲜肩关节脱位　新鲜肩关节脱位手法复位容易成功，临床上最常用方法为拔伸足蹬法，其次为牵引推拿法及拔伸托入法。

（1）拔伸足蹬法　临床上最为常用。患者仰卧，术者立于患侧，用双手握住患肢腕部，并用同侧足抵于患侧腋窝内，在肩外旋、稍外展位置沿患肢纵轴方向用力缓慢拔伸，再将患肢内收内旋，利用足跟为支点的杠杆作用，将肱骨头挤入关节盂内，当闻到入臼声，即复位成功（图4-4）。

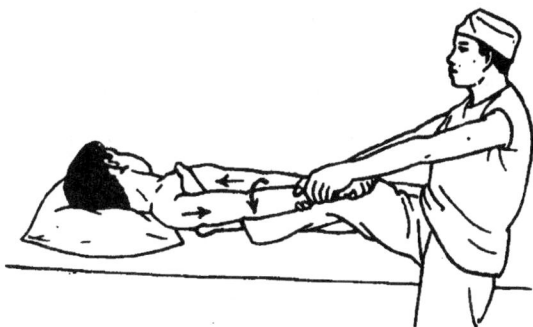

图4-4　拔伸足蹬法

（2）牵引推拿法　患者仰卧，令一助手用布带绕过患侧胸部向健侧牵引，另一助手用布带绕过患侧腋下向上向外牵引，第三助手紧握患肢腕部向下外旋牵引，并内收患肢。三助手同时协调持续牵引，一般即可复位。若不能复位，术者可用一手拇指或手掌根将肱骨头由前上向外下推入关节盂（图4-5）。

（3）拔伸托入法　患者取坐位，一助手立于患者健侧肩后用双手环抱患者上身，另一助手握患肢前臂作对抗牵引，术者立于患肩外侧，两手拇指压住肩峰，余指插入腋窝用力将肱骨头向外上方钩托，同时第二助手将患肢内收内旋位牵拉，直至肱骨头有回纳感觉，复位即完成（图4-6）。

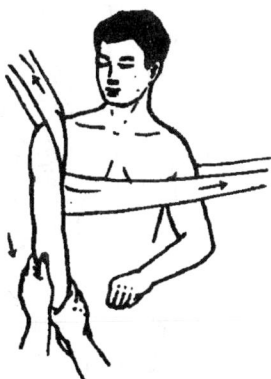

图4-5　牵引推拿法

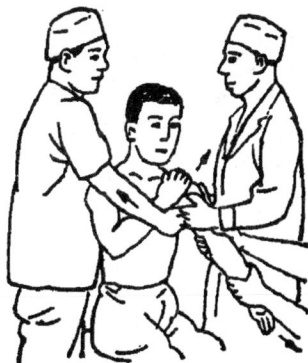

图4-6　肩关节拔伸托入法

（4）牵引回旋法　患者取坐位或卧位，术者站于患侧，以右肩关节前脱位为例，术者用右手把住患肢肘部，左手握住手腕。右手徐徐向下牵引，同时外展、外旋上臂，以松开胸大肌的紧张，使肱骨头回到关节盂的前上缘。在上臂外旋牵引位下，逐渐内收其肘部，使之与前下胸臂相连。此时肱骨头已由关节盂的前上缘向外移动，关节囊的破口逐渐张开。在上臂高度内收下，迅速内旋上臂，肱骨头便可通过扩大的关节破口滑入关节盂内，可闻及入臼声。此法应力较大，肱骨颈受到相当大的扭转力，因此，它多在其他手法失败后选用，但操作宜轻稳谨慎，若用力过猛，可引起肱骨外科颈骨折，尤其是骨质疏松的老年患者更应注意（图 4-7）。

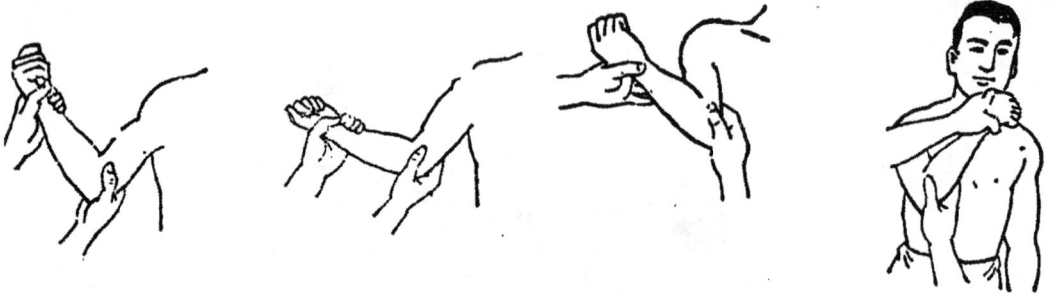

图 4-7　牵引回旋法

2．陈旧性肩关节脱位　治疗陈旧性脱位，应以手法复位为首选方法。但操作较为困难，应严格掌握适应症及禁忌症，否则处理不当还可能造成肱骨外科颈骨折、臂丛神经损伤等严重并发症。手法操作需轻柔稳健，复位前先作肩外展位骨牵引 1 周左右，配合推拿按摩手法及中药熏洗等，其后在麻醉下被动活动肩关节以松解粘连，待肩关节解凝后再用下列手法复位。

卧位杠杆复位法：在麻醉下，患者取仰卧位，一助手用宽布带套住患者胸廓向健侧牵引；第二助手立于床头，一手扶住竖立在手术台旁包有棉垫的木棍；第三助手牵引患肢外展 120°左右；术者双手环抱肱骨大结节处，在同时用力后，令第三助手在牵引下徐徐内收患肢，术者双手同时向外上方拉肱骨上端，以木棍作为杠杆支点，迫使肱骨头复位（图 4-8）。

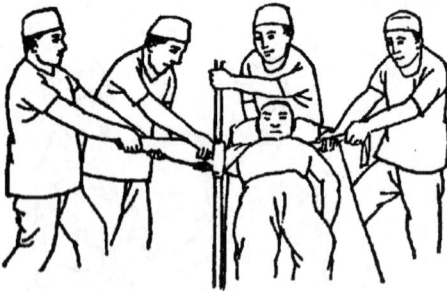

图 4-8　卧位杠杆复位法

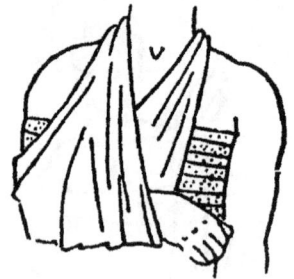

图 4-9　肩关节前脱位
整复后固定法

脱位整复成功的表现是"方肩"畸形消失，搭肩试验阴性，肩关节活动自如。X 线表现肱骨头与关节盂关系正常。

如手法复位失败可采用手术治疗。

（二）固定

复位后一般采用胸壁绷带固定，将患侧上臂保持在内收、内旋位，肘关节屈曲 60°～90°，前臂依附胸前，将纱布棉花放于腋下和肘内侧，以保护皮肤，用绷带将上臂固定在胸壁，前臂用颈腕带或三角巾悬吊胸前 2～3 周。固定时间要充分，以防习惯性脱位发生（图 4-9）。

（三）功能锻炼

固定后即令患者作手腕及手指活动，新鲜脱位 1 周后去绷带，保留三角巾悬吊前臂，开始练习肩关节前屈、后伸活动；2 周后去除三角巾，开始逐渐作肩关节各方向主动活动锻炼，如双手托头、小云手、手拉滑车、手指爬墙等。

（四）药物治疗

新鲜脱位，早期肩部瘀肿疼痛明显，治宜活血化瘀、消肿止痛，可内服舒筋活血汤、活血止痛汤等，外敷活血散、消肿止痛膏；中期肿痛减轻，宜服舒筋活血、强壮筋骨之剂，内服补肾壮筋汤、壮筋养血汤等，外敷舒筋活络药膏；后期气血虚弱者应补益气血，可内服八珍汤加菟丝子等。习惯性脱位，应补肝肾、壮筋骨，内服壮骨强筋汤等。陈旧性脱位者应加强中药内服及外洗通经活络之品，以促进关节功能恢复。

肘关节脱位

肘关节脱位是最常见的一种脱位，多发生于青壮年，儿童与老年人少见。

【病因病理】

肘关节由肱尺关节、肱桡关节与尺桡上关节构成，肘关节前后壁关节囊薄弱而松弛，侧方有坚强的尺、桡侧副韧带保护。

按脱位方向肘关节脱位可分为后脱位、前脱位、侧方脱位三种，其中后脱位最为常见，为介绍的重点。患者跌倒时肘关节伸直前臂旋后位手掌触地，外力沿尺骨纵轴上传，使肘关节过度后伸，以致鹰嘴尖端急骤撞击肱骨下端的鹰嘴窝，产生一种杠杆作用力，迫使肱骨下端冲破关节囊的前方而向前移位，同时使尺骨鹰嘴与桡骨头滑向后方，形成肘关节后脱位。由于暴力作用不同，尺骨鹰嘴和桡骨小头除向后移位外，同时可向尺侧或桡侧移位，即侧方脱位。侧方脱位较少见，而肘关节前脱位则极少见。

【诊断要点】

肘关节后脱位诊断比较容易。多有典型外伤史，肘部肿胀、疼痛、"靴状"畸形（图 4-10），弹性固定于 45°左右的半屈曲位，肘窝前饱满，可触到肱骨下端，肘后空虚凹陷，尺骨鹰嘴后突，肘后三角骨性标志关系发生改变。如为侧后方脱位，除具有后脱位的症状、体征外，可呈现肘内翻或肘外翻畸形，前臂出现内收、外展等异常活动，肘部的左右径增宽。肘关节脱位有时合并关节附近骨折，甚至并发血管、神经损伤，应注意仔细检查，认真鉴别，特别是与肱骨髁上伸直型骨折要进行区分（见前肱骨髁上骨折）。

X 线片可明确脱位类型以及有无合并骨折（图 4-11）。

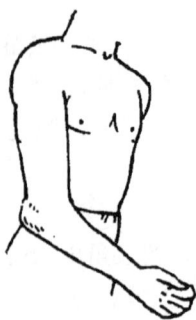
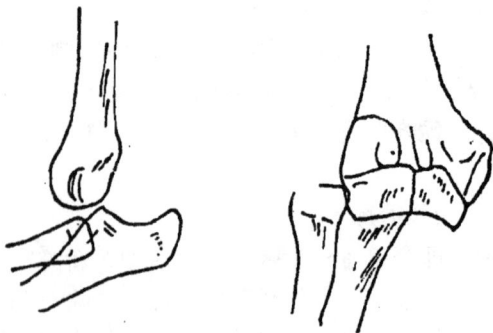

图 4-10　肘关节后脱位典型畸形　　　　图 4-11　肘关节后脱位 X 线示意图

【治疗方法】

单纯性肘关节脱位及时就诊者，可即时手法复位。脱位超过 24 小时者，或患者肌肉紧张，可选用局部或臂丛麻醉后复位，临床上最常用的是拔伸屈肘法。

（一）整复

（1）拔伸屈肘法　患者取坐位或仰卧位，助手握患肢上臂中段，术者站在患者前面，双手握其腕部，置前臂于旋后位，对抗牵引，3～5 分钟后，术者一手握腕保持牵引，另一手拇指抵住肱骨下端向后推按，余四指置于鹰嘴处向前端提，并缓慢屈曲肘关节，即可闻及入臼声，则说明脱位已整复（图 4-12）。

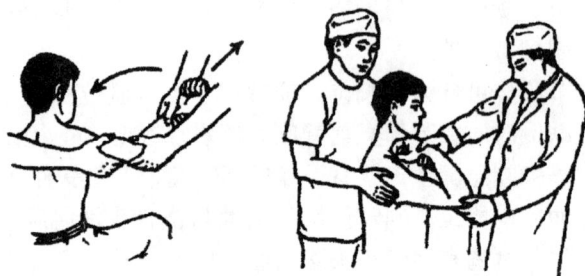

(1)坐位法

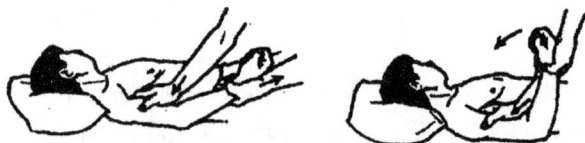

(2)卧位法

图 4-12　拔伸屈肘法

（2）膝顶牵拉屈肘复位法　患者取坐位，术者立于患侧前面，一手握前臂，另一手握住腕部，同时一足踏凳面上，以膝顶患侧肘窝内，先顺畸形拔伸，然后逐渐屈肘，有入臼声，表明复位成功（图 4-13）。

复位后肘部畸形消失，外形恢复正常，肘关节屈伸活动自如，患侧手可触及同侧肩部，肘后三角关系正常。

（二）固定

复位后，用托板或石膏托将肘关节固定于屈曲90°，2周后用三角巾悬吊。合并骨折时，骨折局部可用加压垫和小夹板、石膏托固定，固定时间2～3周。

（三）功能锻炼

固定期间可作肩、腕及手指各关节活动，去除固定后，积极锻炼肘关节的屈伸活动，以屈肘为主。严禁强力扳拉。一般2～3周后，肘关节功能即可恢复正常。

图 4-13　膝顶牵拉
屈肘复位法

（四）药物治疗

按脱位三期辨证用药，内服外用相结合。

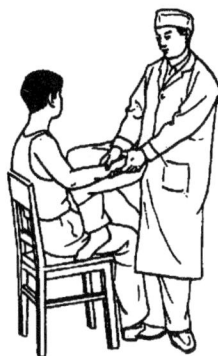

小儿桡骨头半脱位

小儿桡骨头半脱位又称"牵拉肘"，俗称"肘错环"、"肘脱环"。多发生于5岁以下幼儿，1～3岁发病率最高，是临床最常见的肘部损伤。

【病因病理】

多因患儿肘关节在伸直位，腕部受到纵向牵拉（如穿衣或行走时跌倒，上楼梯、过沟时，大人握其前臂上提）所致。机理为幼儿桡骨头发育尚不完全，头和颈直径几乎相等，环状韧带松弛，在外力作用下桡骨头被环状韧带卡住，不能回归原位，形成桡骨头半脱位。

【诊断要点】

幼儿患肢有纵向被牵拉史。发病后患儿因疼痛而啼哭，拒绝活动患臂，也怕人触动，不能握物，穿脱衣服时即啼哭不止。检查患部多无肿胀，无畸形，前臂呈旋前位，肘关节半屈曲，被动牵拉前臂或屈肘时可有疼痛，桡骨小头处压痛，上肢不能上举。X线显示肘部骨关节正常。

【治疗方法】

手法复位，疗效满意。令其家人抱患儿正坐，术者与患儿相对，以患儿右手为例，术者左手握肘，用拇指按于桡骨头外侧，另一手握腕上部，将前臂逐渐旋后，一般在旋后过程中常可复位。若仍不能复位，则可稍作牵引至旋后位，左拇指加压于桡骨头处，然后屈曲肘关节，即可听到轻微的复位声（图 4-14）。复位后患儿肘痛消失，停止哭闹，肘部活动自如，能上举取物。

复位后一般无需固定用药，但应嘱患者家人为小儿穿、脱衣服时，应多加注意，防止牵拉患肢，以免脱位再次发生，形成习惯性脱位。也可用三角巾悬吊前臂两三天。

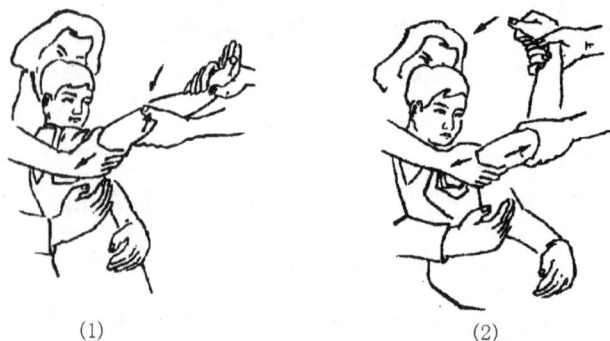

(1)   (2)

图 4-14　桡骨头半脱位手法复位

掌指关节及指间关节脱位

掌指关节及指关节脱位多在过伸位遭受外来暴力所致。临床上掌指关节以拇指掌指关节脱位为多见，其次为食指掌指关节脱位，常向掌侧脱位；而指间关节脱位，各手指的近侧或远侧指间关节均可发生，多向背侧伴侧方移位，掌侧脱位罕见。

【病因病机】

掌指关节由各掌骨头与相应近节指骨基底构成，其活动主要是屈伸，其中屈力比伸力大，伸直时有 20°～30°的侧方活动，屈曲时侧方活动微小。故关节过伸位时遭受外力（如跌倒时指端触地或打球时指端猛烈撞击），掌指关节极度背伸，掌侧关节囊被撕裂，掌骨头穿过关节囊裂口脱向掌侧皮下，近节指骨基底向背侧移位，形成掌指关节脱位。

指间关节由近节指骨滑车与远节指骨基底部构成，屈力也大于伸力，关节囊的两侧有侧副韧带加强，在关节极度过伸、扭转或侧方挤压时可造成指间关节脱位，有时伴有侧副韧带撕断裂，甚至伴有指骨基底小骨片撕脱。脱位方向大多为远节指骨向背侧移位，或侧方偏移。向掌侧移位者极少见。

【诊断要点】

（一）掌指关节脱位

有明显外伤史，伤后掌指关节肿胀、疼痛，指间关节屈曲，掌指关节过伸并弹性固定。掌面隆起，可摸到掌骨头，背侧可触及指骨基底部，手指缩短。X 线摄片可清楚地显示移位的掌骨头及近节指骨基底部。

（二）指间关节脱位

有外伤史，指间关节呈梭形、肿胀、疼痛、局部压痛、弹性固定，被动活动时疼痛加剧。若侧副韧带断裂，则出现明显的侧方活动，在背侧可摸到远节指骨滑车，掌侧可触及近节指骨基底部。X 线可确诊，并可确定是否并发指骨基底撕脱骨折。

【治疗方法】

手法复位较佳，但妥善固定也非常重要，有利于损伤早日恢复。

（一）整复

1. 掌指关节脱位整复法　术者用一手拇指与食指握住脱位手指，在过伸位顺势拔伸牵引，同时用另一手握住患侧腕部，以拇指抵于患指基底部推向远端，使脱位的指骨基底与掌骨头相对，然后向掌侧屈曲患指，即可复位（图4-15）。

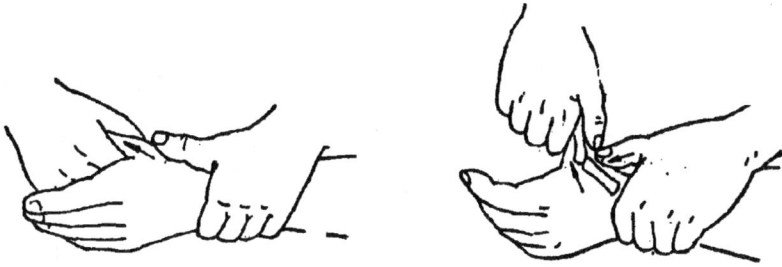

图4-15　拇指掌指关节脱位整复法

2. 指间关节脱位整复法　常采取牵引推挤复位法。患者取坐位，术者一手固定患肢掌部，另一手握伤指末节，顺势拔伸牵引，然后用拇指推指骨基底部向前，同时食指托顶指骨头向背侧，并屈曲指间关节，即可复位。

（二）固定

复位后用塑形铝板或用绷带卷垫于掌指关节与指间关节的掌侧，固定患指于轻度屈曲对掌位1~2周，指间关节整复后还可采取邻指胶布固定法。

（三）功能锻炼

早期练习除患指以外手指的活动；解除外固定后，逐步锻炼患指的主动伸屈功能活动。

（四）药物治疗

按三期辨证用药，后期尤重外洗，可用上肢损伤洗方熏洗患指，并配合按摩理筋手法，理顺筋络。

髋关节脱位

髋关节脱位在临床上仅次于肩、肘关节脱位的发生，常因强大暴力所致，多发生于男性青壮年。

【病因病理】

髋关节是典型的杵臼关节，由球形股骨头和大而深的髋臼构成。在髋关节周围有许多韧带分布，其周围还有丰厚肌肉群包绕，故引起髋关节脱位的暴力较强大。在关节囊内下方与后下方较薄弱，是易发生脱位的部位。在强大的直接暴力和间接暴力下均会引起脱位，以间接暴力多见。临床上根据股骨头所处的位置分三型：后脱位、前脱位、中心脱位，以后脱位最常见，约占髋关节脱位的2/3（图4-16）。

1. 后脱位　后脱位多因间接暴力所致。当屈髋90°，过度内收内旋髋关节，使股骨颈前缘紧抵髋臼前缘，形成杠杆支点，此时股骨头位于较薄弱的关节囊后下方，当受到来自腿与膝前及后方作用于腰背部向前的暴力作用时，可使股骨头冲破关节囊而脱出髋臼，造成后脱位。

2．前脱位　临床较少见。当髋部因外力强度外展、外旋时，大转子顶端即与髋臼上缘相接触，股骨头因受杠杆作用而被顶出髋臼，突破关节囊的前下方，而形成前脱位。如股骨头停留在耻骨上支水平，则可引起股动、静脉受压而导致血循环障碍。

3．中心脱位　多由传递暴力所致。当强大暴力作用于股骨大转子外侧，或髋关节轻度外展屈曲位时，暴力顺着股骨纵轴传递到股骨头而冲击髋臼底部，引起臼底骨折。暴力继续作用股骨头可连髋臼骨折块一同向盆腔内移位，成为中心脱位。中心脱位必然引起髋臼底骨折，骨折可块状或粉碎，严重的脱位，股骨头整个从髋臼骨折的断端间穿入盆腔，头颈部被骨折片夹住，使复位困难。但此种情况很少见。

【诊断要点】

髋关节脱位均有明显的外伤史，伤后患髋疼痛、肿胀、活动障碍。而不同类型的脱位有不同表现，严重者还可发生骨折及神经血管损伤等并发症。

1．后脱位　除上述症状外，患肢屈髋、屈膝、内收、内旋、短缩畸形，患侧臀部隆起，大转子向后上方移位，可在髂前上棘、坐骨结节连线后方扪及股骨头。伤膝屈曲并靠在健侧大腿上呈"粘膝征"阳性（图4-16①）。粘膝征是鉴别诊断髋关节前、后脱位的重要体征。X线片可见股骨头向后上方移位。

2．前脱位　患肢除一般症状外，并呈外旋、外展稍屈髋畸形，患肢较健肢稍长。在闭孔附近或腹股沟韧带附近可扪及股骨头。伤侧膝部不能靠在对侧大腿上，即"粘膝征"阴性（图4-16②）。X线检查可见股骨头向前下方移位。

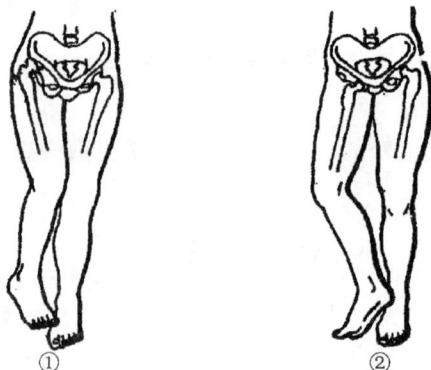

图4-16　髋关节脱位畸形

3．中心脱位　伤后患髋疼痛显著，肿胀不明显，髋关节屈伸功能丧失。移位明显的脱位有肢体缩短，内旋或外旋畸形，股骨大转子较健侧平坦或轻度内陷。若髋臼骨折形成血肿可出现腹胀、下腹痛、二便不利等症，并有患侧下腹压痛，肛门指检常在患侧有触痛和包块。X线摄片显示髋臼底骨折，股骨头突入盆腔。

【治疗方法】

新鲜脱位一般以手法闭合复位为主，临床最常用的方法为屈髋拔伸法和回旋复位法。陈旧脱位也应力争手法复位。复位前可采用腰麻或硬膜外麻甚至全麻解除患者疼痛。具体治法如下：

（一）整复

1.后脱位

（1）**屈髋拔伸法**　患者仰卧于木板床或地面上，助手用两手按压髂前上棘以固定骨盆。术者面向患者，弯腰站立，骑跨于患肢上，用双前臂、肘窝部扣在患肢腘窝部，使其屈髋屈膝各90°，顺势拔伸，使股骨头接近关节囊破裂口，在向上牵拉的同时，略将伤肢旋转，促使股骨头滑入髋臼，当感到入臼声后，再将患肢伸直，即可复位（图4-17）。

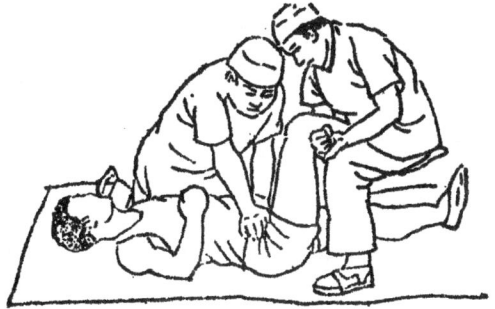

图4-17　髋关节后脱位屈髋拔伸复位法

（2）**回旋法**　患者仰卧，一助手以双手按住髂前上棘，固定骨盆。术者立于患侧，一手握住患肢踝部，另一手以肘窝提托其腘窝部，在向上提拉基础上，将大腿内收、内旋，继而使髋关节极度屈曲，使膝部贴近腹壁，然后将患肢外展、外旋，再伸直下肢，在复位中若听到或感到复位的入臼声，复位即已成功。因为此法的屈曲、外展、外旋、伸直是一连续动作，形状恰似一个问号"?"（左侧）或反问号"⸮"（右侧），故又称为划问号复位法。回旋法是利用杠杆力，采用与脱位过程相反的顺序进行复位。由于回旋法的杠杆作用力较大，施行手法时必须动作柔和，不要使用暴力，以免引起骨折或加重软组织损伤（图4-18）。

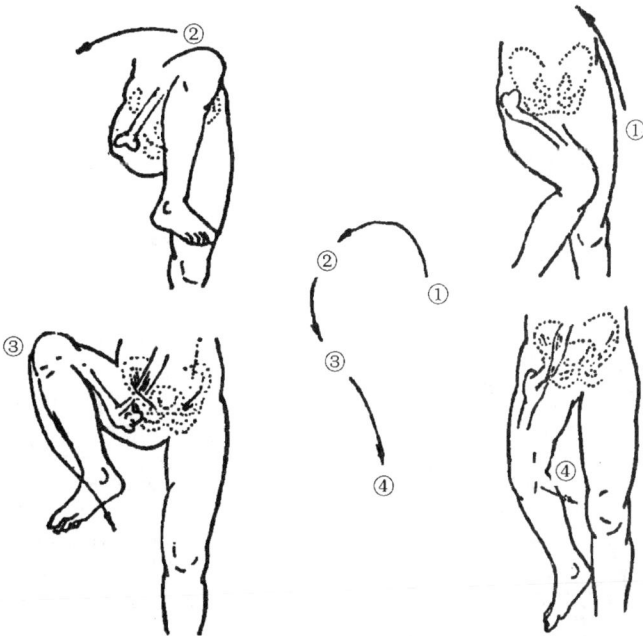

图4-18　髋关节后脱位回旋复位法

（3）**拔伸足蹬法**　患者仰卧，术者两手握患肢踝部，用一足外缘蹬于坐骨结节及腹股沟内侧（左髋脱位用左足，右髋脱位用右足），手拉足蹬，身体后仰，协同用力，两手可略将患肢旋转，即可复位（图4-19）。

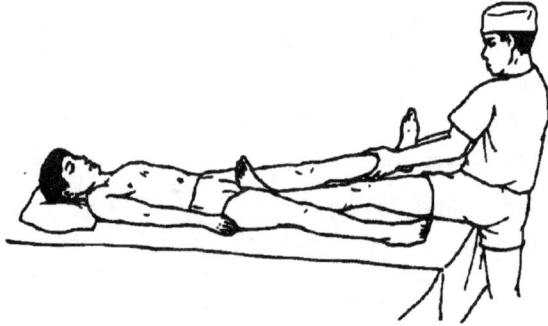

图4-19 髋关节后脱位拔伸足蹬复位法

（4）俯卧下垂法　　此法适用于肌肉较弱或松弛的患者。患者俯卧于床缘，两下肢完全置于床外，健肢由第一助手扶持，维持水平位，患肢下垂。第二助手用双手固定骨盆。术者一手握住患肢踝上部，使屈膝90°，利用患肢的重量向下牵引，在牵引过程中可轻旋患侧大腿，用另一手加压于腘窝，增加牵引力，使其复位。或取同样体位，只是固定骨盆的助手改为扶持患踝及按压小腿，术者用力向外下方推压股骨头，迫使股骨头向髋臼中心滑入而复位（图4-20）。

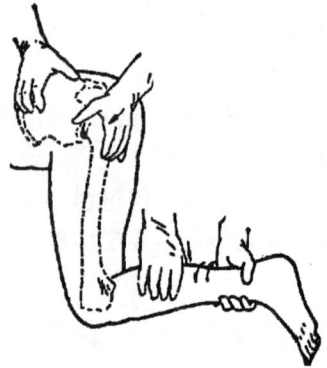

图4-20 髋关节后脱位俯卧下垂复位法

2．前脱位

（1）屈髋拔伸法　　患者仰卧于铺在地面的木板上，一助手按住双侧髂嵴固定骨盆，另一助手屈曲其膝关节并握住患肢小腿，在髋外展、外旋位渐渐向上拔伸至90°位，与此同时，术者双手环抱大腿根部，将大腿根部向后外方按压，可使股骨头回纳髋臼（图4-21）。

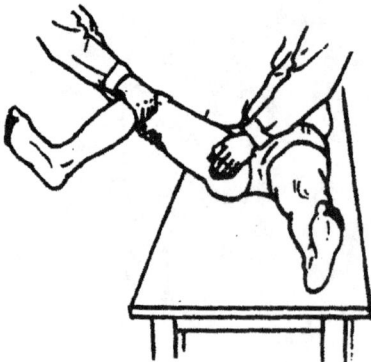

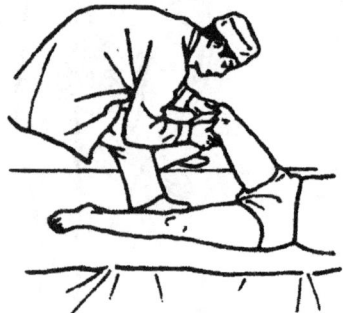

（1）屈髋拔伸　　　　　　　　　　（2）先变成后脱位，后用拔伸复位法

图4-21 髋关节前脱位屈髋拔伸复位法

（2）反回旋法　　其操作步骤与后脱位相反，先将髋关节外展、外旋，然后屈髋、屈膝，再内收、内旋，最后伸直下肢。应用此法时，原理与后脱位一样，即向脱出时畸形的相反方

向使股骨头回纳髋臼内。只是左髋脱位用反问号"ς"；右髋脱位用正问号"?"（图4-22）。

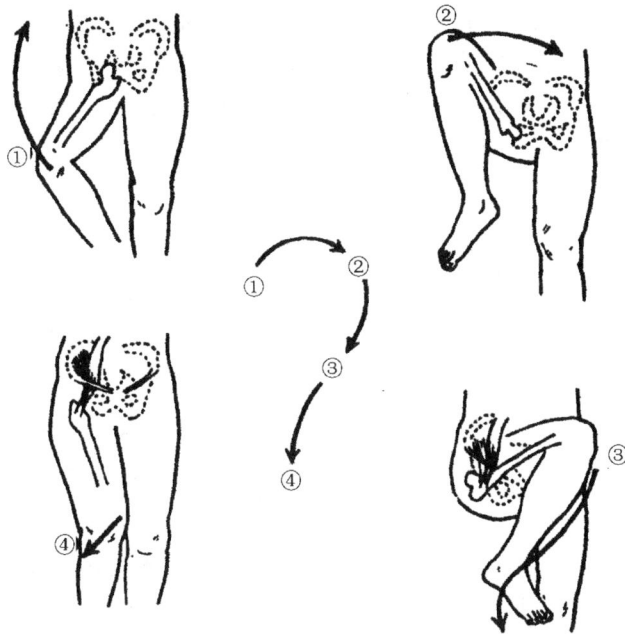

①外展、外旋　　②屈髋屈膝　　③内收、内旋　　④伸髋
图4-22　髋关节前脱位反回旋复位法

（3）侧牵复位法　患者仰卧于木板床上，一助手用两手按住髂前上棘以固定骨盆；另一助手用一宽带绕过大腿根部内侧，向外上方牵拉，术者两手分别扶住患膝及踝部，做连续屈伸患髋动作，在屈伸过程中，可慢慢内收内旋患肢，即可听到股骨头回纳髋臼声音，畸形也随之消失，为复位成功（图4-23）。

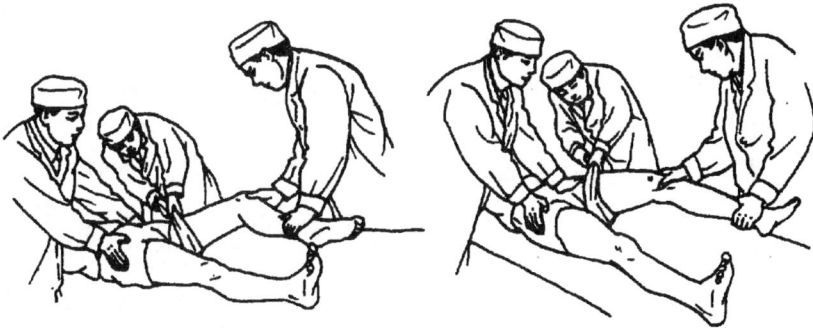

（1）仰卧拔伸　　　　　　　　　　　（2）伸屈患髋
图4-23　髋关节前脱位侧牵复位法

3．中心脱位

（1）拔伸扳拉法　适用于轻度脱位者，患者仰卧，一助手握患肢踝部，使足中立，髋外展30°位，在此位置上拔伸旋转；另一助手把住患者腋窝行反向牵引；术者立于患侧，先用

宽布带绕过患侧大腿根部，一手推骨盆向健侧，另一手抓住绕大腿根部之布带向外扳位，即可将内移的股骨头拉出。触摸大转子与健侧比较，两侧对称，即整复成功（图4-24）。

（2）骨牵引复位法　适用于股骨头突入盆腔较严重的患者。患者仰卧位，患侧用股骨髁上牵引，重量5～12kg，可逐步复位。若不成功，可同时在大转子部作前后位骨圆针贯穿，或大转子钻入一带环螺丝钉，作侧方骨牵引，重量5～7kg，在向下向外两个分力同时作用下，可将股骨头牵出（图4-25）。

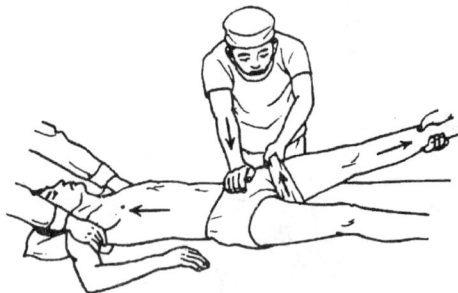

图4-24　髋关节中心脱位拔伸扳拉复位法　　　图4-25　髋关节中心性脱位双向牵引复位法

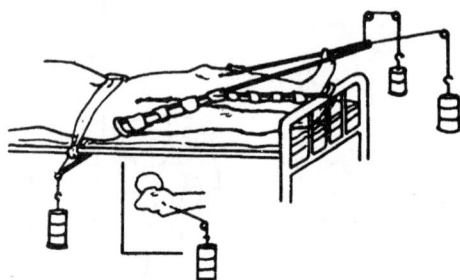

复位后应及时对患肢进行检查，成功复位时有下列表现：①患者自感疼痛消失；②双下肢恢复等长；③髋关节活动障碍消失，脱位时的畸形消失；④股骨转子顶端位于髂前上棘与坐骨结节连线上；⑤X线显示股骨头已纳入髋臼内，股骨颈内侧缘与闭孔上缘连续弧线已恢复正常。

（二）固定

复位后可采用皮肤牵引或骨牵引固定，患肢两则置沙袋或穿丁字鞋防止内、外旋，牵引重量5～7kg。

1. 后脱位　一般维持在髋外展10°～20°中立位3～4周。如合并髋臼骨折，牵引6周左右。

2. 前脱位　维持髋内旋、内收、伸直位4周左右，避免髋外展。

3. 中心脱位　中立位牵引6～8周，待髋臼骨折愈合后才考虑解除牵引。

（三）功能锻炼

整复后即可在牵引制动下进行股四头肌舒缩及踝关节功能锻炼。解除固定或牵引后，在床上先后练习被动及主动髋膝伸屈、内收、外展及内、外旋活动。以后逐步扶拐不负重锻炼。3个月后经X线片检查见股骨头供血良好，方可下地行走、练习负重等。中心脱位，床上练习可适当提早而负重锻炼应相对推迟，在4～6个月后，以减少创伤性关节炎及股骨头无菌性坏死的发生。

（四）药物治疗

按三期辨证内外用药，后期用下肢洗方熏洗。

第五章 伤 筋

第一节 概 述

　　"筋"结合现代医学解剖知识，主要是指人体的皮肤、皮下浅深筋膜、肌肉、肌腱、腱鞘、韧带、关节囊、滑膜囊、椎间盘、关节软骨盘、周围神经及血管等软组织。凡因各种暴力或慢性劳损等原因所造成筋的损伤，统称为伤筋。即相当于现代医学的软组织损伤。一般说来伤筋不一定伴有骨折、脱位或骨病。但是骨折、脱位或骨病往往都伴有不同程度的伤筋，有时骨折愈合或脱位整复后仍遗留有筋的损伤，这在临床上是比较常见的。

（一）伤筋的病因病机

　　伤筋的病因主要为外因和内因两大类，外因是指外力（直接暴力、间接暴力）伤害、劳损伤害、外感六淫之邪侵袭；内因为年龄、体质、局部解剖结构及脏腑气血等因素；还与职业工种也有密切关系。外来暴力猛烈撞击、强力扭转、牵拉、压轧、跌仆闪挫等均可引起急性伤筋。受伤后肌肉或损或断，络脉受损，气滞血瘀，轻者肿胀疼痛，重者可发生肌肉纤维部分或完全断裂，甚至合并撕脱骨折或脱位，引起肢体功能障碍，甚至可合并全身症状。急性伤筋失治和误治，迁延日久，则瘀血凝结，气血滞涩，血不荣筋，导致局部软组织变性、肥厚，甚至粘连，形成筋肉挛缩而疼痛、活动受限，转变为慢性伤筋。此外也可是慢性积劳成伤，又称慢性劳损。劳损性疾患好发于多动关节及负重关节，如腰、肩、肘部等，局部活动过度，劳伤气血，肝肾亏虚，则精血不能濡养筋骨而致手足拘挛，肢体麻木甚至痿软无力，屈伸活动不利等。

（二）伤筋的分类

　　临床上常用的分类有以下四种。

1．按受伤的性质分

　　（1）扭伤　系间接暴力使肢体和关节周围的筋膜、肌肉、韧带过度扭曲、牵拉引起的损伤或撕裂。扭伤多发生在关节及关节周围的组织，如踝关节行走在不平道路上使足内翻或外翻所引起的筋伤。

　　（2）挫伤　系直接暴力打击或冲撞肢体引起局部皮下组织、肌肉、肌腱等损伤。挫伤以直接受损部位为主，轻则局部血肿、瘀血，重则肌肉、肌腱断裂，关节错缝或血管、神经损伤，甚至脏腑损伤。如棍棒直接打击胸部所致胸壁软组织损伤。

（3）碾压伤 由于钝性物体的推移挤压与旋转挤压直接作用于肢体，造成以皮下及深部组织为主的碾挫伤或脱套损伤。其特点是肌肉组织与神经、血管俱伤，易造成局部感染与坏死。如上肢被绞入机器内即属于碾压伤。

2．**按受伤后的时间分**

（1）急性伤筋 中医称为新伤，是突然暴力造成的损伤，一般指伤后不超过2周的新鲜损伤。其特点是：一般有明显的外伤史，局部疼痛、肿胀、血肿及瘀斑、功能障碍等症状较明显。

（2）慢性伤筋 中医称陈伤、宿伤，是指新伤失治或治疗不当而形成慢性损伤。伤筋超过2周以上未愈者，即属慢性伤筋。慢性劳损而造成的伤筋也属于此类。

3．**按受伤程度分**

（1）撕裂伤 指由于扭挫、牵拉等强大外力造成筋的部分撕裂伤。一般腰部、膝部、踝部及指间关节扭伤等多属于撕裂伤。

（2）断裂伤 断裂伤的机理与撕裂伤相同。只因体质、部位及外力大小有别，而造成筋的全部断裂损伤。一般说来断裂伤外力要比撕裂伤大，可导致严重的功能障碍和明显的局部肿痛、瘀斑、畸形等临床表现。

（3）骨错缝 是指可动关节和微动关节在外力的作用下发生微细离位，也称关节骨缝错开。多因扭伤、挫伤而发生，其程度要比脱位轻，但也可引起关节功能障碍和局部疼痛、肿胀等。

4．**按受伤后皮肤有无伤口分**

（1）开放性损伤 由于外力造成肢体损伤，皮肤有伤口与外界相通，称为开放性损伤，此类损伤易感染，如切割伤。

（2）闭合性损伤 外力作用于肢体造成伤筋，但皮肤尚保持完整者称为闭合性损伤如扭伤。

（三）诊断

1．**临床表现**

（1）疼痛 急性伤筋疼痛剧烈，呈锐痛、刺痛等，局部压痛明显，拒按。挫伤积血多，呈钝痛、胀痛。慢性伤筋疼痛较缓和，为酸痛、胀痛、隐痛，压痛广泛，喜按，疼痛常与活动牵拉有关，或与天气变化密切相关。神经受损有麻木感或电灼样放射性疼痛。

（2）瘀肿 一般伤筋都有不同程度的局部肿胀。外力小，损伤程度轻，或慢性损伤，局部肿胀也就轻；外力大，损伤程度重，局部肿胀也就严重。伤后血管破裂者形成血肿，有波动感。

（3）功能障碍 由于肢体肿胀疼痛，大多会出现不同程度的功能障碍，其特点是主动活动受限，被动活动尚可。若是关节主动及被动活动均受限者，一般为损伤后肌肉、肌腱、关节囊粘连挛缩所致。若为神经系统损伤可引起支配区域感觉障碍，或肢体功能丧失。撕裂伤或断裂伤的鉴别，可检查有无超过关节正常运动范围的多余性活动来诊断。

（4）畸形 伤筋后可出现畸形，且多由肌肉、韧带断裂收缩引起。如肌肉韧带撕裂可出现收缩性隆凸，断裂缺损处有凹陷畸形。检查时应与健侧对比，仔细辨别。

一般急性伤筋大多有明显的外伤史，起病急，临床症状也较典型，诊断也比较容易，但要注意有无骨折、脱位并发症等。慢性损伤一般无明显的外伤史，起病缓慢，症状逐渐出现，且多为酸痛、胀痛、隐痛，活动后加重，或与气候有关，故要注意鉴别。

2. **检查方法** 机体受伤疑有伤筋时，必须作仔细的检查，辨明伤情，确定诊断，才能作出恰当的治疗。伤筋的检查包括望、闻、问、切诊及摸诊、量诊等，再加以 X 线检查和实验室检查，相互参证，并对伤筋的轻重、性质、类型、并发症等进行较全面分析才能作出正确诊断。以下着重介绍伤筋的局部检查、特殊检查及 X 线检查。

(1) 局部检查 它是诊断伤筋的主要方法，应注意以下几点。

①压痛：损伤局部常有压痛，压痛点往往是病灶点，检查压痛点时，常用拇指作与肌纤维方向垂直的来回滑动，这样可使压痛点更为明显，用力要由轻到重，患侧与健侧对比，从不痛点到痛点逐步寻找，压痛点大多在肌肉、肌腱、韧带的起止点。

②畸形：有无畸形和肿胀，应与健侧对比。伤筋畸形往往没有骨折、脱位明显。

③体位：因疼痛和肿胀，损伤肢体常处于某一保护性位置。如急性腰扭伤患者身体多向患侧侧屈，且用手撑腰。

④功能障碍：功能障碍往往随肿痛发展而逐步加重，而一般骨折、脱位多是伤后立即功能丧失。临床上应注意检查主动运动及被动运动，及有无超过正常运动范围的多余运动。

(2) 特殊检查 见前面伤科辨证基础。

(3) X 线检查 一般对伤筋的诊断意义不大，但可排除骨折脱位和骨病等。

伤筋的 X 线表现主要征象为：①患肢增粗、软组织厚度增加。②局部软组织密度增高。③原有组织正常层次模湖不清。④由于关节内积液、积血引起关节囊膨隆，并导致关节囊外脂肪垫间肿胀被推压移位或受压变窄。⑤皮下组织内有间质水肿而成网状结构等。

3. **伤筋并发症**

(1) 撕脱性骨折 多见于关节附近应力集中的骨突部位，由于肌腱附着点受牵拉而引起骨质撕脱。

(2) 关节失稳或脱位 由于伤筋而发生肌筋松弛，可致关节失稳。筋的撕裂或断裂伤，则关节稳定性遭到破坏，而致关节半脱位或全脱位。

(3) 血管、神经损伤 血管损伤或断裂，患肢肿胀明显，出现肢冷，皮肤苍白发绀，肢端动脉搏动减弱、消失等。神经牵拉伤、挫伤、断裂伤或受压，则其所支配区域感觉、运动障碍。

(4) 肌肉萎缩 是慢性筋伤的并发症。因为疼痛、固定导致肢体运动减少而出现废用性萎缩，神经损伤亦常见肌肉萎缩等。

(5) 关节强直 伤筋后失治、误治，引起筋的挛缩和粘连，导致关节主动、被动活动受限，出现关节强直。

(6) 损伤性骨化（骨质增生） 急性伤筋后局部出血，血肿出现骨化现象，如肘部血肿骨化。此外积累性劳损，韧带产生钙化，关节缘骨质增生，如颈项部韧带钙化、腰椎等关节骨质增生。

(7) 骨质疏松 伤筋患者若长期卧床，肢体固定或废用，可出现废用性骨质疏松。

(四) 辨证论治

伤筋的治疗，应从中医整体观念出发，正确贯彻筋骨并重（软组织与骨并重）、动静结合（固定与运动统一）、内外兼顾（局部与整体兼顾）、病证合治（辨病与辨证密切配合）的辨证治疗原则。同时还应强调治疗与预防、保健的密切结合，才能真正起到确切的疗效。在临床上具体应用可根据病情的需要，正确地选用手法、内外用药、固定、功能锻炼、针灸、封闭、理疗等其中的几种治疗方法，采用综合治疗，达到提高疗效、缩短疗程的目的，特别是在慢性伤筋的治疗中。

1. **理筋手法**　为治疗伤筋主要方法之一。

（1）**常用手法**　一般以推、拿、按、摩四法为主，并辅以捏、揉、擦、搓等手法，同时根据不同的情况还可选用拔伸牵引、摇扳等手法，从而达到舒筋活络、消肿止痛、整复错位、调整骨缝、解除痉挛、放松肌肉、松解粘连、滑利关节、散寒除痹、调和气血的作用。对感染性疾病（骨髓炎、骨结核等）、肿瘤、妊娠期、传染性皮肤病及有出血倾向的血液病患者等禁用理筋手法。

（2）**使用手法时应掌握的治疗原则**

①施术前要对病情作充分了解，必须明确诊断。对扭挫伤要了解损伤程度，有无断裂等。如有断裂则忌用手法。

②施术过程应有详细计划。先用什么手法，后用什么方法，患者的体位等，术者应心里有数。

③施行手法时指导患者密切配合，尽量放松、协作，需要时随时调整姿势、体位。

④手法操作应熟练、准确，用力轻巧适度。用力要由轻到重。对于急性损伤，局部肿胀严重的患者手法要轻，新伤常用按法以消肿止血；慢性劳损患者手法可重些，采用分筋理筋手法等，但切忌粗暴。

⑤手法操作时必须全神贯注，密切观察患者的表情，随时调整手法强度。

⑥手法操作时需熟悉局部正常解剖结构与关节生理活动范围，避免加重损伤。

⑦严格掌握手法的适应症和禁忌症。

2. **药物治疗**

（1）**内治法**　是通过内服药使局部与整体得以兼顾的一种治法。伤筋的内治法一般采用三期辨证治疗。伤筋初期气滞血瘀，肿痛剧烈时，采用攻法，治以行气活血、消肿止痛为主，代表方活血止痛汤等加减；中期患部肿痛初步消退，采用和法，治以调和营卫、舒筋活络，代表方舒筋活血汤等加减；后期气血耗损、肝肾亏虚及慢性劳损常兼夹风寒湿邪，采用补法为主，治以补益肝肾、强筋壮骨、温经通络，代表方补肾壮筋汤、麻桂温经汤加减。

（2）**外治法**　是将药物制成一定剂型，放置体表或损伤部位，使药物通过皮肤渗透发挥作用达到治疗目的一种方法。使用方法很多，有外敷、外贴、熏洗、擦剂等。一般可分为早期消瘀退肿止痛类，如消瘀止痛膏等；中期舒筋活血类，如三色敷药等；后期温经通络类，用温经通络膏等。

3. **固定治疗**　固定是治疗伤筋的方法之一，其目的是为了维持损伤治疗后的良好位置，使局部得到休息，达到减轻疼痛，加速肿胀吸收，防止损伤加重或复位后的骨错缝再移位，为伤筋的修复创造有利条件，并减少或避免并发症和后遗症的发生。一般采用绷带、纸板、托板、胶布固定，严重者如韧带、肌腱断裂伤常采用石膏固定。

固定时应注意选择适当的固定方法和用具，密切观察固定后肢体的血运情况，预防压迫性溃疡发生，适当抬高患肢，掌握固定的位置与时间（一般2～6周），指导患者积极练功，只有这样才能达到预期的治疗效果。

4．功能锻炼 又称练功疗法，是通过肢体运动的方法来防治筋伤，促使肢体功能加速恢复的一种方法。它具有活血化瘀，消肿止痛，濡养关节经络，防止肌萎缩，避免关节粘连和骨质疏松的作用。在临床应用时，必须注意辨明伤情，制定合理的练功计划，注意动作的准确性，掌握循序渐进的原则，持之以恒，坚持练功，始终贯彻动静结合的原则，才能达到预期疗效。

5．其它方法

（1）针灸治疗 伤筋可用针刺治疗，一般都"以痛为腧"，取阿是穴与循经取穴相结合，在痛点最剧烈点进针，以泻法为主，留针 10～15 分，可起到消肿止痛、舒筋活血作用。在伤筋损伤中期采用和法，平补平泻。后期及慢性伤筋，以补法为主，对症施治，以通经活络，促进血脉通畅，恢复肌肉、关节的功能，若针刺后加用艾灸，则疗效更佳。

（2）封闭疗法 封闭疗法是伤筋治疗中较常用的一种方法。它是通过局部注射药物，以达到抑制炎症的渗出，改善局部营养状况，消肿止痛等作用的一种疗法。

①常用封闭方法

压痛点封闭：是临床最常用的方法。一般在体表压痛最明显处注射，常能收到很好的局部止痛效果。

腱鞘内封闭：将药物直接注入腱鞘内，有消炎、松解粘连和缓解疼痛的作用。常用于指屈肌腱鞘炎、腱鞘囊肿等。

硬膜外封闭：将药物注入椎管硬膜外腔中以减轻炎症反应，解除或减轻对神经根的压迫和刺激，使疼痛缓解。常用于腰椎间盘突出症、腰椎椎管狭窄症等。

神经根封闭：在神经根部注射药物以缓解因神经根受压或刺激引起的疼痛。

②常用封闭药物

泼尼松龙12.5～25mg，2%盐酸普鲁卡因 2～10ml。每周 1 次，3 次为一疗程。

醋酸氢化可的松12.5～25mg，2%盐酸普鲁卡因 2～10ml。每周 2 次，3 次为一疗程。

复方当归注射液 2～6ml，2%盐酸普鲁卡因 2～10ml。隔日 1 次，10 次为一疗程。

复方丹参注射液 2～6ml，2%盐酸普鲁卡因 2～10ml。隔日 1 次，10 次为一疗程。

③封闭注意事项

严格无菌操作，防止局部感染。

注射部位要求准确，深浅适当，特别是胸背部要防止损伤内脏，严禁将药物直接注射在血管内。

选择好适当的药物和剂量，对于高血压、消化道溃疡和活动性肺结核患者禁用类固醇激素。

（3）小针刀疗法 具有松解筋肉、剥离粘连、解痉止痛、疏通气血的作用。对慢性软组织损伤和部分关节损伤所引起组织粘连的顽固性疼痛进行治疗，疗效显著。具有简、便、廉、效的特点。

（4）物理疗法 是利用各种物理刺激作用于机体，引起所需的各种反应，以调节、加强或恢复各种生理功能，影响病理过程，从而达到康复目的的一种疗法，简称理疗。它具有加速创伤愈合、减少疤痕和粘连形成、镇痛的作用，能避免或减轻并发症和后遗症。常用的有电疗法、光疗法、激光疗法、离子透入疗法、磁疗法、蜡疗法等多种，在临床应用时主要根据患者的病情，以及所具备的条件灵活选择应用。

伤筋疾病包括急性损伤和慢性损伤两大类。慢性损伤类疾病已经包括在本套教材中的针灸推拿学中，故在此仅讨论伤筋的急性损伤类疾病。但为保持本书的完整性，在有关疾病内容中附伤筋中部分常见慢性损伤类疾病，供同学参考、自学。

第二节　颈部伤筋

颈部扭挫伤

颈部扭挫伤临床以胸锁乳突肌和斜方肌上部损伤多见。青壮年发病率较高。

【病因病理】

颈部扭挫伤多因颈部突然扭转或前屈、后伸而受伤。如快速行驶的车辆骤然刹车可使人猛然前屈，继尔后伸、后仰，造成颈部肌肉、筋膜、韧带等组织损伤，严重者合并颈椎骨折或脱位，引起脊髓损伤。钝器直接打击引起颈部挫伤少见。

【诊断要点】

有明确的外伤史。伤后颈部疼痛，有负重感，转动不灵，疼痛可向肩背部放射。颈部活动受限以旋转侧屈为甚。在患处可摸到肌肉痉挛，压痛明显；局部有轻度肿胀。检查时要注意有无手臂麻痛等神经损伤症状，必要时拍X线片排除颈椎骨折及脱位。

【治疗方法】

治则是舒筋活血，消肿止痛。治疗以理筋手法较佳。

（一）理筋手法

患者正坐，术者立于背后，左手扶住患者额部，右手用拇指点按压痛点及天柱、风池、肩井等穴（图5-1）。再在患处由上而下反复推揉。随后，轻轻捏拿颈项部肌肉数次（图5-2）。点按、理筋、弹筋后再以颈部拔伸等运动关节类手法搓理结束。

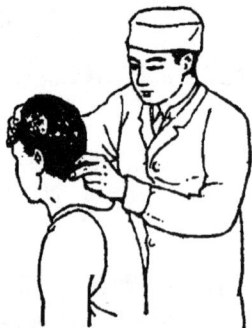

图 5-1　颈部筋伤拿捏法

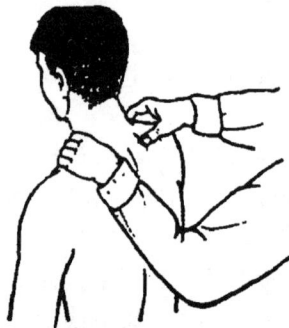

图 5-2　颈部筋伤点按法

（二）固定治疗

若损伤严重，疼痛剧烈，有神经症状者，应配合颈部牵引，配带颈托，卧床休息一周，以减轻肌肉痉挛。

（三）功能锻炼

应有意识地放松颈部肌肉，尽量保持头部正常位置，并练习颈部屈伸旋转活动。

（四）药物治疗

按伤筋内治法三期治疗。

（五）其它治疗

针灸可针刺风池、大椎、天柱、颈部夹脊穴、列缺、悬钟、合谷等穴。

第三节 胸部伤筋

胸部迸挫伤

胸部因负重迸气或受外来暴力直接作用胸壁而致胸部气血、经络及胸壁软组织损伤者，称胸部迸挫伤，前者称胸部迸伤，后者称胸部挫伤。两者皆是以胸胁部疼痛、胀闷为主症的损伤性疾患。

【病因病理】

胸部迸伤，多因屏气用力举重，搬抬重物时用力不当或姿势不良，提拉扭转，筋肉过度牵拉而产生损伤，导致气机运行失常，经络受阻，不通则痛。迸伤多以伤气为主，损伤严重者，则由气及血，产生气血两伤。

胸部挫伤，多因暴力直接作用于胸部，如挤压、拳击、跌仆等，使胸部皮肤、筋肉受挫，络脉损伤，血溢于外，瘀血停滞，产生伤血的症状。故胸部挫伤以伤血为主，但血瘀也可导致气滞，血伤及气而成气血两伤。

【诊断要点】

有明显的外伤史。有时受伤后数小时或 1～2 日后才出现胸胁部疼痛或肩背部疼痛、闷胀等症状。伤气为主呈闷痛，且走窜不定，深呼吸或大声说话可使疼痛加剧，甚至不能平卧，转侧困难。如由气及血可出现咳血、咯血，疼痛固定不移。检查无明显肿胀、瘀斑，局部无压痛点。若挫伤是以伤血为主，疼痛固定不移，呈刺痛。查体：局部肿胀，瘀斑，压痛明显。血伤及气者伴有窜痛、胸闷等。

严重损伤时应注意鉴别有无肋骨骨折；有肋骨骨折时，则胸廓挤压试验呈阳性，有骨擦音。临床上应注意有无气胸、血胸等并发症出现，X 线摄片可协助确诊。

【治疗方法】

胸部的迸挫伤均能导致气滞血瘀，故其治则为理气止痛、活血化瘀。迸伤以手法治疗为主，挫伤以中药内治为主，按伤气、伤血或气血两伤论治。可配合外用药物、手法按摩、针灸等治疗。

（一）理筋手法

1．以伤气为主，手法以摇拍法为主。患者正坐，医者先用手指点按内关、缺盆、肺俞等穴。医者再以右手握拉伤侧手指，使该手臂于外展位作由前向后或由后向前摇动 6~9 次，然后使该臂作快速上下抖动数次。并以同法施于对侧。若有胸闷、呼吸不畅者，医者用拍法用力拍击患者背部数下。

2．以伤血为主者，以揉摩手法为主。患者取卧位，医者用手掌沿肋间隙前向后施行揉摩 2~3 分钟，随后集中于痛点施行揉摩手法。

（二）功能锻炼

急性期应适当半卧位休息，鼓励患者咳嗽，作深呼吸运动，嘱患者尽量下地行走活动，作扩胸、肢体伸展运动。

（三）药物治疗

1．内服药

（1）伤气证　伤后胸胁胀闷，疼痛走窜，治宜疏肝理气止痛，方用柴胡疏肝散加减。

（2）伤血证　伤后胸胁刺痛，痛有定处，治宜活血化瘀止痛，方用血府逐瘀汤加减。

（3）气血两伤证　具有上述两型症状，治宜活血化瘀、理气止痛并重，方用柴胡疏肝散和血府逐瘀汤加减。

2．外治法　胸部挫伤局部瘀肿疼痛者，可用消瘀退肿、行气止痛类药膏外敷，常用消瘀止痛膏等。

（四）其他治疗

针灸治疗：取内关、支沟、阳陵泉等穴，用强刺激手法。

第四节　肩部伤筋

肩部扭挫伤

肩部因过度牵拉、扭捩或外力的打击、碰撞而致肩关节周围软组织的损伤，称为肩部扭挫伤。

【病因病理】

本病可发生于任何年龄，部位多在肩部上方或外侧方。间接暴力引起肩关节过度牵拉、扭捩，可引起肩部关节囊、肌腱、韧带、筋膜的损伤或撕裂。重物打击、碰撞肩部，可引起肌肉或脉络的损伤或撕裂，致使脉络破裂，气血凝滞，瘀肿疼痛。

【诊断要点】

有明显外伤史，肩部瘀肿、疼痛、活动功能障碍。挫伤部皮下常青紫、瘀肿较重；扭伤在当时多不在意，休息后开始出现症状，逐渐加重，瘀肿或不明显，但有局限性压痛。轻者一周内症状明显好转，较重者伴有组织纤维断裂或并发小的撕脱性骨折，症状迁延数周不愈。必要时可摄片排除骨折或脱位。

【治疗方法】

理筋手法效佳，但急性期手法宜轻，待疼痛缓解手法可加重，其他疗法可配合使用。

（一）理筋手法

对急性肩部扭挫伤局部肿痛较甚，或部分患者精神过度紧张，不愿接受手法治疗时，可先用药物治疗，待肿痛稍减后再做理筋手法。

1．点穴法　在患肩前后、内外寻找阿是痛点穴，予以轻揉按压，缓解疼痛。

2．推摩法　术者握住患侧手腕，另一手用推摩法从肩下推至肘，再往上推至肩，重复数次，以理顺肌筋（图 5-3）。

3．弹拨法　弹拨肩部痛点以解痉、舒筋止痛。

4．旋肩法　患者取坐位，医者立于患者身后，右手虎口托于其右腕上，医者屈肘内收带动患者屈肘，由下向肩前上举，再外旋外展后伸放下，反复数次，以促使筋肉归位（图 5-4）。

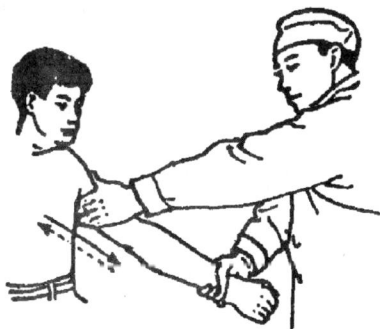

图 5-3　推摩法

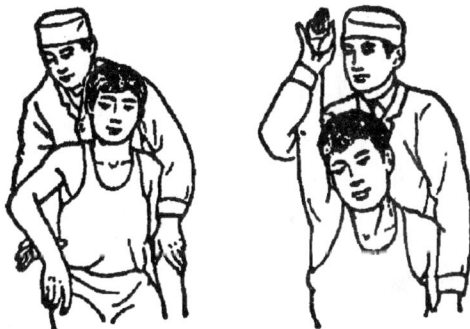

图 5-4　旋肩法

（二）固定治疗

急性期肿痛剧烈时，可用肩人字绷带包扎，再用三角巾将患肢屈肘 90°悬吊胸前，限制患肩活动 1～2 周。

（三）功能锻炼

以主动活动为主，被动活动为辅，作肩部外展、内收、前屈、后伸、旋转等活动，尽早恢复肩关节的功能。

（四）药物治疗

按伤筋三期辨证用药。

（五）其他疗法

1．针灸疗法　以肩井、肩髃、肩髎、阿是穴、天宗穴等为主穴，早期以泻法为主。

2．痛点封闭，每周一次。

3．理疗等。

第五节 肘部伤筋

肘部扭挫伤

肘部因过度扭转或受直接暴力打击而致肘关节周围软组织损伤称为肘部扭挫伤，是常见的肘关节闭合性损伤。

【病因病理】

本病多由间接暴力所致，如跌仆，失足滑倒，手掌着地，肘关节处于过度外展、伸直位置，迫使肘关节过度扭转，造成肘关节扭伤。临床上以肘关节囊、桡尺侧副韧带、环状韧带和肌腱等损伤多见。直接暴力的打击可造成肘关节挫伤。

【诊断要点】

有明显的外伤史，肘关节处于半屈伸位，肘部呈弥散性肿胀、疼痛、功能障碍。有时出现青紫瘀斑，以桡后侧明显。压痛点往往在肘关节的内后方和内侧副韧带附着部。

部分严重的肘部扭挫伤，有可能是肘关节脱位已自动复位，只有关节明显肿胀，而无脱位症状，易误诊为单纯扭伤。

严重的扭挫伤要注意与骨折区别。环状韧带的断裂常使桡骨头脱位并尺骨上段骨折，必须摄 X 线片以确诊。在儿童骨骺损伤较难区别时，可与健侧同时拍片进行对比。

【治疗方法】

理筋手法疗效较佳，可配合其他疗法治疗。

（一）理筋手法

在触摸到压痛点后，以双手掌环握肘部，轻轻按压 1～2 分钟，有疏散血肿、减轻疼痛的功效。然后以患侧为中心，用轻按摩拿捏手法，以患者有舒适感为度。

伤后即来诊治者，宜将肘关节在牵引下作一次 0°～140°的被动伸屈活动，以纠正微细的关节错位。

（二）固定方法

早期可将患肘用三角巾悬吊在肘关节屈肘 90°位；或采用屈肘石膏托外固定，限制肘部活动 2～3 周。

（三）功能锻练

早期多作手指伸屈握拳活动，两周后肿痛减轻，可逐步练习肘关节的伸屈活动。如作被动伸屈活动，必须是轻柔的、不引起明显疼痛的活动，禁止作被动粗暴的伸屈活动。

（四）药物治疗

1. 内服药　根据损伤轻重不同，选用活血化瘀、消肿止痛之药，如桃红四物汤加减。

2. 外用药　早期外敷消瘀止痛膏，后期用中药熏洗。

（五）其他疗法

1．针灸治疗，选曲池、肘髎、天井、小海等穴，强刺激手法。

2．局部封闭。

第六节　腕部伤筋

腕三角软骨损伤

腕关节的三角形纤维软骨盘受直接暴力或间接暴力作用引起的损伤叫腕三角软骨损伤。

【病因病理】

腕三角软骨是一块位于桡骨远端、尺骨切迹边缘与尺骨茎突基底部之间的纤维软骨，是腕尺侧的缓冲垫，为桡尺远侧关节的主要稳定装置，具有限制前臂过度旋转的功能。当腕关节遭受突然过度扭动、旋转暴力时，可引起腕三角软骨的损伤或破裂。

另外腕三角软骨损伤可并发于桡骨远端骨折或腕部的其它损伤中，因此腕三角软骨损伤的早期症状常被其他严重损伤掩盖。

【诊断要点】

腕部有明显外伤史。初期肿胀、疼痛局限于腕关节尺侧，腕关节活动受限，腕作伸屈、旋转动作时引起疼痛。后期肿胀基本消退，但尺骨小头部仍有微肿及压痛，酸楚乏力，握力减退，不能平举重物或用力作腕关节扭转动作，将腕关节尺偏并作纵向挤压时，可引起局部疼痛。作腕关节被动旋转活动，尺骨头向背侧移位，桡尺远端关节活动时有弹响声。

X线检查：可见桡尺远端关节间隙增宽，尺骨小头向外背侧移位。应用碘油与空气造影可显示腕三角软骨破损位置。

【治疗方法】

急性期可采用拔伸捺正法，并配合腕部制动，疗效尚可，慢性期需采用综合疗法，若非手术疗法无效时可考虑手术治疗。具体如下：

（一）理筋手法

拔伸捺正法：医者在患者前方先行适当的相对牵引，并将腕部环转摇晃2～3次，然后轻轻抚按、揉捏尺骨小头与桡骨远端的尺侧缘，使其突出处复平，再以指尖或指腹轻轻压痛点，将分离的桡尺远端关节捺正并保持稳定位置（图5-5）。

（二）固定治疗

用与腕部适宜的纸夹板或铝板将腕关节固定于功能位4～6周，后期佩戴护腕保护。

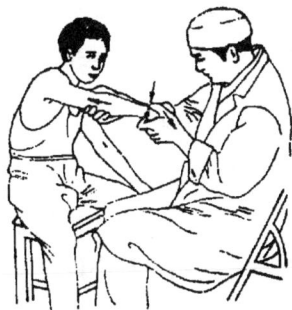
图5-5　拔伸捺正法

（三）功能锻炼

损伤早期应避免腕部旋转活动，解除外固定后在佩戴护腕时逐步加强练习腕部功能运动。

（四）药物治疗

1．内服药　初期宜祛瘀消肿、活血止痛，方用定痛和血汤加减。

2．外用药　早期外敷消瘀止痛膏，后期用海桐皮汤熏洗。

（五）其他疗法

1．针灸治疗　取阳谷、养老、阳溪、合谷、外关等穴，得气后留针20分钟，每日一次。

2．局封　用醋酸强的松龙12.5mg 加1%的普鲁卡因4ml 作尺骨茎突与桡骨远端痛点间注射，5～7天一次，三次为一疗程。

3．手术治疗　对严重影响工作和生活者，作腕三角软骨或尺骨小头切除术。

第七节　手指伤筋

指关节扭挫伤

手指指间关节及掌指关节因各种暴力而过度掌屈、背伸和扭转所导致的关节囊、侧副韧带等软组织损伤称为指关节扭挫伤。以青壮年多见。

【病因病理】

掌指关节、指间关节均有关节囊，其两侧有侧副韧带加强，限制其侧向活动。当掌指关节屈曲时，侧副韧带紧张，而指间关节的侧副韧带则在手指伸直时紧张，屈曲时松弛。因此当手指受到撞击压轧，或间接暴力而过度背伸、掌屈和扭转时均可引起损伤。如各种球类运动员，当手指受到侧向的外力冲击，迫使手指远端向侧面过度弯曲，则可引起关节囊及侧副韧带的撕裂，甚至掌指、指间关节发生错缝、脱位、骨折。

【诊断要点】

有明显外伤史。伤后患指末节剧烈疼痛，并迅速肿胀，常强直于几乎伸直位，但不能伸直，手指活动障碍。若侧副韧带损伤，可在一侧有疼痛，并有侧向活动及侧弯畸形。若指伸肌腱断裂，则手指不能主动伸直而屈曲畸形。严重者伴有撕脱骨折或脱位，为明确诊断可拍X线片。

【治疗方法】

治疗以理筋手法为主。

（一）理筋手法

术者右手拇指及食指握住患指末节向远端牵引，轻轻推揉挤压，将弯曲的患指伸直，使筋膜舒顺、关节滑利。

（二）固定治疗

对单纯扭挫伤及错缝有侧副韧带损伤的病人，可用铝板或硬纸板将患指固定于屈曲35°～45°位3～4周。对末节指伸肌腱断裂及伴有撕脱小骨折者，则将患者近侧指间关节尽量屈曲，远端指间关节过伸位固定4～6周。

（三）功能锻炼

去除外固定后，主动练习指关节的屈伸活动。

（四）药物治疗

初期宜活血祛瘀、消肿止痛，内服活血止痛汤加减，外用消肿止痛膏；后期加海桐皮汤熏洗或热敷。

第八节 髋部伤筋

髋部扭挫伤

髋部在暴力作用下导致髋部周围肌肉、韧带的撕裂、水肿等软组织损伤称为髋部扭挫伤，中医称为髋部伤筋。以青壮年为多见。

【病因病理】

由于摔跤或从高处跌落，髋关节过度外展、内收、屈曲、过伸时扭挫伤髋部周围的肌肉、韧带、关节囊等，造成组织的离断、撕裂、局部水肿，产生瘀血阻滞，脉络受损，使髋部正常功能失调出现肿、痛、功能障碍等症。

【诊断要点】

有明显的外伤史。伤后局部疼痛、肿胀、功能障碍。患肢呈保护性姿态，如跛行、拖拉步态、骨盆倾斜等。患侧腹股沟部有压痛及轻度肿胀，股骨大转子后方亦有压痛，髋关节各方向运动时均可出现疼痛加剧，偶有患肢外观变长，但X线片检查无异常发现。本病预后较好，一般2～3周可痊愈。对小儿髋部扭伤若经久不愈，髋关节功能进行性障碍，或伴有低热，则应注意与髋关节结核、股骨头骨骺炎相鉴别。

【治疗方法】

理筋手法较佳，其他疗法可配合使用。

（一）理筋手法

患者取俯卧位，临床上术者在髋部痛点采用按压揉摩、弹拨、拔伸等手法并配合髋部被动活动。对大腿内侧疼痛患者改仰卧位，伤肢屈膝屈髋，轻微旋外位。术者立于患侧，面向患髋双手拇指按压疼痛之肌肉，用分筋法左右弹拨，然后顺肌肉走行方向上下舒通数次，顺筋归位，同时将髋关节伸直，使血脉流畅，筋络舒展。

（二）固定治疗

严重的髋部扭挫伤，应嘱患者卧床休息二周，或患肢不负重，以利早日恢复。

（三）药物治疗

按伤筋内治三期辨证用药。

（四）功能锻炼

对于肌肉纤维部分断裂者，早期患肢应处于外展拉长受伤肌肉位，以防疤痕挛缩形成；后期主动加强练功，促使功能恢复。

（五）其他疗法

1. 封闭疗法　用醋酸强的松龙12.5～25mg，加1%普鲁卡因4～6ml，作痛点或闭孔神经封闭。

2. 针灸疗法　以环跳、居髎、承扶、风市、阿是穴等局部穴为主，用强刺激手法。

3. 手术疗法　对肌肉完全断裂者或有血肿形成者宜手术治疗。

4. 理疗。

第九节　膝部伤筋

膝关节是人体最大的关节，负荷量也大，它只有屈伸功能，无侧向及旋转活动，因此易受外力损伤。当膝部突然受到外力撞击，或在活动中过度外展、内收或突然扭转，以致膝部侧副韧带、交叉韧带、半月板等软组织损伤，称为膝部伤筋。

膝关节侧副韧带损伤

【病因病理】

侧副韧带位于膝关节两侧，内侧副韧带起于股骨内髁结节，上窄下宽呈扇状，与内侧半月板相连，下止于胫骨内髁的侧面；外侧副韧带起于股骨外髁结节，呈条索状，下止于腓骨小头，防止膝内翻。在膝关节伸直和完全屈曲时韧带处于紧张状态，无侧向及旋转活动。稍屈膝时侧副韧带较松弛，使膝关节有轻度的内收、外展活动，因此当膝部轻度屈曲时，膝或腿部外侧受到暴力打击或重物压迫，迫使膝关节作过度旋外、外翻动作时，可使膝内侧间隙拉宽，内侧副韧带发生扭伤或断裂。如为强大的旋转暴力，则易合并内侧半月板或前交叉韧带损伤。在少数情况下外力迫使膝关节过度内翻，可发生外侧副韧带的损伤或断裂。

【诊断要点】

多有明显外伤史，局部肿胀、疼痛，有瘀斑，压痛明显，膝关节屈伸功能障碍。内侧副韧带损伤时，压痛点在股骨内上髁；外侧副韧带损伤时，压痛点在腓骨小头或股骨外上髁。侧向试验有重要的临床意义，内侧副韧带断裂时，在膝伸直位小腿可作被动的外展活动，若该韧带部分撕裂时，则小腿不能作被动的外展活动，但膝内侧疼痛可加剧（图2-42）；外侧副韧带完全断裂时，小腿可作被动内收活动，若韧带部分撕裂时，则小腿不能被动内收而膝关节外侧疼痛加剧。若合并有半月板损伤或十字韧带损伤，膝关节出现血肿。如膝部急性严重损伤，合并半月板和前交叉韧带损伤或胫骨撕脱骨折，为"膝关节损伤三联症"。

患膝的内侧（或外侧）在局麻后置双膝关节于外翻（或内翻）位作 X 线正位摄片检查，可发现韧带损伤处关节间隙增宽，若有骨折撕脱者，可在膝关节内见有骨折。

【治疗方法】

（一）理筋手法

侧副韧带部分撕裂者，初诊即应予以屈伸膝关节一次，以纠正轻微之错位，并可以舒顺筋膜，但这种手法不可多做，以免加重损伤。急性症状消退后施行手法，则可解除粘连，恢复关节功能。具体操作是：以胫侧副韧带损伤为例，患者仰卧，伤肢伸直并旋外。医者先点按血海、阳陵泉、三阴交等穴，然后在损伤部及其上、下施以揉、摩、擦等法。新鲜损伤肿痛明显者手法宜轻，日后随着肿胀的消退，手法可逐渐加重。

（二）固定治疗

侧副韧带有部分断裂者，应固定膝关节屈曲 150°～160°位置（邻肢夹角法）。若膝关节肿胀明显可先将膝关节内血肿抽吸干净，用弹力绷带包扎，再以石膏托固定膝关节于功能位4～5周。

（三）功能锻炼

解除固定后进行膝关节屈伸锻炼。损伤轻者在第二、三日后鼓励患者作股四头肌的功能锻炼，以防止肌肉萎缩和软组织粘连。膝关节的功能锻炼对于清除关节积液有好处。

损伤后期或手术后患者，膝关节功能未完全恢复者，可作膝关节屈伸运动及肌力锻炼，如体疗的蹬车或各种导引练功法。

（四）药物治疗

1．内服药早期治宜消肿祛瘀为主，可内服三七粉，每次 3g，每日二次；或服舒筋丸，每次 1 丸，每日二次。后期治宜温经活血、壮筋活络为主，内服小活络丹，每次 5g，每日二次。

2．外用药早期局部外敷消瘀止痛膏或三色敷药；后期用四肢损伤洗方或海桐皮汤熏洗患处，洗后贴宝珍膏。

（五）其他疗法

手术疗法：侧副韧带损伤，若出现韧带断裂或合并有交叉韧带损伤，半月板损伤，一般应进行手术治疗。

膝关节交叉韧带损伤

【病因病理】

膝交叉韧带又称十字韧带，位于膝关节之中。前交叉韧带起于股骨髁间窝的外后部，向前内止于胫骨髁间隆突的前部，能限制胫骨前移位。后交叉韧带起于股骨髁间窝的内前部，向后外止于胫骨髁间隆突的后部，能限制胫骨向后移位。交叉韧带位置深，非强大暴力不易引起交叉韧带的损伤或断裂。一般单纯的膝交叉韧带损伤少见，多伴有侧副韧带及半月板的损伤。

当暴力撞击小腿上端的后方时，可使胫骨向前移位，造成前交叉韧带损伤，有时伴有胫骨髁间隆突撕脱骨折；当暴力撞击小腿上端的前方时，使胫骨向后移位，造成后交叉韧带损伤，甚者可伴有后关节囊破裂、胫骨髁间隆突撕脱骨折和外侧半月板的损伤。

【诊断要点】

交叉韧带的损伤常是复合损伤的一部分。患者自觉受伤时关节内有撕裂感，关节即觉松弛并失去稳定性。由于组织撕裂，关节内积血，可见膝关节特别肿胀，关节疼痛，功能障碍，膝关节一般呈半屈曲状态，膝关节抽屉试验呈阳性。临床上应先抽出关节腔内积血或积液，在局麻下进行检查（图 2-43）。X 线检查侧位片必须在膝屈曲 90°，用手推拉下进行摄片，并与健侧作对照。膝正位片常发现胫骨髁间隆突撕脱骨折，侧位片由于交叉韧带松弛，而多见胫骨移位。

【治疗方法】

无移位的交叉韧带损伤，可抽净积血或积液后夹板或石膏固定于膝关节功能位。对有移位的交叉韧带损伤或伴有侧副韧带、半月板损伤，可考虑手术治疗。

（一）理筋手法

膝关节交叉韧带损伤后期，有关节屈伸功能受限者，可采用手法松解粘连，恢复膝关节活动范围。

1. 拔伸归挤法　患者正坐床边，助手用双手固定伤肢大腿下端，术者一手由内侧握住小腿下端，另一手虎口拿住膝关节，用拇、食二指捏住膝关节两侧。施术时与助手同时用力相对拔伸，并内、外转动小腿，拿膝之拇、食指用力归挤（图 5-6）。

2. 拔伸屈膝法　将小腿夹于术者两腿之间，与助手相对拔伸。术者双手拇指在上，其余四指在下，合掌拿住伤膝，使膝关节逐渐尽量屈曲（图 5-7）。

3. 按摩膝部法　将伤膝拉直，用拿揉、推擦等手法按摩膝部。

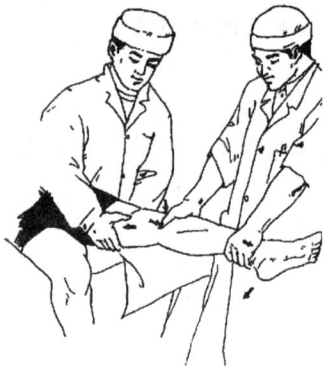

图 5-6　拔伸归挤法　　　　　　　　　　　　　　图 5-7　拔伸屈膝法

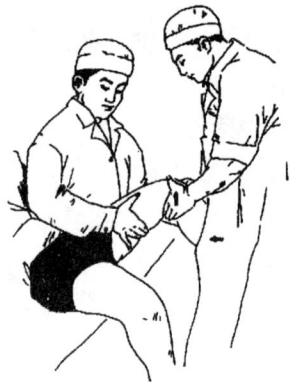

（二）固定治疗

没有完全断裂的膝交叉韧带，可先行非手术治疗。将膝关节血肿尽早抽净，并用弹力绷带加压包扎，后用石膏托或夹板固定膝关节于 20°～40°位 6 周。

（三）功能锻炼

固定早期即可作股四头肌舒缩锻炼，防止肌萎缩。去除外固定后，可练习膝关节屈曲，并逐步练习扶拐行走。

（四）药物治疗

早期治宜活血祛瘀、消肿止痛，内服舒筋活血汤，外敷消瘀止痛膏。后期治宜补养肝肾，舒筋活络。内服补肾壮筋汤加减，局部用四肢损伤洗方或海桐皮汤熏洗患处，外贴宝珍膏。

（五）其他治疗

手术治疗：膝部交叉韧带完全断裂者，应尽早手术修补。对膝部交叉韧带损伤伴有侧副韧带及半月板损伤者当考虑手术治疗。

膝关节半月板损伤

胫骨平台与股骨内、外髁之间，有两个半月形纤维软骨板，称为半月板。在外力作用下可使半月板损伤。本病常见于矿工和足球运动员。

【病因病理】

膝关节在屈曲 135°位左右时，若受强力外翻或内翻、旋内或旋外，半月板的上面因粘住股骨髁部而随之活动，下面与胫骨平台之间形成旋转摩擦剪力。当旋转、碾挫力量超过了半月板所能承受的极限时，即可引起半月板的损伤。如篮球运动员的转身跳跃、铁饼运动员的旋转动作都是在瞬间完成，具有强大的暴发力，易导致半月板损伤；而某些长期蹲位的工作，亦可劳损至伤，使半月板的后角破损。

半月板损伤一般分为：边缘型撕裂、前角撕裂、后角撕裂、横行撕裂、水平撕裂、桶柄式撕裂等类型。

半月板血运较差，除边缘性损伤一部分可获愈合外，一般不易愈合。

【诊断要点】

多有膝关节突然旋转、跳起落地的扭伤史，或有多次膝关节扭伤、肿痛史。多为青壮年。一般膝关节一侧（内膝眼或外膝眼）或后方痛，疼痛位置局限且固定。股四头肌肌力减弱，出现腿打软现象。特别是上下台阶，或行走于不平的道路上时会发生关节交锁征（关节不稳，滑落感，膝关节突然伸直障碍，经自己或他人协助将患肢旋转摇摆后，突然弹响或弹跳，即可恢复）。体征可见股四头肌萎缩、关节间隙压痛，压痛点较局限固定。膝关节过伸、过屈试验可引起疼痛，回旋挤压试验阳性（图 2-44），研磨试验阳性（图 2-45）。

X 线摄片虽对半月板损伤诊断意义不大，但可排除其他疾病，故仍不失为一种常规检查方法。膝关节充气造影、碘造影或充气、碘剂结合造影具有一定诊断价值，可以确定半月板损伤部位。

膝关节镜检查对关节内结构可提供直观形象，但不能以它来完全代替其他检查。只有在临床上高度怀疑而经体查、X 线造影均无法肯定或排除，或体查与 X 线造影不相符，或不能肯定哪一侧半月板损伤；以及半月板切除术后长期原因不明的疼痛或遗留其他症状时，才需作关节镜检查。

【治疗方法】

（一）理筋手法

1. 急性损伤者 可作一次被动的伸屈活动。嘱患者仰卧，放松患肢，术者左拇指按摩痛点，右手握踝部，徐徐屈曲膝关节并内外旋转小腿，然后伸直患膝，可使局部疼痛减轻。

2. 膝关节交锁患者 可用屈伸手法解除交锁。患者仰卧，屈膝、屈髋90°。一助手握持股骨下端，医者握持踝部，两人相对牵引。医者可内外旋转小腿几次，然后使小腿尽量最大屈曲，再伸直下肢，即可解除交锁。

3. 进入慢性期 每日或隔日作一次局部推拿，先用拇指按压关节边缘的痛点，然后在痛点周围作推揉拿捏，可促进局部气血流通，使疼痛减轻。

（二）固定治疗

急性损伤期，可用夹板或石膏固定膝关节于10°休息位，3～4周。

（三）功能锻炼

固定期间即可鼓励患者进行股四头肌的舒缩锻炼，防止肌萎缩。解除固定后，除加强股四头肌锻炼外，还可练习膝关节的伸屈活动和步行锻炼。

（四）药物治疗

1. 内服药 早期治宜消肿止痛，内服桃红四物汤或舒筋活血汤。后期治宜温经、通络、止痛，内服补肾壮筋汤。

2. 外用药 早期局部外敷三色敷药，局部红肿较甚者可敷以清营退肿膏。后期可用四肢损伤方或海桐皮汤熏洗患膝。

（五）手术治疗

经非手术治疗无效的半月板损伤应尽早手术切除，以防继发创伤性关节炎。目前在膝关节镜下切除半月板疗效较好，具有创伤小、并发症少、恢复快的特点。

第十节　踝关节伤筋

踝关节扭伤

踝关节因地面不平或不慎失足，足踝过度内、外翻而产生踝部韧带损伤称为踝关节扭伤。本病临床上常见，一般分为内翻扭伤和外翻扭伤两类，前者多见，可发生于任何年龄。

【病因病理】

踝关节由胫腓骨下端及距骨组成，踝关节周围主要有内侧副韧带、外侧副韧带和下胫腓韧带，以保持踝关节的稳定性。内侧副韧带又称三角韧带，是一条坚强的韧带，不易损伤；外侧副韧带较内侧薄弱，加上外踝较内踝长，踝关节内翻活动大于外翻活动，故临床以踝关节内翻损伤外侧副韧带的撕裂多见。如在行走、跑跳、上下楼梯或骑车、踢球等活动中不慎跌倒，足的过度内翻或外翻，导致踝部韧带损伤或撕裂而发生踝关节扭伤，严重者合并踝部的骨折和脱位。

【诊断要点】

有明显的踝关节扭伤史。伤后踝部疼痛，功能障碍。损伤轻者仅局部肿胀，重者整个踝关节均肿胀，并有明显的青紫、瘀斑，跛行步态，伤足不敢用力着地，活动时痛剧。内翻损伤时，外踝前下方压痛明显，足部作内翻动作时，外踝前下方疼痛；外翻位损伤时，内踝前下方压痛，足外翻时疼痛加重。严重损伤时合并踝部骨折、脱位。X线摄片有助于排除骨折、脱位。摄正侧位片以排除骨折。必要时作强力内翻外翻位摄片，以确诊是否有韧带断裂及脱位。

【治疗方法】

（一）理筋手法

损伤严重，局部瘀肿较甚者，不宜作重手法。对单纯的踝部伤筋或部分撕裂者，可使用理筋手法。患者平卧，术者一手托住足跟，一手握住足尖部，缓慢作踝关节的背屈、跖屈及内外翻动作，然后用两掌心对握内外踝，轻轻用力挤压，理顺筋络，有消肿止痛作用。再在解溪、商丘、丘墟、昆仑、太溪、足三里等穴按摩，以通经络之气（图5-8）。

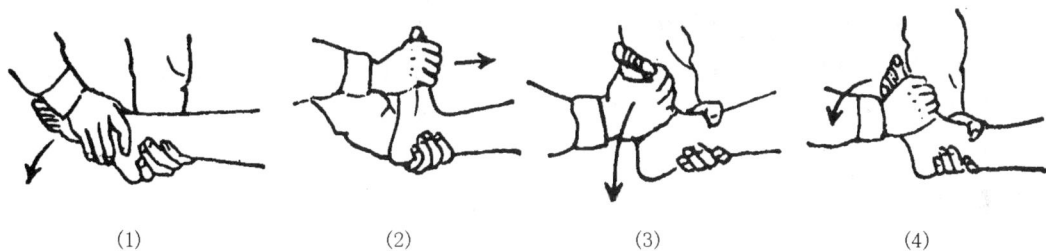

| (1) | (2) | (3) | (4) |

图 5-8 踝关节理伤手法

恢复期或陈旧性踝关节扭伤者，手法宜重。特别是血肿机化，产生粘连，踝关节功能受损的患者，则可施以牵引摇摆、摇晃屈伸等法，以解除粘连，恢复其功能。

（二）固定治疗

理筋手法之后，将踝关节固定于损伤韧带的松弛位置，即外翻损伤固定于内翻位，内翻损伤固定于外翻位。若为韧带撕裂伤可用胶布固定，外加绷带包扎，时间一般为2～3周。若为韧带断裂，可用石膏固定，一般为六周。

（三）功能锻炼

外固定之后，应尽早练习跖趾关节屈伸活动，进而可作踝关节背屈、跖屈活动。肿胀消退后，可指导作踝关节内、外翻的功能活动，以防止韧带粘连，增强韧带的力量。

（四）药物治疗

内服药早期治宜活血化瘀、消肿止痛，方用活血止痛汤之类；后期治宜温经通络，养血壮筋，内服麻桂温经汤或补肾壮筋汤加减。

（五）其他疗法

手术治疗　陈旧性损伤韧带断裂，功能明显障碍者可行韧带再造术或修补术。

第十一节　腰部伤筋

急性腰部扭挫伤

急性腰部扭挫伤是临床常见的腰部伤筋疾患，可分为扭伤和挫伤两大类，扭伤多见。

【病因病理】

急性腰部扭伤　一般为突然遭受间接暴力所致，如搬抬重物用力过度或体位不正、姿势不良而引起腰部肌肉和筋膜受到过度牵拉、扭曲、韧带撕裂、关节错缝、滑膜嵌顿等损伤，导致局部气机不通，瘀血凝滞。

扭伤多发生在腰骶、骶髂关节、椎间小关节或两侧竖脊肌等部位。腰骶关节是脊柱的枢纽，骶髂关节是躯干与下肢的桥梁，体重的压力和外来的冲击力多集中在这些部位，故受伤机会较多。当脊柱屈曲时，两旁的伸脊肌（特别是竖脊肌）收缩，以抵抗体重和维持躯干的位置，这时如负重过大，易使肌纤维撕裂；当脊柱完全屈曲时，主要靠韧带（尤其是棘上、棘间等韧带）来维护躯干的位置，这时如负重过大，易造成韧带损伤。腰部活动过大，椎间小关节受过度牵拉或扭屈，可致小关节错缝或关节滑膜嵌顿。

腰部挫伤　多为直接暴力所致，如汽车撞击、重物挫压、高处坠跌等，致使腰部肌肉挫伤，血脉破损，筋膜损伤，气滞血瘀，引起局部瘀血、肿痛、活动受限等，严重者合并肾挫伤。

【诊断要点】

一般有明显外伤史。伤后腰部疼痛剧烈、强直、活动明显受限，咳嗽、喷嚏、用力大便时可使疼痛加剧，腰不能挺直，行走不利，患者常以两手撑腰，以免加重疼痛。严重者卧床难起，辗转不利。腰肌损伤时，腰部各方向活动均受限，并引起疼痛，有局限性压痛，以棘突旁竖脊肌、髂嵴后部或腰椎横突处为多见，并可触及肌紧张。韧带损伤时，腰椎前屈受限明显，且压痛多在棘突或棘突间。椎间关节突损伤，腰部被动旋转活动及后伸受限，疼痛剧烈，脊柱可有侧弯，有的棘突偏歪，棘突两侧或一侧稍下方深压痛。

急性腰部挫伤，局部瘀肿、压痛明显，合并肾脏损伤时，可出现尿血症状。

【治疗方法】

急性腰部扭挫伤治则为舒筋活血、解痉止痛、理筋整复，以药物治疗为主，同时配合针灸等其他方法综合治疗。腰部扭伤以理筋手法治疗为主。

（一）理筋手法

1．按揉法　患者俯卧位，肢体放松，术者用两手拇指指腹或手掌，自大杼穴开始由上而下按揉，再点按阿氏穴及环跳、委中、承山等穴，舒通经脉（图5-9）。

2．调理腰肌　揉推两侧腰肌，着重是病变部一侧。由周围逐步向痛点推理，再在痛点上方将竖脊肌向外下方推理至髂骨后上棘，反复数次（图5-10）。

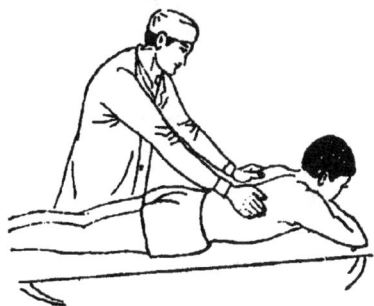

图5-9　按揉法

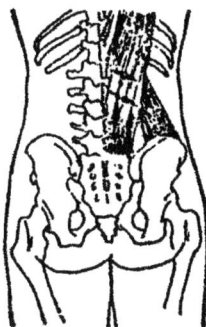

图5-10　调理腰肌位置

3．捏拿腰肌　捏拿腰部肌肉，捏拿方向与肌腹垂直，从腰1到腰骶部臀肌，重点是两侧竖脊肌和压痛点，反复数遍（图5-11）。

4．按腰扳腿　术者一手按患者腰部，另一手托住小腿，两手配合，下按腰部及托提大腿，协调用力，有节奏地使下肢起落数次，随后摇晃、拔伸，有时可听到弹响声。两侧均做（图5-12）。

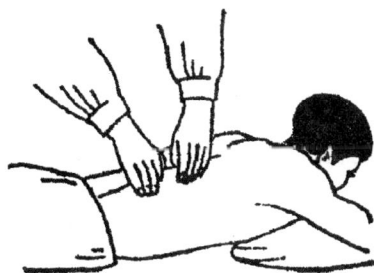

图5-11　捏拿腰肌

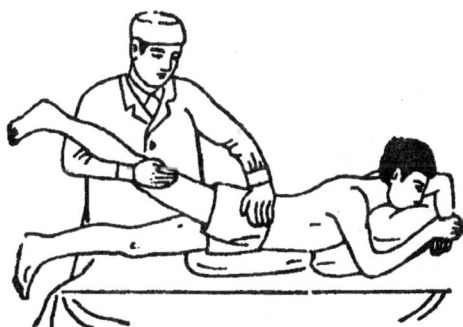

图5-12　按腰扳腿

5．揉摸舒筋　以掌根或小鱼际着力，在患者腰骶部揉摸，以患侧痛点为主，使局部感到微热为宜（图5-13）。

6．理筋整复

（1）棘上、棘间韧带损伤（属棘上韧带撕裂或从棘突上剥离者）可用手法理筋复位（图5-14）。找到患处，嘱患者自然向前弯腰，术者一手拇指按于剥离的棘上韧带上端，向上推按牵引；另一手拇指左右拨动已剥离的韧带，找到剥离面，然后顺脊柱纵轴方向由上而下顺滑按压。

（2）韧带扭伤未发生断裂者，可用按摩手法理筋通络，术者先在脊柱两侧用按揉手法，再用一手拇指在患部棘上韧带行弹拨手法，并沿棘上韧带方向作上下揉捻，然后直擦腰部督脉，以透热为度。

（3）腰椎小关节错缝、关节滑膜嵌顿，除舒筋活血、解痉止痛按摩松解手法外，主要是采用复位手法，纠正关节错缝，解除滑膜嵌顿。常用复位手法有下列几种：

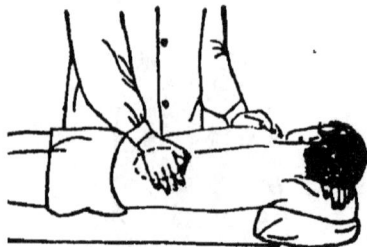

图 5-13   揉摸舒筋

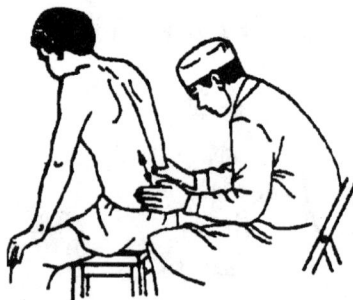

图 5-14   理筋整复

斜扳法：患者侧卧，患侧在上，髋膝关节屈曲，健侧伸直。术者立于患者前侧，一手置于肩部，另一手置臀部，两手相对用力扳动腰部。往往可以听到清脆的弹响声，腰痛随之立即缓解。

牵抖法：患者俯卧位，一助手双手拉住患者腋下，或嘱患者两手拉住头侧床沿，术者握患者双踝关节，作对抗牵引，持续一分钟后，再慢慢松开，如此重复数次，最后用力将下肢快速上下抖动数次，使牵引之力传递至腰部，使其复位。

临床上也可用旋转定位复位法、背法等手法进行治疗。

（二）固定治疗

急性期应适当卧硬板床休息 1~2 周，以减轻疼痛，必要时配带腰围或宽布带固定站立行走。

（三）功能锻炼

疼痛缓解后做腰部各种功能锻炼，以增强腰部抵抗力。注意棘上或棘间韧带损伤时应避免过度前屈活动。

（四）药物治疗

早期治宜活血化瘀、行气止痛，挫伤偏重于活血化瘀，用复元活血汤加减；扭伤侧重于行气止痛，用舒筋汤加枳壳、香附、木香等。若便秘明显者，宜通里攻下，用桃仁承气汤加减。若伴有气血虚弱者，不宜攻之过猛，可加补气行气、补血活血之药，或适当加服六味地黄丸。后期治宜补益肝肾、活血强筋，用补肾壮筋汤加减。

（五）其他疗法

1．针灸　局部取穴或循经取穴。常用肾俞、命门、腰阳关、志室、委中、承山、昆仑穴及阿是穴等，多用强刺激手法。

2．局封　用醋酸强的松龙12.5mg,加 2% 普鲁卡因 2ml，作痛点封闭。5~7 天一次。

3．理疗　用磁疗、离子导入等方法治疗。

附：慢性腰肌劳损

慢性腰肌劳损是指腰部肌肉、筋膜、韧带等软组织慢性损伤，临床上以腰部隐痛、反复发作、劳累后加重为主症。主要是由于腰部长期过度负重或长期腰部姿势不良，或腰部急性损伤后失治或误治，或腰椎先天畸形等造成腰部肌肉、韧带等的平衡失调而引起。

【诊断要点】

患者可无明显外伤史。主诉腰部隐痛，时轻时重，反复发作，劳累后加重，休息后减轻。常与天气变化有关。弯腰困难，若勉强弯腰则腰痛加剧，适当活动或变动体位后腰痛减轻，常喜两手捶腰，以减轻疼痛。

查体：脊柱外形一般无异常，但有时可见腰部生理前曲变浅，腰部功能多无障碍，严重者可能受限。直腿抬高试验阴性，神经系统检查无异常。单纯性腰肌劳损的压痛点，常位于棘突两旁竖脊肌处，或髂嵴后部或骶骨后面的竖脊肌附着点处；若有棘上或棘间韧带损伤，压痛点则位于棘突或棘间上。X线多无异常，可有轻度脊柱腰段的生理弯曲改变。有时可发现先天性异常如骶椎隐裂等。

【治疗方法】

（一）理筋手法

大致与急性腰部扭挫伤的按揉、捏拿、提腿扳动等手法相同。对于寒湿为主或老年腰痛，则宜在痛点周围作揉摩按压和弹拨捏拿，擦肾俞及痛点进行治疗。慎用提腿扳动等较重的手法，强调手法应轻快、柔和、稳妥，忌用强劲暴力，以免加重损伤。

（二）药物治疗

1. 内服药

（1）肾虚型　肾阳虚者，治宜温补肾阳，用补肾活血汤加减；肾阴虚者，治宜滋补肾阴，用知柏地黄丸、大补阴丸加减。

（2）气滞血瘀型　治宜活血化瘀、行气止痛，用地龙散加杜仲、续断、桑寄生、狗脊等。

（3）风寒湿型　治宜祛风散寒胜湿，方用羌活胜湿汤或独活寄生汤加减。

（4）湿热型　治宜清化湿热，用二妙汤加木瓜、薏苡仁、生地黄、黄柏、豨莶草之类。

2. 外用药　可用外擦药，如万花油、正骨水等。或外贴伤湿止痛膏、狗皮膏等伤科膏药。

（三）功能锻炼

应避免长时间过度弯腰工作，同时增强腰背肌的功能锻炼，如行仰卧五点、三点或拱桥式练习，俯卧位的飞燕式锻炼，以及做腰部前屈、后伸、左右侧屈与旋转活动。

（四）其他疗法

1. 针灸、拔火罐疗法　取肾俞、命门、腰阳关、委中、承山、昆仑等穴位针灸，痛点拔火罐。

2. 局部封闭疗法　于劳损组织部位行局部封闭，每周一次，一般2～4次。

3. 理疗　可采用红外线、超短波、频谱仪或中药离子导入等法。

4. 调护　睡硬板床，注意腰部保暖，防止受凉，节制房事等。

腰椎间盘突出症

椎间盘由于发生退行性变，或外力作用引起腰椎间盘内、外力平衡失调，导致纤维环突然破裂，髓核突出（图5-15），压迫了神经根、脊髓、马尾神经等，产生腰痛伴下肢放射痛等症状，称为腰椎间盘突出症，又称腰椎纤维环破裂症。好发于 20~40 岁青壮年，男性多于女性，其疼痛部位以腰 4~5 之间的椎间盘为最多，腰 5 骶 1 之间次之，腰 3~4 较多见。

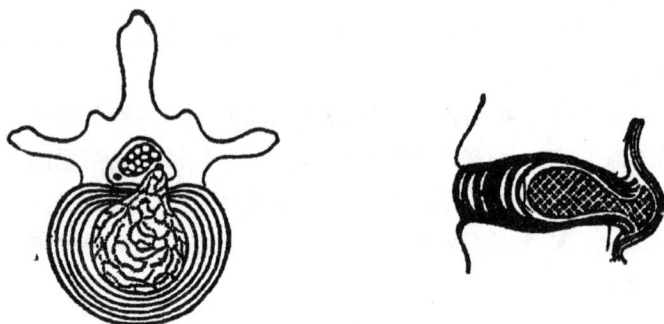

图 5-15　腰椎间盘突出症

【诊断要点】

多数有腰部外伤史、慢性劳损或受寒史。

（一）临床表现

腰痛伴下肢放射痛是腰椎间盘突出症的主要症状。腹压升高（如咳嗽、打喷嚏、用力排便等）时疼痛加重，步行、弯腰、伸膝起坐等牵拉神经根的动作也使疼痛加剧，屈髋屈膝、卧床休息可使疼痛减轻。临床上以下腰椎间盘突出为常见。腰 4、5 和腰 5 骶 1 椎间盘突出表现为腰痛沿患侧臀部、大腿后侧、小腿外侧和足外侧部麻木或放射痛，多为单侧；若椎间盘突出较大或中央型突出，可为双侧下肢疼痛。若上部腰椎间盘突出（腰 3、4）可为股神经区疼痛。严重的椎间盘突出可出现马鞍区麻痹、大小便困难和双足麻痹。

（二）体查

1. 腰部畸形　病时腰部僵硬，腰椎生理前凸减小或消失，病人可有功能性脊柱侧弯，脊柱侧弯可侧向患侧，也可侧向健侧（图 5-16）。当椎间盘突出物在受压神经根内下方（腋下型）时，则脊柱向患侧弯曲；当椎间盘突出物在受压神经根外上方时（肩上型），则脊柱弯向健侧，均可一定程度减少神经根受压。临床上以后者多见。

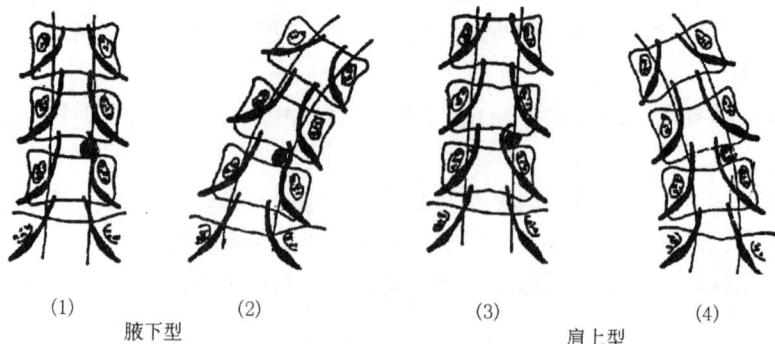

(1)　　　(2)　　　　　(3)　　　　(4)
腋下型　　　　　　　　　肩上型

图 5-16　脊柱侧弯

2．压叩痛伴放射痛 椎间隙及棘突旁有深压痛，压痛点对诊断定位有重要意义。按压痛点或叩击腰椎产生腰痛伴下肢放射痛，沿坐骨神经体表投影通路有压痛。如俯卧压痛不明显，则可取站立后伸位再压，若为椎间盘突出则可产生明显压痛及放射痛。

3．腰椎功能受限 急性期腰椎各方向活动均受限。慢性期主要以腰部前屈和向患侧侧屈受限较明显，强制弯曲时加重放射痛。

4．直腿抬高试验及直腿抬高加强试验阳性 直腿抬高 30°以下为强阳性，40°~50°为中度阳性，60°以上为弱阳性（图 2-21、图 2-22）。

5．健侧直腿抬高试验阳性 表明椎间盘较大的中央型或腋下型突出。

6．股神经牵拉试验阳性 为上腰部椎间盘突出（腰 3~4）的阳性体征。患者俯卧，膝处于微屈位，后伸髋关节，病人感到疼痛窜向大腿前方，即为阳性，说明腰 4 神经根受到刺激。

7．屈颈试验 阳性。

8．颈静脉压迫试验 阳性。

9．腱反射改变 患者跟腱反射减弱说明腰 5 骶 1 神经根受压，膝腱反射减弱说明腰 2、腰 3 神经根受压，两种反射均减弱说明腰 4 神经根受压。神经根受压严重或压迫过久，其相应的腱反射消失。

10．皮肤感觉异常 早期感觉过敏，待压迫加重或时间日久感觉迟钝。患肢感觉异常对椎间盘突出定位有一定意义。若腰 3~4 椎间盘突出，是腰 4 神经根受压，则大腿前侧及小腿的前内侧发生感觉改变；腰 4~5 椎间盘突出，压迫腰 5 神经根，则小腿外侧、足部拇趾背侧发生感觉改变；腰 5 骶 1 椎间盘突出压迫骶 1 神经根，则小腿后方、跖部、五个趾的跖侧感觉改变，其中以趾感觉改变最明显。中央型椎间盘突出压迫马尾神经，则出现马鞍区麻木，膀胱、肛门括约肌功能障碍。

11．肌力检查 腰 3~4 椎间盘突出，股四头肌肌力可能减弱；腰 4~5 椎间盘突出，踝背伸及五个趾的背伸力减弱，以拇趾较明显；腰 5 骶 1 椎间盘突出则踝跖屈及五个趾跖屈力都减弱。

（三）特殊检查法

1．X 线检查 对腰椎间盘突出症的诊断只作参考，应常规拍摄 X 线正侧位片，以排除骨病，如结核、肿瘤等引起的腰骶神经痛。正位片可显示腰椎侧凸，椎间隙变窄或左右不等，患侧间隙较宽；侧位片显示脊柱腰曲前凸消失，甚至反张后凸，椎间盘突出时椎间隙为后宽前窄，椎体边缘骨质增生。

2 脊髓造影 诊断腰椎间盘突出率较高。但因碘甘油残留在蛛网膜内可出现一些副作用，故现已少用。

3．肌电图检查 根据异常肌电图的分布范围可判定受损的神经根及其对肌肉的影响程度。

4．CT 检查 可清晰地显示椎间盘突出的影像，通过断层反映出硬脊膜囊及神经根受压的状态，对临床诊断意义大。

（四）鉴别诊断

腰痛伴坐骨神经痛这一主要症状，需要与以下疾病鉴别。

1．急性腰扭伤 有明显外伤史，病程短，局部压痛明显，痛点进行局部封闭后可使疼痛明显减轻或消除，一般无放射性坐骨神经痛症状。

2．**腰椎结核**　可有腰腿痛征象，病程长，常伴有全身症状，如低热、盗汗、消瘦、乏力、血沉加快，下腹部有时可触及寒性脓肿。X线摄片显示椎间隙模糊、变窄，椎体边缘有骨质破坏。

3．**马尾神经瘤**　腰腿痛呈持续性，无间歇性缓解。白天稍活动可减轻，夜间卧床时感到疼痛加剧。脊柱无侧曲，腰部功能尚好。下肢运动及感觉均有不同程度障碍，肛门括约肌功能紊乱。脑脊液检查示总蛋白量增高，脊髓造影、MRI可确诊。

4．**腰椎管狭窄症**　多见于中老年人，腰腿痛伴有典型间歇性跛行。卧床休息后症状可明显减轻或消失，脊柱后伸体位疼痛加重。主诉症状多，但体征少。本病多因黄韧带肥厚和中央型腰椎间盘突出压迫硬膜囊引起，CT、椎管造影可明确诊断。

5．**强直性脊柱炎**　病变为进行性，早期腰痛伴坐骨神经痛，开始在骶关节发病，病变逐步向上发展，血沉加快。晚期椎体呈竹节样变，关节融合，血沉增快。

6．**梨状肌综合征**　本病特点为臀腿痛，压痛点位于环跳穴处，腰部无明显症状及体征，腰部功能正常。梨状肌紧张试验可呈阳性，直腿抬高试验60°以内疼痛，超过60°疼痛减轻。

7．**腰椎转移癌**　腰部疼痛剧烈，夜间尤甚。转移情况不同，体征各异。X线可见椎体破坏，但椎体间隙尚完整，CT、MRI可确诊。

【治疗方法】

腰椎间盘突出症的治疗方法很多，但对不同的患者，应根据不同的病情辨证选择适宜的方法进行治疗。其治疗方法分非手术疗法及手术疗法。其中大部分患者经非手术疗法治疗可治愈，只有少数症状重，经非手术疗法治疗无效、反复发作及中央型突出才需手术治疗。

手法治疗能缓解肌痉挛、消肿祛瘀、松解粘连、促进局部炎症消退，或使突出的椎间盘回纳。

（一）常规手法

1．**准备手法**

（1）按摩法　患者俯卧。医者用拇指或掌部自肩向下按摩脊柱两侧膀胱经，至患肢承扶改用揉捏，下抵殷门、委中、承山，反复数次。

（2）按压法　医者叠掌向下用力按压脊柱，从胸椎至骶椎，反复数次。

（3）擦法　医者于背、腰及臀腿部，施用擦法，着重点为患者腰侧，以调理、松解肌肉。

2．**调理关节回纳法**

（1）俯卧扳腿法　医者一手按住腰部，另一手托住患者两腿或单腿，使其下肢尽量后伸，两手相对用力，可听到弹响声，做1～2次。

（2）俯卧扳肩法　医者一手按住腰部，另一手抓住肩部，将肩向后伸位扳拉，按于腰部之手同时用力下按，两手协调用力，可听到弹响声，左右各做一次。

（3）斜扳法　患者侧卧，在上的下肢屈曲，贴床的下肢伸直。医者一手扶患者肩部，另一手同时推髂部向前，两手反向用力使腰部扭转，可闻及或感觉到"咯嗒"响声。

（4）牵引按压法　患者俯卧，一助手于床头抱住患者肩部，另一助手拉患者两踝，对抗牵引数分钟。术后用拇指或掌根按压痛点部位，力量由轻到重，使腰后伸，此法使椎间隙进一步增宽，髓核回纳。

（5）旋转复位法　患者端坐于方凳上，两足分开与肩等宽。以患侧是右侧为例，助手面对患者，两腿挟持固定患者左腿。医者于患者身后，右手经患者腋下绕至颈部，左拇指顶推偏歪的腰椎棘突右侧，右手压患者颈部，使其腰部前屈 60°~90°，再向右旋转。左拇指同时发力向左顶推，可闻及或感觉到椎体轻微错动弹响（图5-17）。

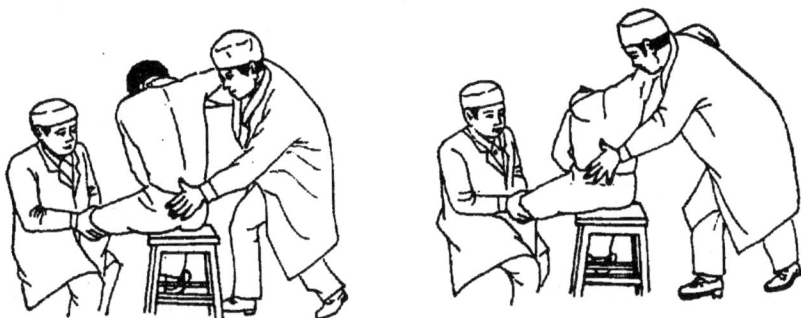

图 5-17　腰椎旋转复位法

3．结束手法

（1）牵抖法　患者俯卧，两手抓住床头。医者双手握住患者两踝，用力牵抖并上下抖动下肢，带动腰部，再行按摩下腰部（图 5-18）。

（2）滚摇法　患者仰卧，双髋双膝屈曲。医者一手扶患者两踝，另一手扶患者双膝，将腰部旋转滚动，持续 1~2 分钟（图 5-19）。

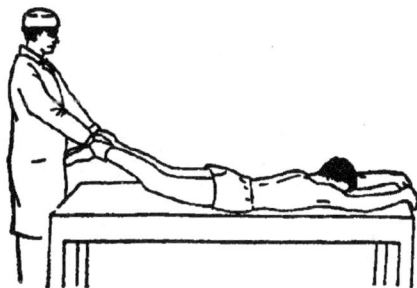

图 5-18　牵抖法

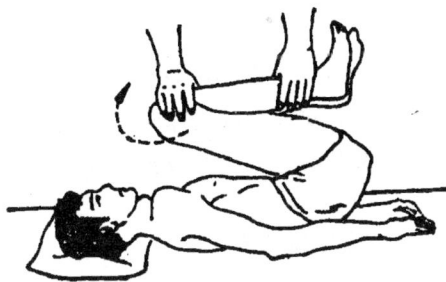

图 5-19　滚摇法

（二）麻醉推拿手法

以硬膜外麻醉较为安全，麻醉后具体手法为：

1．患者仰卧位，两助手分别拉住患者两腋部和两踝，行对抗牵引一分钟。然后将患肢屈髋屈膝，旋转髋关节 3~4 圈后，再将患肢最大限度抬高，并将踝关节充分背屈三次，健侧同法也作三次（图 5-20）

2．患者侧卧位，患肢在上，医者立于患者身后，以一侧手臂托起患侧大腿，另一手压住患者腰部，先转动髋关节 2~3 圈，然后在髋关节外展 30° 位置下作后伸动作三次，同时将患者腰部顺势推向前。换体位作另一侧（图 5-21）。

3．患者俯卧位，医者一手臂托住患者两腿，另一手压住患腰，将两下肢摇动数次，然

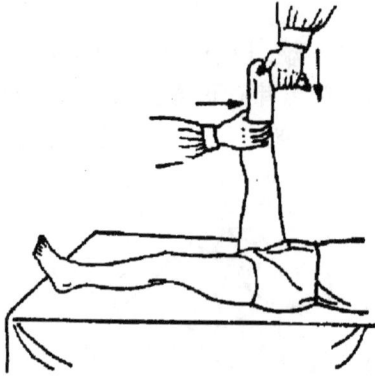

图 5-20　直腿抬高法

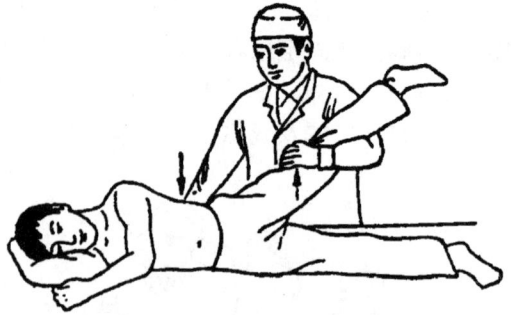

图 5-21　俯卧抬单腿法

后过伸腰部 2～3 次（图 5-22）。

4．患者俯卧，两助手再次对抗牵引，同时医者以掌根部按压病变椎体棘突部，共作三次，每次约一分钟（图 5-23）。

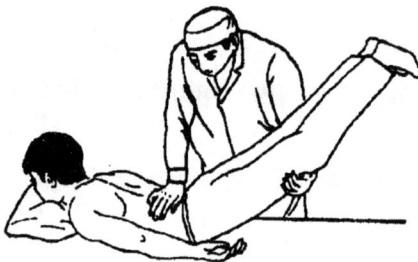

图 5-22　俯卧摇双腿法

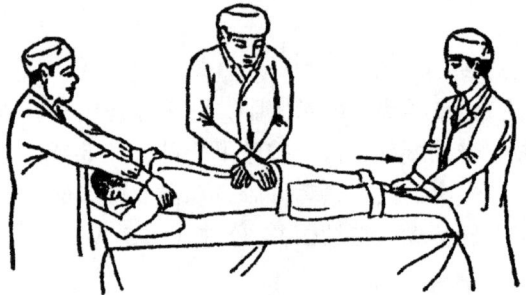

图 5-23　三人按压法

在麻醉下施行手法治疗应密切观察麻醉反应，手法结束后严格按麻醉术后护理。麻醉效果消失后患者可有腰痛、腹胀等反应，但以后腰痛逐渐减轻。一般应严格卧硬板床休息 2～3 周。

（三）休息与固定

急性期应严格卧床休息（大小便均不下床或坐起），三周后症状可基本缓解。待症状基本消失后在戴腰围保护下起床活动。

（四）药物治疗

1．内服药　急性期或初期中药治疗以活血止痛为主，可用舒筋活血汤加减。疼痛剧烈可用西药对症处理：用 20％甘露醇 250ml 配合地塞米松 5～10mg 静滴，每日一次，连续使用 3～7 天。也可使用消炎痛、芬必得等。慢性期或晚期治宜补益肝肾、温通经络，可用补肾壮筋汤加减。

2．外用药　用奇正消痛膏外贴，外搽正红花油等。

（五）功能锻炼

症状缓解后应积极进行腰背肌的功能锻炼，可采用拱桥式、飞燕式、经常后伸腰部、压腿等，以增强腰腿部肌力。避免腰部过度前屈或劳累。

（六）其他疗法

1. **牵引疗法** 主要采用骨盆牵引法，适用于早期患者或反复发作的急性患者。患者仰卧于病床，缚骨盆牵引带。牵引重量可根据患者感受进行调节，一般在20kg左右，每日牵引一次，每次约30分钟。

2. **针灸疗法** 常用肾俞、环跳、委中、承山、阳陵泉等穴位，每日一次，也可作穴位注射，慢性期可配合灸法。

3. **局部封闭疗法** 可行椎间孔内封闭或硬膜外封闭，对慢性期疗效尚可。

4. **髓核溶解法** 是将一种酶注入椎间盘内以溶解病变的髓核组织，从而减轻对神经根的压迫。目前已用的药物有木瓜凝乳蛋白酶和胶原蛋白酶。

5. **手术疗法** 经非手术疗法治疗无效、症状严重者及中央型突出压迫马尾神经者，可行椎板切除及髓核摘除术，或经皮穿刺髓核透出术。

6. **理疗** 超短波、音频等疗法。

梨状肌综合征

由梨状肌损伤、炎症刺激压迫坐骨神经引起的臀腿痛，称为梨状肌综合征。梨状肌损伤在临床上腰腿痛患者中占有一定比例，所以为常见损伤之一。

【病因病理】

在跌闪扭伤时，髋关节急剧内外旋或外展，使梨状肌牵拉损伤；或感受风寒，侵袭损伤；或小骨盆内炎症刺激等，均可使梨状肌发生痉挛、肥大和挛缩，引起坐骨神经在锐利和坚硬的肌缘之间受到卡压而出现臀部后部及大腿后外侧疼痛麻木等症。

【诊断要点】

主要症状是后腰臀部钝痛或一侧臀部深在性酸胀痛，伴下肢放射性疼痛，休息时减轻，活动、咳嗽时加重，可因腹压增加而加重疼痛。若压迫阴部神经，可出现会阴不适，阴囊、睾丸抽掣疼痛等症。检查患者腰部无明压痛和畸形，活动不受限。梨状肌部有压痛和放射痛，有时可触及条索状隆起肌束；直腿抬高试验在小于60°时，梨状肌紧张，疼痛明显，大于60°时，疼痛反而减轻；梨状肌试验阳性，梨状肌封闭后疼痛消失。

【治疗方法】

1. **手法治疗** 患者俯卧，先按摩揉推臀部痛点数分钟，然后用拇指或肘尖来回拨动梨状肌，弹拨方向与梨状肌纤维方向相垂直，共10~20次。最后以按压痛点和牵抖患肢而收功。手法每周2次，连续2~3周。

2. **封闭疗法** 多在急性期运用，用1%普鲁卡因6~10ml加强的松25ml，以6号长针头，依梨状肌之体表投影深刺封闭，可解除痉挛。5~7天一次。

3. **针灸治疗** 取阿是穴及环跳、殷门、承扶、阳陵泉、足三里等穴，用泻法，以有酸麻感向远端放射为宜。针感不明显者可加强捻转。急性期每天针刺1次，好转后隔日一次。

第六章　损伤内证

凡暴力引起损伤，导致机体气血、脏腑、经络功能紊乱者，称为损伤内证。

第一节　内伤类证

（一）损伤出血

损伤后，血液离经妄行，溢出体外，或积于体内，称为损伤出血。

【分类】

损伤出血可从不同的方面进行分类。

（1）按出血来源可分为动脉、静脉、毛细血管和内脏出血。

（2）按出血的部位可分为外出血和内出血。

（3）按出血时间可分为原发出血（受伤时出血）、继发出血（为伤后一段时间所发生的出血）。

（4）按出血的量可分为小量出血、中量出血和大量出血。

【治疗】

急救止血是损伤出血的治疗原则。可根据出血的不同情况和解剖部位选择止血方法。

（1）指压止血法　指压出血上部搏动的血管，达到临时止血的目的。

（2）加压包扎止血法　适用于浅表的静脉出血。

（3）止血带止血法　用于四肢较大血管的出血。

（4）手术开放修补、结扎止血　适于内脏出血。

在中量、大量出血时可导致全身出现不同的反应，甚至可危及病人生命。所以在临床上应根据情况采取药物止血、输血、输液、补益气血等方法进行治疗。

（二）损伤疼痛

是指外力伤害机体的刺激而引起的疼痛证候。

【分类与治疗】

1. 气滞痛　常有外伤史，如闪伤、岔伤、逆气等。

症状：胀痛，痛多走窜，弥漫，或痛无定处，甚则转侧或咳嗽疼痛加重。

治疗：理气止痛，可用复原通气散加减。

2．瘀血痛　常由跌、碰、压、打等损伤所致。

症状：刺痛，拒按，痛有定处。局部多有青紫、瘀斑、血肿。

治疗：活血祛瘀止痛，可用四物止痛汤加减。

3．挟风寒湿痛　常有伤后居住湿地或受风寒病史，起病缓慢，病程较长，常反复发作。

症状：局部酸痛重着，固定不移，屈伸不利或肌肤麻木不仁，遇阴雨发作或加重，得热痛减。

治疗：祛风散寒除湿，佐以活血化瘀，选用羌活胜湿汤加减。

4．邪毒痛　为外感邪毒，壅塞经络，肿痛发热。

症状：发热起病较急，全身高热恶寒，局部红肿热痛，功能障碍。

治疗：清热解毒，活血止痛，用五味消毒饮合桃仁四物汤加减。

（三）损伤发热

是指受伤积瘀或感受邪毒而发热。

【分类与治疗】

1．瘀血热　伤后脉络破损，离经之血瘀滞于肌腠、体腔，壅遏积聚，郁而发热。

症状：在损伤 24 小时后发热，体温 38℃～39℃，无恶寒，并有心烦口渴、口苦等症。

治疗：祛瘀活血为主，瘀去则热自清，方用肢伤一方加丹皮、栀子。

2．邪毒热　皮肤破损，污浊之物染触伤口，感毒发热；或因伤后气滞血瘀，经络壅塞，积瘀成痈而发热。

症状：发热，恶寒，头痛，全身不适，苔白微黄，脉浮数。

治疗：疏风清热解毒，用银翘散。

若证见毒邪壅于肌肤积瘀成脓，局部红肿热痛，治宜透脓托毒，常用透脓散加减。

若证见脓肿穿溃，流出黄白稠脓，伴全身发热恶寒、头痛、周身不适等症，治宜清热解毒，消肿溃坚，方用仙方活命饮。

若证见热入营血，出现高热、神昏谵语，夜间尤甚，舌质红绛，治宜清营凉血，用犀角地黄汤合化斑汤。

3．血虚热　因出血过多而致阴血亏虚，阴不制阳，虚阳外越而成血虚热。

症状：日晡发热，头晕目眩，肢体麻木，面色无华，脉细虚。

治疗：补气养血，方用加味四物汤加减。

（四）损伤昏厥（参考头部内伤）

因损伤引起意识障碍或意识丧失，称为昏厥。以昏沉不省人事为特点。多见于脑震荡、脑挫伤、脂肪栓塞综合征、出血过多等。

【分类与治疗】

1．气闭昏厥　从高处坠下或受外力打击，脑受震荡，气为震激，心窍壅闭。

症状：伤后卒然昏到（昏迷时间短），醒后常有头晕头痛、恶心呕吐诸症。

治疗：通闭开窍，可用苏合香丸。

2．瘀滞昏厥　头部受伤，元神受损而昏迷；或伤后瘀血攻心，神明受扰而昏厥。

症状：头痛呕吐，肢体瘫痪，烦躁扰动，神昏谵语或昏迷不醒。

治疗：中西医结合，内服逐瘀开窍的黎洞丸；结合手术减压、脱水等法治疗。

3．血虚昏厥　大失血后，心失所养，而致昏厥。

症状：神情呆滞，面色爪甲苍白，目闭口张，四肢厥冷，二便失禁，脉细微。

治疗：补气固脱回阳，急用独参汤和输血治疗。

（五）伤后癃闭

是指排尿困难，甚至小便闭塞不通的病证。小便点滴短小，病势较缓称为癃；小便不通，欲解不得，病势危重者称为闭。临床一般合称为癃闭。

【分类和治疗】

1. 瘀阻经络　伤至脊髓，瘀阻督脉、经脉，膀胱气化失司，窍隧不通，发生癃闭。

症状：腹满胀，烦躁，漱水不欲咽，小便不利，脉细而涩。

治疗：逐瘀利水，活血通闭，方用抵当丸。

2. 尿路破损　骨盆骨折合并膀胱或尿路损伤。

症状：尿液流入腹腔，可有腹膜刺激征；若尿道破裂，可有膀胱膨胀、排尿困难、会阴部硬肿等症。

治疗：手术修补治疗。

（六）伤后便秘

是指伤后腹胀便结难下，或有便意而排便困难的病证。

【分类和治疗】

1. 瘀血蓄结　胸、腹、脊柱、骨盆等损伤，瘀血蓄积腹中，肠道传导失常，而致便秘。

症状：腹胀满，疼痛拒按，便秘，苔黄厚而腻。

治疗：攻下逐瘀，常用桃红承气汤。

2. 血虚肠燥　伤后失血过多，血虚肠燥。

症状：头晕目眩，心悸气短，面色㿠白，便秘，脉沉细弱。

治疗：养血润燥，用润肠丸加减治疗。

3. 气虚便秘　损伤后期，气血大衰，脾胃运化无权，遂致便秘。

症状：精神倦怠，嗜卧少动，大便不干，排便努挣乏力。

治疗：益气升阳，方用补中益气汤加减。

（七）痿软麻木

痿软是筋骨痿废失用，运动障碍；麻木是肢体触觉、痛觉、温度觉障碍。

【分类和治疗】

1. 脊髓神经损伤　骨折脱位，伤及脊髓或周围神经。

症状：伤及脊髓则损伤平面以下，肢体痿软麻木，周围神经损伤则其所支配区的肢体出现痿软麻木。

治疗：活血祛瘀、疏通督脉，方用活血祛瘀汤加减，后期可补脾肾、温经络，用补肾壮阳汤治疗。

2. 气血亏虚　伤后气血亏虚，肌腠、筋脉失养。

症状：四肢不知痛痒，甚则痿软麻木等。

治疗：补气血，通经脉，用人参养荣汤治疗。

3. 筋骨痿废　伤后肢体长久不用。

症状：肌肉萎缩、肌腱挛缩、关节强直，产生痿软麻木。

治疗：加强功能锻炼，配合按摩、针灸、药物熏洗等法治疗。

第二节 头部内伤

头部内伤为头部在外来暴力作用下，导致颅内脑组织和经脉受损，出现的神志意识障碍为主要表现的危重病证。也可发生在头皮、颅骨完整的头部损伤患者。按伤势轻重可分为脑震荡和脑海损伤（脑挫裂伤、颅内血肿和脑干损伤）。

脑 震 荡

脑震荡亦称"脑气震动"、"脑海震动"，是头部内伤的轻症。

【病因病理】

头部受伤过重，中枢神经系统遭受过强刺激，神经细胞震荡而机能障碍，发生超常抑制，故见短暂昏迷等病症。在病理解剖上无形态上的变化和器质性损害。

【诊断要点】

1．有头部受伤史。

2．意识障碍。损伤后有短暂昏迷史，持续时间可数秒或数分钟，一般不超过 30 分钟，意识清楚后可以恢复正常。

3．近事遗忘症。清醒后不能回忆受伤时或受伤前后的经过，但对往事却能清楚回忆，故称"逆行性遗忘症"。

4．清醒后可有头痛、头晕、恶心，搬动头部或坐起时症状加重。

5．神经系统检查无阳性体征，体温、脉搏、呼吸和血压在意识障碍时可有变化，但清醒后恢复正常。

【治疗方法】

脑震荡轻者可自愈，一般无需特殊治疗。对症状重者应及时治疗，使之迅速恢复。

（一）辨证治疗

1．昏迷期以开窍通闭为主，用苏合香丸灌服。

2．苏醒期常以头痛、头晕、恶心、呕吐、夜寐不宁等症为主要临床表现，治以舒肝活血安神，方用柴胡细辛汤加减。

3．恢复期（10 天后）主要症状消失，仍有头微晕疲惫等症。治宜益气补肾健脑，方用归脾汤加减。

（二）针灸治疗

眩晕 针内关、百会、足三里。配风池、三阴交等穴。

头痛 偏头痛：针太阳、外关，配风池、四渎。

　　　　前头痛：针印堂、合谷，配上星、列缺。

　　　　后头痛：针哑门、后溪，配昆仑、风池。

顶头痛：针涌泉，配太冲、百会。

全头痛：针印堂、哑门，配足三里、合谷、四渎。

呕吐 针内关，配足三里、天突。

失眠 针足三里、哑门或神门，配内关、三阴交。

（三）其他治疗

脑震荡患者还应绝对卧床休息；解除伤员对脑震荡的恐惧心理，促使病员早日康复。

注意：在治疗过程中需警惕颅内血肿的存在。

脑 海 损 伤

脑海损伤亦称脑髓损伤，是头部内伤的重症，它包括现代医学所称的脑挫裂伤、颅内血肿、脑干损伤等。

【病因病理】

头部在直接或间接暴力的作用下，导致脑组织在一定范围内发生出血和破坏，使局部脑皮质表面有散在出血点，局部有静脉瘀血和水肿，为脑挫伤；如在损伤部位还可见到软脑膜和脑组织的断裂及严重出血，为脑裂伤。因挫伤、裂伤同时存在，故常称为脑挫裂伤。在损伤部位脑组织的出血、水肿可导致颅内压的增高，最先压迫脑部的静脉窦，造成脑组织的瘀血和轻度缺氧，刺激（兴奋）延髓中枢，产生心脏与血管运动的补偿反应，使周围血管收缩，心跳加快，血压上升，这一期称为补偿期。脑组织损伤轻者可通过此期调整，颅压得到恢复。如脑组织损伤严重，脑水肿继续发展，血压增高，反而加重了颅内压的增高，构成了一种恶性循环，最后颅内压超过颅内动脉压，脑血液供应濒于停止，就会出现中枢衰竭现象。此时病情突变，伤员自动呼吸骤停，接着血压下降，心跳加快，脉搏细弱，最后循环衰竭而死亡，这一期称为瘫痪期。另外，颅内血肿形成，也可导致颅内高压的出现，并可使脑组织移位进入颅脑裂隙，形成脑疝，压迫脑干（继发脑干损伤），发生生命中枢衰竭而死亡。

【诊断要点】

（一）脑挫裂伤

1. 意识障碍 伤后昏迷时间超过 30 分钟，可长达数日、数周、数月。

2. 颅内压增高的症状 主要是生命体征的变化，即意识、瞳孔、血压、脉搏、呼吸等方面的变化。在代偿期，病人的意识和瞳孔多无变化，只有血压逐渐上升，脉搏减慢，脉缓而无力，呼吸仍可正常。当颅内压继续上升，接近于瘫痪期，伤员意识逐渐昏迷，瞳孔对光反射消失，并开始散大，脉搏渐渐加快，心跳减弱，血压逐步下降，呼吸不规则或出现潮式呼吸，接着病人自主呼吸停止，称为中枢衰竭危象。

3. 神经损伤的定位症状 这些症状不是每个伤员都有，但出现时对本病的诊断和脑损伤定位很有帮助。常见的定位症状有：

（1）单瘫 即一个肢体的瘫痪，是对侧大脑半球额叶损伤。

（2）偏瘫 一侧肢体瘫痪。如为对侧大脑半球额叶广泛的挫裂伤时，偏瘫不完全，且不伴有偏盲和偏感觉障碍。若损伤发生在对侧大脑半球的深部内囊时，常出现偏瘫、偏盲、偏感觉障碍，称为三偏症。若损伤一侧的中脑大脑脚处，除有较完全的对侧偏瘫外，尚有同侧的动眼神经麻痹，表现为瞳孔散大，对光反应消失，眼球外斜，上睑下垂等。因动眼神经的麻痹不在一侧，因此称为交叉性偏瘫。

（3）**抽搐** 可发生在一侧肢体或两侧，是大脑皮层受到刺激的一种反应，可因凹陷性骨片的直接刺激，或由于硬膜下血肿压迫所致。

（4）**感觉障碍** 大脑半球顶叶损害时，对侧躯体的深浅感觉都减退。

（5）**失语症** 伤在大脑半球额下回的后部，常失去讲话能力，为运动性失语；伤在大脑半球颞上回及顶叶的缘上回及角回，失去理解能力，为感觉性失语。

4．**脑膜刺激征** 蛛网膜下腔出血，可引起脑膜刺激征，主要表现为颈项强硬和屈髋屈膝试验阳性。

5．**脑脊液变化** 脑挫裂伤伤员的脑脊液常带血性，陈旧性的脑脊液呈黄色至棕褐色。

（二）颅内血肿

其临床主要特点是再昏迷和瘫痪进行性加重。

1．**意识障碍特点** 常见再昏迷有三种情况：①昏迷，苏醒（中间清醒期），再昏迷；②昏迷进行性加重，即开始感觉敏感，然后迟钝并加深；③开始清醒，以后逐渐进入昏迷。

2．**运动体征的改变** 伤后逐渐出现偏瘫，并有进行性加重。

3．**瞳孔变化** 血肿侧瞳孔进行性散大，对光反射消失，若病情发展速度快，另一侧瞳孔亦随之扩大。

4．**颅内压增高** 血肿引起颅内压增高发生早，往往在伤后24小时以内达到高峰，而脑水肿引起的颅内压增高常在伤后2~3天内达到高峰。

5．**脑疝** 常见为颞叶疝，表现为再次昏迷，同侧瞳孔散大，对侧肢体不全瘫痪，病理反射阳性，若进一步加重可危及生命。

如果出现一侧瞳孔放大，昏迷加深，对侧肢体瘫痪，血压升高，脉搏、呼吸减慢时，应考虑颅内血肿的存在。

（三）脑干损伤

是指中脑、脑桥、小脑及延脑等处的损伤，是头部损伤最严重的损伤，损伤后症状严重，死亡率高。

1．**昏迷** 昏迷时间长，恢复慢，轻者数周，重者数年，甚至终生昏迷。

2．**去大脑强直** 呈角弓反张状态。

3．**锥体束征** 由于脑干内的锥体束损伤，可出现肢体瘫痪，肌张力增高，腱反射亢进，浅反射消失，或出现一侧或双侧病理反射。

此外，脑干损伤还可出现高热、肺水肿、消化道出血、眼球和瞳孔的变化。有条件时可作 CT 及 MRI 检查，对颅内血肿、脑组织挫裂出血的性质、定位可明确诊断。

【鉴别诊断】

1．**脑挫裂伤与脑震荡** 前者为脑实质损伤，有定位症状，有生命体征变化，有阳性神经系统体征，脑脊液混有血液。脑震荡无上述症状。

2．**脑挫裂伤与颅内血肿** ①脑挫裂伤定位症状（偏瘫）在伤后即出现，而且比较稳定；颅内血肿的定位症状需隔一定时间出现，呈进行性加重。②颅内血肿多有中间清醒期，而脑挫裂伤很少有中间清醒期。

【治疗方法】

对严重的头部内伤，有生命危险者必须及时抢救，不可延误抢救时机。

(一) 早期治疗

1．保持呼吸道通畅，清除口腔内呕吐物、血块，将舌头牵出。严重者可行气管切开术。

2．制止头部伤口出血，及时处理休克。

3．对呼吸循环不稳定者，切忌远道转送，应原地抢救，待病情稳定后再转送。

4．及时观察，入院后 24 小时内根据病情，每 15～30 分钟测血压、脉搏、呼吸 1 次，随时检查意识、瞳孔变化及有无新症状、体征出现，并作好手术准备。

5．注意及时调整和保持体内水、电解质平衡，并给予足够的维生素。

6．为预防和治疗颅内压增高，应及早使用脱水剂及合理使用肾上腺皮质激素。

7．蛛网膜下腔出血严重者可用止血剂；合并脑脊液漏时，应使用抗生素，预防颅内感染。

8．伴高温、肌张力增高或去大脑强直者，应尽早进行冬眠疗法。

(二) 昏迷期的治疗

中药以开窍通闭治疗为主。

1．**辛香开窍法**　用苏合香丸磨汁灌服，治气闭昏绝，两手紧握，牙关紧闭，脉沉迟者。

2．**清心开窍法**　用安宫牛黄丸治高热、神昏窍闭、抽搐者。

3．**清热豁痰开窍法**　用至宝丹治昏迷痰热阻窍者。

4．**回阳救脱**　如出现脱症可用独参汤或参附汤回阳救脱。

(三) 苏醒期治疗

可用镇心安神、平肝熄风或升清降浊等法进行辨证施治。

(四) 中、后期治疗

以肝肾亏虚、脑气衰弱为主，治宜补肝肾、益脑髓为主。仍应抓住主要矛盾审因施治。

(五) 颅脑损伤手术指征

1．开放性颅脑损伤。

2．闭合性颅脑损伤中有下列情况者：

(1) 经确诊为颅内血肿者。

(2) 有中间清醒期者。

(3) 意识障碍逐渐加重者。

(4) 一侧瞳孔进行性扩大者。

(5) 凹陷或粉碎性骨折引起一定症状者。

(6) 36 小时后出现去大脑强直者。

(7) 长期昏迷伴脑压增高者。

(8) 脑脊液鼻漏或耳漏一月不愈者。

伤科基本技能操作实验指导

　　为了发扬中医伤科特色，强化基本知识、基本理论和基本技能的学习，突出以能力培养为重点的职业教育特色，本教材第一次编写了伤科基本技能操作实验指导。本指导以模拟临床为基础进行各项基本技能的训练。希望通过对模拟病人的伤科基本技能操作实践，能帮助学生更好地理解和掌握中医伤科的诊疗基本技能。

一、伤科诊查技能指导

【目的要求】

1. 掌握骨科摸诊。
2. 掌握正常关节的运动形式和骨科的量诊。
3. 掌握骨科的特殊检查。

【物品准备】

卷尺、（骨科）量角器、棉签、叩诊锤。

【操作内容】

　　骨科摸诊、正常关节运动形式、骨科的量诊、骨科的特殊检查（头部叩击试验、胸廓挤压试验、屈颈试验、直腿抬高试验、直腿抬高加强试验、骨盆挤压试验、搭肩试验、肘三角、蛙式试验、膝关节侧向试验、抽屉试验、回旋研磨试验、内拉通线、布来安三角、休梅克线）。

【实验方法】

1. 教师示教。
2. 学生两人一组相互进行模拟检查。每个同学都需亲自操作进行检查，达到动作规范，熟练操作。
3. 考核：采取抽签方法进行。

二、手法技能指导

【目的要求】

基本掌握复位手法和理筋手法。

【物品准备】

沙袋、润滑剂、宽布带、复位手法模拟示教器、杠式按摩床（供踩跷法用）。

【操作内容】

（一）复位手法

准备：四肢各部都有彼此拮抗的肌肉及肌群，在复位时，应先将患肢所有关节放在肌肉松弛的位置，以利于复位。

1. 拔伸牵引　两人用手或其它器械（如复位床、软绳）固定患肢，按肢体原来的体位先顺势牵引，然后再沿肢体的纵轴对抗拔伸，借牵引力矫正患肢的缩短畸形，或达到"欲合先离，离而复合"的目的（图 2-52）。

拔伸手法用力应由轻到重，稳定而持久，使移位的骨断端分离，常须持续数分钟之久。拔伸手法为下一步手法创造条件，在施行其他手法时仍需维持一定的拔伸牵引力，直至敷贴药膏及夹板夹缚妥善后方可停止。

2. 旋转　由术者手握其患肢远端，在适当拔伸牵引下，围绕肢体纵轴向内或向外旋转，纠正肢体旋转畸形，使骨折断面扣紧。

3. 回旋　在助手适当的牵引下，术者可一手固定近端，另一手握住远端，使骨折远端骨端围绕近端骨端，按移位途径的相反方向回旋复位。如操作中感到有软组织阻挡，即可能对移位途径判断错误，应改变回旋方向，使两骨折端从背对背变成面对面（图 2-53），达到复位。施行回旋手法不可用力过猛，以免伤及血管、神经。施行此手法时，应适当减少牵引力，使肌肉松弛，否则不易成功。

4. 折顶（反折）　在持续牵引下，术者两手四指重叠环抱于下陷的一骨端，两拇指向下抵压突出的骨折端，在持续牵引下加大原成角，凭手指感觉下陷侧断端骨皮质已相互触顶时，拇指按住成角处不动，将四指环抱的远端反折伸直（矫正成角），使骨折端复位（图 2-54）。助手与术者动作应协调、稳妥、敏捷。折顶手法要慎用，操作时要仔细，以免骨断端损伤重要的软组织。

5. 端提　操作时在持续牵引下，术者两手拇指压住突出的近端，其余四指捏住远侧骨折端，向上用力（图 2-55），即可纠正侧方移位。

6. 捺正　术者借助掌、指分别按压远端和近端，横向用力挤压，以矫正侧方移位（图 2-56）。

7. 分骨　术者可用两手拇指及食、中、无名指，分别挤捏并行骨折处的掌背侧骨间隙，矫正成角移位及侧方移位，使靠拢的骨折端分开（图2-57）。

8. 屈伸　术者一手固定关节的近端，另一手握住远端，沿关节的冠轴屈伸肢体，以整复骨折或脱位（图2-58）。

9. 纵压（摇摆触碰）　在横断骨折复位后，为了检查复位效果，可由术者两手固定骨折部，让助手在维持牵引下稍稍向左、右、上、下摇摆远端，术者双手可感觉到骨折的对位情况，然后沿纵轴方向挤压，若骨折处不发生缩短移位则说明骨折对位良好（图2-59）。

（二）理筋手法

1. 推法（附挃法）　用指、掌、肘或拳等部，着力于人体某部位，作单方向直线移动。操作时指、掌或肘紧贴体表，用力要稳，速度缓慢而均匀（图2-60）。

附：挃法　用手掌由肢体近端向远端推动的手法称为挃法（图2-61）。而所谓的"推上去，挃下来"，其手法及劲力与推法相同，仅有向心和离心上的区别。

2. 摩法　用食、中、环三指指腹或手掌面附着于一定的部位上，以腕关节为中心做环形而有节奏的抚摩（图2-62）。操作时，肘关节自然屈曲，腕部放松，指掌自然伸直，动作要缓和而协调。

3. 揉法　用指腹、大鱼际或掌根吸定于体表，作轻柔缓和回旋活动（图2-64）。操作时，腕部放松，以前臂带动腕和掌指活动，着力部位一般不移开接触的皮肤，仅使该处的皮下组织随手指或手掌的揉动而滑动。

4. 按法（按压法）　用拇指指端、指腹、掌根、鱼际、全掌或双掌重叠按压体表一定部位（图2-65），操作时，着力部位要紧贴体表，不可移动，用力要由轻而重，不可用暴力猛然按压。压法的动作姿势与按法相同，故二法合称为按压法。但一般认为压法力量比按法重，除可用拇指、手掌着力外，常以肘部按压治疗即肘压法（图2-66）。

5. 擦法　用大、小鱼际或全掌附着在体表一定部位，作上下或左右直线往返摩擦（图2-67）。操作时腕关节伸直，手指自然伸开，着力部位要贴住患者体表，但压力不宜太大，移动时用上臂带动手掌，往返距离要长而直，动作要均匀连续。施行手法时宜先用润滑剂，以防擦破皮肤。

6. 㨰法　㨰法操作时，肩臂放松，肘部微屈，手呈半握拳状，以小鱼际尺侧缘及第3～5掌指关节的背侧贴附于患处，通过腕关节的屈伸和前臂旋转，作复合的连续往返运动（前臂旋后时屈腕并用力下压，前臂旋前时伸腕压力减轻）。㨰动时手背部要紧贴体表，使产生的压力轻重交替而持续不断地作用于治疗部位，不可跳动或拖拉摩擦。㨰动幅度控制在120°左右（图2-68），并注意动作的协调及节律。

7. 拿捏法（附捻法）　用拇指与其余手指形成钳形，相对用力一紧一松挤捏肌肉、韧带等软组织（图2-69），操作时腕要放松，指腹着力，用力要由轻至重再由重至轻，不可突然用力。拿捏法以颈项部、肩部和四肢部最为常用。

附：捻法　用拇指和食指的指腹相对捏住某一部位，稍用力作对称的揉搓如捻线状（图2-70）。

8. 弹筋法（提弹法）　用拇指和食、中指指腹相对将肌束、肌腱等组织捏紧并用力提拉，然后迅速放开，像射箭时拉弓放弦样动作，使其弹回（图2-71）。操作时动作要迅速有力，快提快放。

9. 拨络法　以拇指或其余四指的指尖或指腹紧按于患处，取与肌束、肌腱、韧带垂直的方向，作单向往复揉拨动作（图 2-72）。操作时，宜加大劲力，使指上有肌腱、肌束、韧带等被牵拉又滑弹的感觉，而不可在皮肤上来回磨蹭。

10．拍击法　用虚掌拍打体表为拍打法；用拳背、掌根小鱼际尺侧、指尖或桑枝棒击打体表为击法，又可分别称为拳击法、掌击法、指尖击法和棒击法。

拍击时要求蓄劲收提，即用力轻巧而有反弹感，以免产生震痛感。动作要有节奏，快慢适中，不能有拖抽动作（图 2-73）。①拍打时手指自然并拢，手指关节微屈，用虚掌拍打。②拳击时，手握空拳，腕伸直，用拳背平击。③掌击时，手指自然松开，腕伸直，用掌根叩击。④侧击时，手指自然伸直，腕略背伸，用单手或双手的小鱼际部击打。⑤指尖击时，手指轻屈腕放松，运用腕关节的屈伸，以指端击打。⑥棒击时，棒与体表的着力面要大，主要以棒前半段击打。

11．点压法（点穴法）　用中指为主的一指点法；或用拇、食、中三指点法；或用五指捏在一起，组成梅花状的五指点法。医者用点压法治疗时，应将气力运用到指上，为增强指力，指与患者的皮肤成 60°～90°角。用力大小可分轻、中、重三种。①轻点：是以腕关节为活动中心，主要以腕部的力量，与肘和肩关节活动协调配合。其力轻而有弹性，是一种刺激手法，多用于小儿及老年体弱患者。②中点：是以肘关节为活动中心，主要用前臂的力量，腕关节固定，肩关节协调配合，是一种中等刺激手法。③重点：以肩关节为活动中心，主要用上臂的力量，腕关节固定，肘关节协调配合，刺激较重，多用于青壮年及肌肉丰厚的部位。

12．抖法　用双手握住患者上肢或下肢远端，稍用力作连续的小幅度上下快速抖动（图 2-74）。操作时，抖动幅度要小，频率要快，用劲要巧。并嘱患者放松肌肉。

13．搓法　用双掌面置于肢体两侧，用力作快速前后或内外方向的搓揉，并同时作上下往返运动。操作时双手用力要对称，搓动要快，移动要慢（图 2-75）。

14．扳法

（1）斜扳法（腰椎旋转法）　侧卧位，患侧下肢在上，屈髋屈膝各 90°，健肢伸直，腰部放松。医者面对患者（或其身后），两手（或两肘部）分别扳推患者的肩前部及臀上部，先轻轻使腰部扭转数次，然后两手交错扳推，待感到旋转有明显阻力时，再突然施加一个大旋转幅度的猛推（图 2-76），此时常可闻及"咯嗒"声，显示手法复位成功。

（2）旋转定位扳法　患者坐于方凳上，腰部放松，两足分开与肩同宽。以向右侧旋转为例，助手面对患者站立，用两腿夹住患者大腿，双手按住大腿根部，以稳定患者坐势。医生坐（或弯腰站立）于患者右后侧，右手自患者右腋下穿过，绕至颈后，以手掌扶住其颈项，左手拇指向左顶推偏歪的棘突，然后先使患者腰椎慢慢前屈至一特定角度（拇指下有棘突活动感）时，右手用力将腰椎向右侧屈曲，左手拇指同时用力顶推棘突（图 2-77）。常可闻及"咯嗒"声和感到拇指下有棘突跳动感，提示复位成功。

15．腰部背伸法

（1）立位法（背法）　医者与患者背与背紧贴站立，并与患者双肘屈曲相互反扣，然后医者屈膝、弯腰、挺臀，将患者反背起，使其双足离地，先作上下或左右晃动，待感到患者腰部放松时，随即着力作一快速的伸膝挺臀动作，使患者脊椎被牵拉过伸（图 2-78）。操作时，臀部的晃动要和挺臀及两膝屈伸动作协调一致。

（2）卧位法（推腰扳腿法）　患者俯卧或侧卧，医者一手按压其腰部，另一手托住双侧或一侧下肢快速用力向右扳拉，两手协调动作，使腰部过伸（图 2-79）。

16．踩跷法　患者俯卧，在胸部及大腿部各垫枕头数只，使腰（腹）部悬空。医者双手扶住预先设置好的横木架，以控制自身体重及踩踏的力量，然后以单足或双足前部着力于患部，并作适当的弹跳动作，弹跳时足尖不要离开腰部（图 2-80）。根据患者的体质和病情，控制踩踏力量及弹跳幅度，同时嘱患者要随弹跳的起落张口呼吸，切忌屏气。速度要均匀而有节奏。

理筋手法的技术要求：

（1）持久　①手法操作要持续作用一定时间，保持动作和力量的连贯性；②手法在某一具体部位，尤其是重点治疗部位运用时，应维持适当的时间，使该部位产生感应（得气感），以增强治疗效果。

（2）有力　系指手法必须具有一定力量，医者应具有一定的功力，操作时施加于患部有适当的压力，这种力量应根据患者的体质及病症部位等不同情况而增减。

（3）均匀　指手法动作的节奏性和用力的稳妥性，动作频率要有节奏而协调，不要时快时慢，用力要稳，不要时轻时重。

（4）柔和　指手法要轻而不浮，重而不滞，用力不可生硬粗暴或用滞蛮力，变换动作要自然。

以上四项要求是有机联系的，在治疗中只有持久、有力、均匀、柔和才能使手法作用力渗透入内，直达病所，收到预期的疗效。要想熟练掌握各种手法并能在临床上灵活运用，必须经过一定时期的手法练习和临床实践，才能由生而熟，熟而生巧，乃至于得心应手，运用自如。

【实验方法】

1．教师示教：复位手法：以教师演示为主，重在体会拔伸牵引（顺势牵引），掌握复位手法的操作要领。理筋手法：学生在教师的带领下，在沙袋上进行手法操作。通过实践学会各种手法的操作。

2．复位手法：学生四人一组相互进行模拟。每个同学都需亲自操作，达到动作规范，熟练操作。

3．理筋手法：在沙袋上操作，或两个同学一组，相互在身体上进行操作。

4．考核：采取抽签方法进行。

三、小夹板固定

【目的要求】

1．基本掌握夹板、纸压垫的制作。

2．基本掌握小夹板超关节、不超关节两种固定的操作。

【物品准备】

1．棉毡、毛头纸或棉纸、杉树皮、竹片或柳木板、硬纸板、绷带、衬布等。

2．上肢小夹板。

3．各种制作工具。

【操作内容】

1．夹板制作　采用合适的材料（如柳木、杉树皮、竹片、纸板等），根据肢体的长短、形态加以塑形，制成合适的夹板。

（1）规格　夹板的大小、厚薄要适宜。夹板固定一般用4～5块，总宽度为所固定肢周径的4/5～5/6，各夹板间应留1～1.5cm间隙。夹板的厚度应以具备足够的支持力为原则，一般为1.5～4mm，当长度增加时，厚度亦应相应增加。夹板的长度应根据患肢的长度、骨折的部位决定，固定方法分不超关节固定与超关节固定两种。不超关节固定适用于骨干部骨折，夹板的长度等于或接近骨折段肢体的长度，以不妨碍上下关节活动为度；超关节固定适用于关节内及近关节骨折，其夹板通常超出关节2～3cm，以能绑缚扎带为度。

（2）制作要求　夹板的形状要根据骨折的部位和类型，制作成适宜的尺寸和形状（图2-81），夹板的四角要圆滑，以免夹坏皮肤，需要塑形者，用热水浸泡后再用火烘烤，弯成各种需要的形状，内层附毡垫或棉垫，外套纱织套备用。

2．固定垫（压垫）的制作

（1）材料性能　固定垫的材料应质地柔软，有一定的韧性和弹性，能维持一定的形态，有一定的支持力，能吸水，可散热，对皮肤无刺激，如棉毡、毛头纸等。固定垫内可置金属纱网或金属丝，便于X线检查识别其位置。

（2）尺寸　固定垫的大小及厚薄必须根据骨折再移位的倾向及其放置部位而定，厚而硬的固定垫易引起皮肤压疮或肢体缺血，薄而软者不能发挥作用。

（3）种类　常用的固定垫有以下几种（图2-82）：

平垫：为棉毡、毛头纸折叠整齐而成，成人一般为4～8cm，其厚度根据使用部位软组织厚薄而定，一般为1.5～4cm。

塔形垫：为棉毡、毛头纸折叠用胶布固定而成，其中间厚，两边薄，外形像宝塔样。

梯形垫：为棉毡、毛头纸折叠做成一边厚、一边渐薄，如阶梯状的固定垫。

高低垫：为棉毡、毛头纸折叠做成一边高、一边低的固定垫。

抱骨垫：为棉毡、毛头纸做成的半月形压垫。

葫芦垫：为棉毡、毛头纸做成两头宽、中间窄的葫芦形压垫。

横垫：用棉毡、毛头纸做成厚薄一致，长6～7cm，宽1.5～2cm，厚约0.3～0.5cm，呈长条形的压垫。

合骨垫：用棉毡、毛头纸做成两头较厚，中间较薄的凹陷形固定垫。

分骨垫：以一根铁丝为中心，外用棉花卷成梭形（图2-83）。

空心垫：在平垫中心剪一圆孔即成。

大头垫（蘑菇垫）：用夹板和棉花做成的如蘑菇状的夹板。

3．肘关节夹板超关节固定

（1）续增包扎法　在骨折局部外敷药物并盖上敷料，然后从肢体远端向近端松松地包扎1～2层绷带（固定外敷药物及敷料，使无夹板部位的肢体受压均匀）；放置固定垫，并放置两块起主要作用的夹板，以绷带包扎两周，再放置其他夹板，亦用绷带包扎，最后绑缚扎带3～4条（图2-85）。续增包扎法的优点是夹板不易移动，肢体受压均匀，固定较为牢靠。

（2）简单包扎法　敷药、放置压垫等步骤同续增包扎法，只是在安放夹板时是一次将所有夹板等距放置于肢体的四周，然后用扎带3～4条绑扎。

（3）调整夹板松紧度　夹板固定后及时调整扎带，以上下活动1cm为宜。

【实验方法】

1．教师示教。

2．学生自行制作小夹板和纸压垫。

3．学生四人一组，一人模拟病人，进行前臂小夹板固定操作。

四、石膏固定

【目的要求】

基本掌握石膏固定的操作程序、方法和要点。

【物品准备】

1．石膏绷带。

2．绷带、棉花、棉垫等。

3．修整石膏的剪刀和刀，拆除石膏的工具等。

【教学内容】

前臂石膏（管形）固定：

（1）体位　将患肢置于腕背伸25°～30°、尺偏10°、拇指对掌和前臂中立位。

（2）放置衬垫　用棉卷或棉纸卷缠绕前臂骨突部位或整个肢体几匝。

（3）石膏绷带的浸泡及去水　选用长宽合适的石膏绷带放入30℃～40℃的温水中浸泡，待气泡出尽以双手握其两端取出，挤去多余水分，即可使用（图2-87）。

（4）包扎石膏的基本方法　要将石膏卷贴着前臂中上1/3处，由上而下向前滚动，使下圈绷带盖住上圈的1/3，并注意保持石膏绷带的平整。在腕关节处需向上、下移动绷带时，要提起绷带的松弛部分拉回打折，使绷带贴合体表。操作要迅速、敏捷、准确，两手相互配合，即一手缠绕绷带，另一手朝相反方向抹平，要使每层石膏之间紧密贴合，不留空隙。石膏的上、下边缘及关节部位要适当加厚，以增强其固定作用。整个石膏的厚度以不折裂为原则，一般为8～12层。

（5）塑捏成形　当石膏绷带包至一定厚度尚未硬固时，可用手掌在患肢掌背部施加适当均匀的弧形压力，使石膏能与肢体的轮廓相符（须在数分钟内完成），以增强石膏的固定性能。

（6）修整　边缘处石膏要平整光滑，如嵌压过紧，可将内层托起，并适当切开，以解除压迫。可在管形石膏外用色笔注明固定日期及骨折部位。

【实验方法】

1．教师示教。

2．学生四人一组，进行前臂石膏固定，达到基本掌握石膏固定的操作程序、方法和要点。

五、皮肤牵引

【目的要求】

基本掌握皮肤牵引的操作。

【物品准备】

1．皮套牵引器。

2．胶布、扩张板、棉垫、安息香酸酊、牵引绳、重砣、牵引架、床头滑轮。

3．剪刀等工具。

【教学内容】

1．皮套牵引　用特制皮套进行皮肤牵引常用于下肢疾患，操作方法较简单，需要注意的是在骨突部位，如双踝、胫骨前缘等处，要用软物加以保护。

2．皮肤牵引　剃除体毛，涂上安息香酸酊，可增加粘性，减少胶布对皮肤的刺激，然后剪下所需长度（为骨折线以下肢体长度与扩张板长度的2倍之和）、宽度（为伤肢最细部位周径的1/2）的粘胶条，贴在中央带孔的正方形木板（木制扩张板）中央，胶布两端分为3等份后各撕开10~30cm，用少许棉垫垫好骨突处，将胶布贴在患肢上，再以绷带包扎；最后将牵引绳拴在扩张板中央，把患肢放在牵引架上，装上滑轮和牵引重砣，抬高床脚，借患者体重作对抗牵引（图2-90）。牵引重量2~5kg。

【操作方法】

1．教师示教。

2．学生四人一组相互进行皮肤牵引。同学亲自操作，达到学会皮肤牵引操作程序及方法。

六、上肢骨折复位及固定

【目的要求】

1. 基本掌握肱骨外科颈骨折、肱骨髁上骨折、桡骨远端骨折的手法复位方法。
2. 基本掌握肱骨外科颈骨折的固定方法。
3. 掌握肱骨外科颈骨折、肱骨髁上骨折、桡骨远端骨折的功能锻炼方法。

【物品准备】

各种上肢夹板、压垫、绷带、扎带、宽布带、肩关节外展支架、前臂托板。

【教学内容】

1. 肱骨外科颈骨折内收型、外展型的复位手法、固定方法和功能锻炼方法

（1）整复　患者取卧位或坐位。一助手用布带绕过患侧腋下并向上提牵，另一助手握患肢肘部顺势向下牵引，纠正缩短移位。然后根据不同类型采取不同手法复位。

外展型骨折　待骨折重叠错位被纠正后，术者双手握骨折部，双拇指按于骨折近端的外侧，余指抱骨折远端内侧向外捺正，助手同时在牵拉下徐徐内收上臂即可复位（图3-12）。

内收型骨折　待骨折重叠错位被纠正后，术者双拇指压住骨折的外侧向内推，其余四指拉骨折远端向外，助手同时在牵拉下徐徐外展上臂即可复位。如骨折部向前成角畸形明显者，应改为两拇指推挤骨远端，其他四指按成角处，逐渐将上臂上举过头顶即可纠正。

（2）固定　多用超肩关节夹板固定。

外展型骨折　固定时大头垫应顶住腋窝部，并在骨折近端外侧放一平垫。

内收型骨折　大头垫应放于肱骨内上髁的上部，并在外侧成角突起处放一平垫。

其余三块夹板分别放在上臂的前、后、外侧，使夹板上端超肩关节，下端达肘部，用三条扎带将夹板捆紧；一短布带穿过三块超肩关节夹板顶端的布带作环状结扎，再用一长布带系于环内侧，并绕对侧腋下（用棉花垫好）打结（图3-13）。将患肢屈肘悬吊于胸前，固定4～6周。

对移位明显的内收型骨折，除夹板固定外，尚可配合皮肤牵引3周，肩关节置于外展前屈位，其角度视移位程度而定。

（3）功能锻炼　固定早期可作握拳，屈伸肘、腕关节，舒缩上肢肌肉等活动。

2. 肱骨髁上骨折伸直型、屈曲型的复位手法和功能锻炼方法

（1）拔伸牵引　患者仰卧或坐位，两助手分别握其上臂和前臂，先顺势作对抗牵引，纠正重叠移位。

（2）纠正旋转畸形　若远端旋前（或旋后）应首先使前臂旋后（或旋前）矫正其旋转移位。

（3）对挤整复侧方畸形　术者双手分别在骨折部内外侧相对挤压，纠正骨折的侧方移

位。

(4) 整复前后移位　伸直型骨折，应在维持牵引下，术者用双拇指于肘后推骨折远端向前，余指环抱骨折近端向后扳拉，同时令助手徐徐屈曲肘关节，使骨折的前后移位得到纠正。若整复屈曲型骨折，在矫正重叠、旋转、侧方移位后，术者应将骨折远端向后压下，同时令助手徐徐伸直肘关节即可（图3-18）。

(5) 功能锻炼　作握拳、屈伸腕关节活动，严禁用暴力作被动活动。

3．桡骨远端骨折伸直型、屈曲型的复位手法和功能锻炼方法

(1) 患者取坐位或卧位，肘部屈曲90°，前臂中立位。

(2) 伸直型骨折

①一助手双手握住上臂，术者两拇指并列置于远端背侧，其他四指置于腕部，扣紧大小鱼际肌，先顺势拔伸2~3分钟，待重叠移位完全纠正后，将远端旋前，并利用牵引力，骤然猛抖，同时迅速尺偏掌屈腕关节，使之复位（图3-28）。

②由两助手维持牵引，术者用两拇指迫使腕关节尺偏掌屈，即可达到解剖复位。

(3) 屈曲型骨折　由两助手拔伸牵引，术者可用两拇指由掌侧将骨折远端向背侧推挤，同时用食、中、环三指将近端由背侧向掌侧挤压，然后术者捏住骨折部，牵引手指的助手徐徐将腕关节背伸，使屈肌腱紧张，防止复位的骨折端再移位。

【实验方法】

1．教师示教。

2．学生四人一组相互进行模拟复位、固定和功能锻炼。每个同学都需亲自操作。

3．考核：采取抽签方法进行。

七、下肢骨折复位及固定

【目的要求】

1．基本掌握股骨颈骨折的手法复位方法。

2．基本掌握踝部骨折的手法复位方法和固定方法。

【物品准备】

踝部超关节固定夹板、踝关节背伸活动板、胶布、压垫、绷带、扎带、宽布带、支架。

【教学内容】

1．股骨颈骨折

(1) 手法屈髋屈膝复位法　助手固定骨盆，术者立于伤侧，对侧肘托腘窝部，同侧手握小腿下端，将膝关节、髋关节屈曲90°，沿大腿纵轴方向向上牵引，纠正短缩畸形，然后伸髋、内旋、外展，纠正成角畸形，使折面对合好。

（2）手掌试验　手托患肢足跟，足尖向上，外旋畸形消失，说明骨折已经复位（图3-47）。

2．踝部骨折

（1）复位　患者平卧屈膝，助手抱住大腿，术者立于伤肢远端，用两手分别握住足背与足跟。①用力向远侧顺势拔伸牵引。②外翻损伤使踝部内翻；内翻损伤使踝部外翻，纠正踝部的翻转畸形。③如有下胫腓关节分离，可以内外踝部加挤压。④如后踝骨折并距骨脱位，可用一手握胫骨下段向后推，另一手握足向前提，并徐徐将踝关节背伸，利用紧张的关节囊将后踝拉下。

（2）固定方法　行小腿超踝关节固定。夹板为5块，分别为前内侧板、前外侧板、内侧板、外侧板（内外侧板长度平足跟，并钻两个孔进行结扎）和后侧板。先用空心垫垫好内外踝处，再超踝关节固定。在固定时内翻骨折固定于外翻位；外翻骨折固定于内翻位（图3-67）。

【实验方法】

1．教师示教。

2．学生四人一组相互进行模拟复位、固定和功能锻炼。每个同学都要亲自操作。

3．考核：采取抽签方法进行。

方剂索引

二　画

二妙散（丸、汤）（《丹溪心法》）

〔组成〕　黄柏（炒）9g　苍术（米泔浸炒）9g

〔功效与适应症〕　清热燥湿。治疗湿热下注之筋骨疼痛、足软无力或足膝红肿热痛者。

〔制用法〕　共为细末，每服3～5g（亦可炼蜜为丸或作汤剂水煎服）。

七厘散（《良方集腋》）

〔组成〕　血竭30g　乳香4.5g　麝香0.36g　没药4.5g　朱砂3.6g　红花4.5g　儿茶7.2g　冰片0.36g

〔功效与适应症〕　活血散瘀、止血定痛。治疗跌打损伤，骨折筋伤，瘀血内停及创伤出血等症。

〔制用法〕　共为细末，每服0.2～0.5g，日服1～2次。

七三丹（经验方）

〔组成〕　熟石膏7份　升丹3份

〔功效与适应症〕　祛腐提脓。治疗流痰、附骨疽、瘰疬、有头疽等症，溃后腐肉难脱，脓水不净者。

〔制用法〕　共为细末，掺撒于疮面上，或用药线醮药插入疮中，外用膏药或油膏盖帖。

八正散（《和剂局方》）

〔组成〕　木通　车前子　瞿麦　滑石　栀子　大黄　炙甘草　萹蓄

〔功效与适应症〕　清热泻火，通淋排石。治疗泌尿系结石、前列腺肥大属于湿热者。也可用于治疗腰部、骨盆部损伤后合并少腹急满，尿急，尿频，排尿痛而淋沥不畅或癃闭，挛缩绞痛等。

〔制用法〕　水煎服，每日1剂。

八珍汤（《正体类要》）

〔组成〕　党参10g　白术10g　茯苓10g　炙甘草5g　川芎6g　熟地黄10g　白芍10g　生姜5g　大枣5g　当归10g

〔功效与适应症〕　补气养血。治疗损伤之中晚期气血俱虚，肉芽组织生长缓慢、创面久不收口者。

〔制用法〕　水煎服，每日1剂。

八仙逍遥汤(《医宗金鉴》)

〔组成〕　防风3g　荆芥3g　川芎3g　甘草3g　当归6g　苍术10g　丹皮10g　川椒10g　苦参15g　黄柏6g

〔功效与适应症〕　祛风散瘀，活血通络。治疗软组织损伤后，瘀肿疼痛，或风寒湿邪侵注，筋骨酸痛。

〔制用法〕　煎水熏洗患处。

九一丹(《医宗金鉴》)

〔组成〕　熟石膏9份　升丹1份

〔功效与适应症〕　提脓祛腐。治疗溃疡日久流脓未尽者。

〔制用法〕　共为细末，掺与创面，隔日1次。

十灰散(《十药神书》)

〔组成〕　大蓟　小蓟　山栀　大黄　荷叶　侧柏叶　茅根　茜草　丹皮　棕榈皮各等份。

〔功效与适应症〕　凉血止血。主治血热妄行之呕血、咯血。

〔制用法〕　烧灰存性，研成细末，用纸包，碗盖于地上一宿，去火毒。用时用藕汁或萝卜汁磨京墨半碗，调服五钱，食后服下。

十全大补汤(《医学发明》)

〔组成〕　党参10g　黄芪12g　肉桂0.6g　白术12g　茯苓12g　当归10g　川芎6g　炙甘草5g　熟地黄12g　白芍10g

〔功效与适应症〕　气血双补。治疗损伤后期气血衰弱，受伤组织生长缓慢及溃疡脓清稀薄，乏力盗汗，食欲不振，倦怠气短等症。

〔制用法〕　水煎服，每日1剂。

人参养荣汤(《和剂局方》)

〔组成〕　人参10g　炙黄芪10g　白术10g　陈皮10g　肉桂1g　当归10g　熟地7g　五味子7g　远志5g　茯苓7g　生姜10g　大枣10g　炙甘草10g

〔功效与适应症〕　补益气血，养心安神。治疗损伤后期气血虚弱之面色萎黄、神疲乏力、少气懒言、心悸失眠等。

〔制用法〕　水煎服，每日1剂。

丁桂散（经验方）

〔组成〕　丁香　肉桂各等份

〔功效与适应症〕　祛风散寒，温经通络。治疗阴证肿疡疼痛。

〔制用法〕　共为细末加在药膏上，贴于患处。

三　　画

三色敷药（经验方）。

〔组成〕　黄荆子（去衣炒黑）8份　紫荆皮（炒黑）8份　全当归2份　木瓜2份　丹参2份　羌活2份　赤芍2份　白芷2份　片姜黄2份　独活2份　甘草0.5份　秦艽1份　天花粉2份　牛膝2份　川芎1份　连翘1份　威灵仙2份　木防己2份　防风2份　炙马钱子2份

〔功效与适应症〕　消肿止痛，祛风湿，利关节。治疗损伤初、中期局部肿痛者，亦治风寒湿痹痛。

〔制用法〕　共为细末，用蜜糖或饴糖调拌成厚糊状，敷于患处。

大红丸(《仙授理伤续断秘方》)

〔组成〕　何首乌 500g　制川乌 710g　制南星 500g　芍药 500g　当归 300g　骨碎补 500g　牛膝 300g　细辛 250g　赤小豆 1000g　煅自然铜 120g　青桑炭 2500g

〔功效与适应症〕　坚筋固骨，滋血生力。治骨折筋断，瘀血留滞，外肿内痛，肢节痛倦。

〔制用法〕　共研细末，醋煮面糊为丸，如梧桐子大，朱砂为衣，每次服 30 丸，温汤下，醋汤亦可。

大成汤(《仙授理伤续断秘方》)

〔组成〕　大黄 20g　芒硝 10g　木通 10g　当归 10g　厚朴 10g　枳壳 20g　苏木 10g　红花 10g　陈皮 10g　甘草 10g

〔功效与适应症〕　攻下逐瘀。治疗伤后瘀血内停，昏睡，二便秘结者。

〔制用法〕　水煎服，药后得下即停。

大活络丹(《圣济总录》)

〔组成〕　白花蛇 100g　乌梢蛇 100g　两头尖 100g　草乌 100g　威灵仙 100g　全蝎 100g　天麻 100g　何首乌 100g　龟板 100g　贯众 100g　麻黄 100g　羌活 100g　肉桂 100g　甘草 100g　藿香 100g　黄连 100g　乌药 100g　熟地黄 100g　大黄 100g　沉香 100g　木香 100g　丁香 50g　乳香 50g　没药 50g　赤芍 50g　细辛 50g　僵蚕 50g　天南星 50g　青皮 50g　骨碎补 50g　白豆蔻 50g　黄芩 50g　茯苓 50g　安息香 50g　黑附子 50g　香附 50g　当归 75g　玄参 50g　白术 50g　葛根 75g　防风 125g　血竭 25g　地龙 25g　麝香 25g　松脂 25g　牛黄 7.5g　人参 150g　龙脑 7.5g　蜜糖适量

〔功效与适应症〕　行气活血，舒筋活络。治疗中风偏瘫、痿痹痰厥及损伤后期筋肉痉挛疼痛。

〔制用法〕　共为细末，炼蜜为丸，每服 3~5g，日服 2 次。

大补阴丸(《丹溪心法》)

〔组成〕　黄柏 120g　知母 120g　熟地黄 180g　龟板 180g　猪脊髓适量

〔功效与适应症〕　养阴清热。治疗肝肾阴虚，虚火上炎。

〔制用法〕　为末，猪脊髓蒸熟，炼蜜为丸，每服 6~9g，早晚各 1 次。

小活络丹(《和剂局方》)

〔组成〕　制南星 3 份　制川乌 3 份　制草乌 3 份　地龙 3 份　乳香 1 份　没药 1 份　蜜糖适量

〔功效与适应症〕　温寒散结，活血通络。治疗跌打损伤，瘀血阻络，风寒湿之痹痛，肢体屈伸不利，麻木不仁等。

〔制用法〕　共为细末，炼蜜为丸，每丸重 3g，每次服一丸，每日服两次。

小蓟饮子(《济生方》)

〔组成〕　生地黄 25g　小蓟 10g　滑石 15g　蒲黄 6g　木通 6g　淡竹叶 10g　藕节 12g　当归 10g　山栀子 10g　甘草 6g

〔功效与适应症〕　凉血止血、利水通淋。治疗下焦瘀热而致血淋，尿中带血，小便频数，赤涩热痛等。

〔制用法〕　水煎服，每日 1 剂。

万应膏(《中医伤科学讲义》)

〔组成〕　附子　红花　血余　莪术　桂枝　羌活　独活　僵蚕　秦艽　麻黄　当归　川乌　防风　威灵仙　草乌　大黄　赤芍　山栀　桃仁　三棱　白芷　全蝎　五加皮　高良姜各 30g　生地黄　香附　乌药各 60g

〔功效与适应症〕　活血祛瘀，温经通络。治跌打损伤，负重闪腰，筋骨疼痛，胸腹气痛，腹胀寒痛。

〔制用法〕　麻油 7500g，加丹 3000g，收膏后，再加肉桂粉 15g，苏合油 15g 及香料药 100g，摊贴。用时把膏药烘热贴患处。

万灵膏

〔组成〕　鹳筋草　透骨草　紫丁香根　当归　自然铜　没药　血竭各 30g　川芎 25g　半两钱 1 枚（醋淬）　红花 30g　川牛膝　五加皮　石菖蒲各 25g　木香　秦艽　蛇床子　肉桂　附子　半夏　石斛　萆薢　鹿茸各 10g　虎（狗）胫骨 1 对　麝香 6g　麻油 5000g　黄丹 2500g

〔功效与适应症〕　消瘀散毒，舒筋活血，止痛接骨，治跌打损伤，骨折后期或寒湿为患，局部麻木疼痛者。

〔制用法〕　制成膏药，用时烘热外贴患处。

万花油（市售成药）

〔组成〕　（略）

〔功效与适应症〕　治筋伤、扭挫等损伤。

〔制用法〕　外搽。

上肢损伤洗方（经验方）。

〔组成〕　伸筋草 15g　透骨草 15g　荆芥 9g　防风 9g　红花 9g　千年健 12g　刘寄奴 9g　桂枝 12g　苏木 9g　川芎 9g　威灵仙 9g

〔功效与适应症〕　活血舒筋，祛风定痛。用于上肢损伤之筋脉拘挛、风湿痹痛等。

〔制用法〕　煎水熏洗患肢。

下肢损伤洗方（经验方）

〔组成〕　伸筋草 15g　透骨草 15g　五加皮 12g　三棱 12g　莪术 12g　秦艽 12g　海桐皮 12g　牛膝 10g　木瓜 10g　红花 10g　苏木 10g

〔功效与适应症〕　活血舒筋。治疗下肢损伤后筋脉拘挛疼痛、屈伸不利者。

〔制用法〕　水煎熏洗患肢。

四　　画

乌头汤(《金匮要略》)

〔组成〕　川乌 9g　麻黄 9g　芍药 9g　黄芪 9g　甘草 9g

〔功效与适应症〕　温经散寒，祛风除湿。治疗损伤后期，人体正气不足，寒邪侵犯人体，痹组经络引起的肢体痹痛（痛痹）。

〔制用法〕　水煎服，每日 1 剂，分两次服。

化坚膏（经验方）

〔组成〕　白芥子 2 份　甘遂 2 份　地龙肉 2 份　威灵仙 2 份半　急性子 2 份半　透骨草 2 份半　细辛 3 份　乌梅肉 4 份　生山甲 4 份　血余 1 份　全蝎 1 份　防风 1 份　生草乌 1 份　紫硇砂半份（后入）　香油 80 份　东丹 40 份

〔功效与适应症〕　祛风化瘀。用于损伤后期软组织硬化或粘连等。

〔制用法〕　熬膏后，外敷患处。

太乙膏（《外科正宗》）

〔组成〕　玄参 100g　白芷 100g　归身 100g　赤芍 100g　大黄 100g　肉桂 100g　生地黄 100g　土木鳖 100g　轻粉 20g　阿魏 15g　血余炭 50g　乳香 25g　没药 15g　东丹 2000g　麻油 2500g　槐枝 100g

〔功效与适应症〕　消肿泻火，解毒生肌。治疗一切疮疡已溃或未溃者。

〔制用法〕　除东丹外，将诸药入油煎至药枯，去渣，再加入东丹，搅匀成膏。用时隔火炖烊，摊于纸上，贴于疮口处。

天麻钩藤汤（饮）（《杂病证治新义》）

〔组成〕　天麻 6g　钩藤 10g　牛膝 12g　石决明 15g（先煎）　杜仲 12g　黄芩 6g　栀子 6g　益母草 10g　夜交藤 10g　茯神 10g　桑寄生 10g

〔功效与适应症〕　清热活血、平肝熄风、补益肝肾。用于肝阳偏亢、肝风上扰之头痛、眩晕、失眠。

〔制用法〕　水煎服，每日 1 剂。

止痛汤（止痛如神汤）（《医宗金鉴》）

〔组成〕　秦艽　桃仁　皂角　防风　苍术　黄柏　泽泻　槟榔　熟大黄　当归尾

〔功效与适应症〕　清热祛风，除湿。

〔制用法〕　水煎服，每日 1 剂。

双柏（散）膏（《中医伤科学讲义》）

〔组成〕　侧柏叶 2 份　黄柏 1 份　大黄 2 份　薄荷 1 份　泽兰 1 份

〔功效与适应症〕　活血解毒，消肿止痛。治疗跌打损伤早期，疮疡初起，局部红肿热痛。

〔制用法〕　共为细末，制成散剂，临用时用水、蜜糖煮沸调成糊状，凉后外敷患处。

五味消毒饮（《医宗金鉴》）

〔组成〕　金银花 15g　野菊花 15g　蒲公英 15g　紫花地丁 15g　紫背天葵 10g

〔功效与适应症〕　清热解毒。治疗附骨疽初起，开放性损伤创面感染初期。

〔制用法〕　水煎服，每日 2 剂。

五加皮汤（《医宗金鉴》）

〔组成〕　当归（酒洗）10g　没药 10g　五加皮 10g　皮硝 10g　青皮 10g　川椒 10g　香附子 10g　丁香 3g　地骨皮 3g　丹皮 6g　老葱 3g　麝香 0.3g

〔功效与适应症〕　舒筋和血定痛。用于损伤疾患后期的筋脉不通，肢体疼痛者。

〔制用法〕　水煎外洗，可去麝香。

六味地黄丸(《小儿药证直诀》)

〔组成〕 熟地黄 25g 怀山药 12g 茯苓 10g 泽泻 10g 山萸肉 12g 牡丹皮 10g

〔功效与适应症〕 滋水降火。治疗肾水不足之腰膝酸痛，头晕目眩，咽干耳鸣，潮热盗汗，骨折迟缓愈合。

〔制用法〕 水煎服，每日 1 剂。或研末作丸，每服 1 丸，每日 3 次。

云南白药（成药）

〔组成〕 （略）

〔功效与适应症〕 活血止血，祛瘀定痛。治疗损伤瘀滞肿痛，创伤出血等。

〔制用法〕 内服每次0.5g，每日 3 次。外用可将药末直接掺撒于出血的创面上。

五　画

四黄散(《和剂局方》)

〔组成〕 黄连 1 份 黄芩 3 份 大黄 3 份 黄柏 3 份

〔功效与适应症〕 清热解毒，消肿止痛。治疗创伤感染。

〔制用法〕 共为细末，外用时用水、蜜调敷。

四物汤(《仙授理伤续断秘方》)

〔组成〕 熟地黄 12g 白芍 12g 川芎 6g 当归 10g

〔功效与适应症〕 养血补血。治疗损伤后期血虚之证。

〔制用法〕 水煎服，每日 1 剂。

四君子汤(《和剂局方》)

〔组成〕 党参 10g 白术 12g 茯苓 12g 甘草 12g

〔功效与适应症〕 补中益气，调养脾胃。治疗损伤后期中气不足，脾胃虚弱，肌肉消瘦，溃疡日久不愈。

〔制用法〕 水煎服，每日 1 剂。

四肢损伤洗方（经验方）

〔组成〕 桑枝 桂枝 伸筋草 透骨草 牛膝 木瓜 乳香 没药 红花 羌活 独活 落得打 补骨脂 淫羊藿 萆薢

〔功效与适应症〕 温经通络，活血祛风。用于四肢骨折、脱位，挫伤后筋络挛缩酸痛。

〔制用法〕 煎水熏洗患处。

左归丸(《景岳全书》)

〔组成〕 熟地黄 4 份 山药 2 份 枸杞子 2 份 山萸肉 2 份 菟丝子 2 份 牛膝 1 份半 龟板 2 份 鹿角胶 2 份

〔功效与适应症〕 滋补肾阴。治疗损伤日久，肾水不足，髓海空虚，头晕眼花，腰膝酸软，潮热盗汗，舌红少津等。

〔制用法〕 共为细末，炼蜜为丸，每服 10g，每日两次。

右归丸(《景岳全书》)

〔组成〕 熟地黄 4 份 山药 2 份 枸杞子 2 份 山萸肉 2 份 菟丝子 2 份 当归 1 份半 杜仲 2 份 附子 1 份 鹿角胶 2 份 肉桂 1 份

〔功效与适应症〕 温补肾阳。治疗损伤后期，肝肾不足、精血虚损而致的神疲乏力、肢冷无力。

〔制用法〕　共为细末，炼蜜为丸，每服 10g，每日 2 次。

归脾汤(《济生方》)

〔组成〕　党参 10g　白术 10g　当归 3g　黄芪 10g　茯苓 10g　酸枣仁 10g　木香 1.5g　远志 3g　龙眼肉 4.5g　炙甘草 4.5g

〔功效与适应症〕　养心健脾，益气补血。治疗骨折后期气血不足之神经衰弱等症。

〔制用法〕　水煎服，每日 1 剂。

正骨水（成药）

〔组成〕　略

〔功效与适应症〕　舒筋通络，活血止痛。治疗跌打损伤局部肿痛。

〔制用法〕　将药水涂擦患处，每日 2~3 次

正红花油（成药）

〔组成〕　略

〔功效与适应症〕　活血、行气、止痛。主要用于损伤初期，局部疼痛，肿胀较剧者。

〔制用法〕　使用时将药涂搽患处，每日 2~3 次。

正骨烫药（经验方）

〔组成〕　当归 12g　羌活 12g　红花 12g　白芷 12g　乳香 12g　没药 12g　骨碎补 12g　防风 12g　木瓜 12g　透骨草 12g　川椒 12g　川断 12g

〔功效与适应症〕　活血舒筋。治疗脊柱骨折后期，陈伤兼风湿证。

〔制用法〕　上药装入布袋后放入蒸笼内，蒸热后敷患处。

正骨紫金丹(《医宗金鉴》)

〔组成〕　丁香　木香　血竭　红花　儿茶　熟大黄各 1 份　丹皮半份　甘草 1/3 份

〔功效与适应症〕　活血化瘀，行气止痛。治疗跌打损伤后，瘀血凝聚、疼痛。

〔制用法〕　共为细末，炼蜜为丸。每服 10g，每日 2 次。

生肌玉红膏(《外科正宗》)

〔组成〕　当归 5 份　白芷 1.2 份　白蜡 5 份　紫草半份　血竭 1 份　轻粉 1 份　甘草 3 份　麻油 40 份

〔功效与适应症〕　活血祛腐、解毒镇痛、润肤生肌。治疗疮疡溃后脓水将尽、烫伤、肉芽生长缓慢者。

〔制用法〕　将当归、白芷、紫草、甘草四药入油内浸泡 3 日，慢火煎至微枯，去渣，油入锅内熬滚，入血竭化尽，次入白蜡，微火化开。用茶盅四个，预炖水中，将膏分作四份，倾入盅内，候片时，下研细轻粉，搅匀。用时将膏均匀涂于纱布上，敷帖患处。亦可根据局部情况，掺提毒祛腐药于膏上同用，其效果更佳。

生肌八宝丹(《中医伤科学讲义》)

〔组成〕　煅石膏 3 份　东丹 1 份　龙骨 1 份　轻粉 3 份　血竭 1 份　乳香 1 份　没药 1 份

〔功效与适应症〕　生肌收敛。用于各种创口。

〔制用法〕　共研细末，外撒创口。

生血补髓汤(《伤科补要》)

〔组成〕　生地黄 12g　芍药 9g　川芎 6g　黄芪 9g　杜仲 9g　五加皮 9g　牛膝 9g　红花

5g　当归9g　续断9g

〔功效与适应症〕　调理气血，舒筋活络。治疗损伤日久未愈而疼痛者。

〔制用法〕　水煎服，每日1剂。

生脉注射液或参脉注射液

〔组成〕　人参　麦冬　五味子（参麦注射液为前两味药提纯）

〔功效与适应症〕　益气生津，滋阴复脉。治疗各种原因引起的低血容量性休克及心源性休克。

〔制用法〕　静脉滴注或静脉注射。

六　画

红花油（成药）

〔组成〕　略

〔功效与适应症〕　活血、行气、止痛。主要用于损伤初期，局部疼痛、肿胀者。

〔制用法〕　外涂患处。

红油膏（经验方）

〔组成〕　九一丹10份　凡士林100份　东丹1份半

〔功效与适应症〕　防腐生肌。治疗溃疡不敛，以及烫伤、创伤等创面较大者。

〔制用法〕　先将凡士林烊化，然后徐徐将两丹调入，和匀成膏。用时将药膏均匀涂于纱布上，贴于患处。

伤油膏（经验方）

〔组成〕　血竭60g　红花6g　乳香6g　没药6g　儿茶6g　琥珀3g　冰片6g（后下）香油1500g　黄蜡适量

〔功效与适应症〕　壮骨续筋。治各类骨折、脱位及伤筋中、后期。

〔制用法〕　共研末，糖水泛丸，每次服12g，温酒送服。

伤湿止痛膏（成药）

〔组成〕　乳香　没药　冰片等

〔功效与适应症〕　祛风湿，止痛。治疗风湿痛、神经痛、扭伤和肌肉酸痛。

〔制用法〕　皮肤洗净后将药贴于患处。凡对橡皮膏过敏或皮肤糜烂有渗液、出血和化脓性感染者禁用。

伤科熏洗方（经验方）

〔组成〕　伸筋草15g　透骨草15g　苏木9g　五加皮9g　红花6g　威灵仙9g

〔功效与适应症〕　活血舒筋，通络止痛。治疗损伤肿硬、疼痛或陈伤疼痛者。

〔制用法〕　水煎先熏后洗。

防风汤（《宣明论方》）

〔组成〕　防风　当归　赤茯苓　黄芩　杏仁　麻黄　秦艽　葛根　肉桂　生姜　甘草大枣

〔功效与适应症〕　祛风通络、散寒除湿。治疗行痹，关节疼痛，游走不定，屈伸不利者。关节酸痛以肩、肘等上肢关节为主者。

〔制用法〕　水煎服，每日1剂。

血府逐瘀汤(《医林改错》)

〔组成〕 当归10g 生地黄10g 桃仁12g 红花10g 枳壳6g 赤芍6g 柴胡3g 甘草3g 桔梗4.5g 川芎4.5g 牛膝10g

〔功效与适应症〕 活血祛瘀、行气止痛。治疗胸中瘀血,血行不畅之胸痛、头痛日久不愈,痛如针刺而有定处者。

〔制用法〕 水煎服,每日1剂。

壮筋养血汤(《伤科补要》)

〔组成〕 当归9g 川芎6g 白芷9g 续断12g 红花5g 生地黄12g 牛膝9g 牡丹皮9g 杜仲6g

〔功效与适应症〕 活血壮筋。治疗软组织损伤。

〔制用法〕 水煎服,每日1剂。

壮骨关节丸(成药)

〔组成〕 当归 熟地 党参 生姜 红花 破故纸 刘寄奴各100g 赤芍 杜仲 木瓜 川芎各50g 川断 五加皮各75g 黄芪150g

〔功效与适应症〕 补气生血,壮骨养筋,通经活络,治疗骨折中后期。

〔制用法〕 蜜丸。每丸重6g,早晚各服1丸。

壮骨强筋汤(《林如高正骨经验》)

〔组成〕 熟地12g 怀牛膝 当归 续断 补骨脂 骨碎补 煅自然铜各9g 川芎 桃仁各6g

〔功效与适应症〕 舒筋活络,补肾壮骨。治筋伤、骨折中后期筋骨痿软,愈合较缓者。

〔制用法〕 水煎服,每日1剂。

当归补血汤(《内外伤辨惑论》)

〔组成〕 黄芪15~30g 当归(酒炒)3~6g

〔功效与适应症〕 补气生血。用于大失血后,面色萎黄,神疲乏力,或有低热,脉虚无力,疮疡溃后脓血过多等各种血虚证。

〔制用法〕 水煎服,每日1剂。

当归鸡血藤汤(经验方)

〔组成〕 当归15g 熟地黄15g 龙眼肉6g 白芍9g 丹参9g 鸡血藤15g

〔功效与适应症〕 补气补血。用于损伤后期气血虚弱者。

〔制用法〕 水煎服,每日1剂。

地龙散(《林如高正骨经验》)

〔组成〕 地龙 肉桂 苏木各3g 麻黄2g 黄柏 当归尾各7.5g 桃仁3g 甘草10g

〔功效与适应症〕 活血化瘀,行气止痛。治疗气血运行不畅所致的腰痛。

〔制用法〕 每日1剂,水煎分二次口服。

导赤散(《小儿药证直诀》)

〔组成〕 生地黄 木通 生甘草梢

〔功效与适应症〕 清心养阴,利水通淋。治疗心经热盛所致的心烦口渴、面红耳赤、口唇生疮、尿少色黄伴赤涩疼痛者。

〔制用法〕 水煎服,每日1剂。

至宝丹(《和剂局方》)

〔组成〕　生乌犀梢 100 份　朱砂 100 份　雄黄 4 份　生玳瑁屑 100 份　琥珀 100 份　龙脑 1 份　牛黄 50 份　安息香 150 份　麝香 1 份

〔功效与适应症〕　清热开窍、化浊解毒。治疗中风及痰热内闭之神昏谵语、身热烦躁、痰盛气粗及小儿惊厥属于痰热内闭者。

〔制用法〕　共为极细末，炼蜜为丸，每丸 3g，每服 1 丸，小儿酌减。

如意金刀散（如圣金刀散）(《外科正宗》)

〔组成〕　松香 5 份　生矾 1 份　枯矾 1 份

〔功效与适应症〕　燥湿止血。治疗创面渗血或溃烂流脓。

〔制用法〕　共为细末，掺撒于创面上。

安宫牛黄丸(《温病条辨》)

〔组成〕　牛黄　郁金　黄连　黄芩　朱砂　雄黄　梅片　珍珠　金箔衣　麝香等

〔功效与适应症〕　清热开窍、豁痰解毒。治疗邪毒感染、热邪内陷心包、痰热壅闭心窍等引起的高热烦躁、神昏谵语，以及中风昏迷，小儿热邪内闭而致的惊厥等症。

〔制用法〕　共为细末，炼老蜜为丸。

七　画

鸡鸣散(《伤科补要》)

〔组成〕　大黄　桃仁　当归尾

〔功效与适应症〕　攻下逐瘀。治疗胸腹部挫伤，疼痛较重并见大便秘结者。

〔制用法〕　水煎服。

驳骨散（经验方）

〔组成〕　略

〔功效与适应症〕　消肿止痛，散瘀接骨。用于骨折、软组织扭挫伤的早、中期。

〔制用法〕　共为细末，水、酒、蜂蜜或凡士林调煮，外敷患处。

花蕊石散(《和剂局方》)

〔组成〕　花蕊石 1 份　石硫黄 2 份

〔功效与适应症〕　化瘀止血。治创口出血。

〔制用法〕　共入瓦罐煅，研末。外掺伤面后包扎。

苏合香丸(《和剂局方》)

〔组成〕　白术　朱砂　乌犀屑　青木香　白檀香　沉香　麝香　丁香　安息香　香附子（炒去皮）　诃黎勒（煨去皮）　荜茇各 2 份　龙脑　乳香　苏合香各 1 份

〔功效与适应症〕　芳香开窍、行气止痛。治疗中风、中气或感受时行瘴疬之气之突然昏倒，牙关紧闭，不省人事。或中寒气闭，心腹猝痛，甚至昏厥。或痰壅气闭，突然昏倒等。

〔制用法〕　共为细末，用安息香膏并炼白蜜为丸。每服 1 丸，日服 1~2 次

羌活胜湿汤(《内外伤辨惑论》)

〔组成〕　羌活　独活　防风　藁本　川芎　蔓荆子　炙甘草

〔功效与适应症〕　祛风除湿。治疗肩背痹痛，不可回顾，头痛身重，以及腰脊痹痛难

以转侧者。

〔制用法〕 水煎服，每日1剂。

身痛逐瘀汤(《医林改错》)

〔组成〕 秦艽9g 川芎9g 桃仁6g 红花6g 甘草3g 羌活9g 五灵脂9g 香附9g 牛膝9g 地龙9g 当归15g 没药9g

〔功效与适应症〕 活血行气、祛瘀通络、通痹止痛。治疗气血痹阻经络所致的周身疼痛，经久不愈。

〔制用法〕 水煎服，每日1剂。

坚骨壮筋膏(《中医伤科讲义》)

〔组成〕 血竭 丁香 白芷 乳香 没药各30g 甘松 细辛 肉桂各6g 冰片15g 麝香1.5g

〔功效与适应症〕 强壮筋骨。可用于伤筋、骨折后期。

〔制用法〕 研细末，临贴时撒于膏药上外贴。

补中益气汤(《东垣十书》)

〔组成〕 黄芪15g 党参12g 白术12g 陈皮3g 炙甘草5g 当归10g 升麻5g 柴胡5g

〔功效与适应症〕 补中益气。治疗损伤后期，气血耗损，或疮疡日久元气亏损等症。

〔制用法〕 水煎服，每日1剂。

补阳还五汤(《医林改错》)

〔组成〕 生黄芪120g 当归尾6g 赤芍4.5g 地龙 川芎 桃仁 红花各3g

〔功效与适应症〕 补气活血，舒筋通络。治疗中风后遗症之半身不遂、口眼歪斜、语言謇涩、口角流涎、肢软痿废等。

〔制用法〕 水煎服，每日1剂。

补肾活血汤(《伤科大成》)

〔组成〕 熟地黄10g 杜仲3g 枸杞子3g 补骨脂10g 菟丝子10g 当归尾3g 没药3g 山茱萸3g 红花2g 独活3g 肉苁蓉3g

〔功效与适应症〕 补肾壮筋，活血止痛。治疗损伤后期筋骨酸痛无力诸症。

〔制用法〕 水煎服，每日1剂。

补肾壮阳汤 (经验方)

〔组成〕 熟地黄15g 生麻黄3g 白芥子3g 菟丝子12g 丝瓜络6g 杜仲12g 狗脊12g 肉桂6g 炮姜6g 牛膝9g 川断9g

〔功效与适应症〕 补益肝肾，温经通络。治疗腰部损伤的中、后期肾阳不足者。

〔制用法〕 水煎服，每日1剂。

补肾壮筋汤 (丸)(《伤科补要》)

〔组成〕 当归9g 熟地黄9g 牛膝9g 山茱萸9g 茯苓9g 续断9g 杜仲9g 白芍9g 青皮9g 五加皮9g

〔功效与适应症〕 补益肝肾，强筋壮骨。治疗肾气虚损筋骨痿弱无力、习惯性脱位等。

〔制用法〕 水煎服，每日1剂。或制成丸剂口服。

陀僧膏(《外科正宗》)

〔组成〕　密陀僧散

〔功效与适应症〕　祛风、杀虫、止痒。用于白癜风、花斑癣、腋臭等。

〔制用法〕　将散直接外扑或醋调后擦患处。

坎离砂（成药）

〔组成〕　略

〔功效与适应症〕　祛风散寒止痛。治腰腿疼痛、风湿性关节炎。

〔制用法〕　用醋水各半，将药熬成浓汁，再将铁砂炒红后搅拌制成。使用时加醋约半两，装入布袋内，自然发热，敷在患处。如太热可来回移动。

八　画

虎潜丸(《丹溪心法》)

〔组成〕　狗骨 3 份　干姜 1 份　陈皮 4 份　白芍 4 份　锁阳 2 份半　熟地 4 份　龟板（酒炙）8 份　黄柏 16 份　知母（炒）2 份

〔功效与适应症〕　滋阴降火，强壮筋骨。治损伤之后，肝肾不足，筋骨痿软，腿足瘦削，步履乏力等症。

〔制用法〕　为末，用酒或米糊制丸如豆大小。每服 10g，每日 1～2 次，空腹淡盐汤送服。

羌活胜湿汤(《内外伤辨惑论》)

〔组成〕　羌活 15g　独活 15g　藁本 15g　防风 15g　川芎 10g　蔓荆子 10g　甘草 6g

〔功效与适应症〕　祛风除湿。治伤后风湿邪客者。

〔制用法〕　水煎服。药渣可煎水热洗患处。

宝珍膏（成约）

〔组成〕　生地黄　茅术　枳壳　五加皮　莪术　桃仁　山奈　当归　川乌　陈皮　乌药　三棱　大黄　何首乌　草乌　柴胡　香附　防风　牙皂　肉桂　羌活　赤芍　南星　荆芥　白芷　藁本　续断　良姜　独活　麻黄　甘松　连翘　冰片　樟脑　乳香　没药　阿魏　细辛　刘寄奴　威灵仙　海风藤　小茴香各 1 份　川芎 2 份　血余 7 份　麝香　木香　附子各 2～3 份　东丹 30 份

〔功效与适应症〕　行气活血，祛风止痛。治风湿关节痛及跌打损伤疼痛。

〔制用法〕　制成膏药，烘热后贴患处。

参附汤(《世医得效方》)

〔组成〕　人参 12g　附子（炮去皮）10g

〔功效与适应症〕　回阳救逆。治疗损伤阳气将脱症见面色苍白、冷汗出、呼吸急促、四肢厥冷、气短脉微者。

〔制用法〕　水煎频服。

参苓白术散(《和剂局方》)

〔组成〕　党参 12g　茯苓 12g　白术 12g　白扁豆 12g　怀山药 12g　薏苡仁 10g　莲子肉 10g　砂仁 5g　桔梗 6g　炙甘草 6g　大枣 4 枚

〔功效与适应症〕　补气健脾、渗湿止泻。治疗疮疡及损伤后期，气血受损，脾失健运而见腹泻者。

〔制用法〕 水煎服，每日1剂。

知柏地黄丸（汤）（《医宗金鉴》）

〔组成〕 知母 黄柏 熟地黄 山茱萸 干山药 泽泻 茯苓 丹皮

〔功效与适应症〕 滋阴降火。治疗阴虚火旺而致的骨蒸潮热、虚烦盗汗、腰脊酸痛、遗精等症。

〔制用法〕 共为细末，炼蜜为丸，每服1丸，日服3次（或为汤剂，水煎服，每日1剂）。

和营止痛汤（《伤科补要》）

〔组成〕 当归尾 川芎 赤芍 桃仁 苏木 续断 乌药 乳香 没药 陈皮 木通 甘草

〔功效与适应症〕 活血止痛，祛瘀生新。治疗损伤积瘀肿痛。

〔制用法〕 水煎服，每日1剂。

定痛和血汤（《伤科补要》）

〔组成〕 乳香 没药 桃仁 红花 川断 当归 秦艽 五灵脂 蒲黄

〔功效与适应症〕 活血止痛。治疗各种损伤瘀血疼痛。

〔制用法〕 水煎服，每日1剂。

定痛膏（《疡医准绳》）

〔组成〕 芙蓉叶4份 紫荆皮1份 生南星1份 白芷1份 独活1份

〔功效与适应症〕 祛风消肿、止痛。治疗跌打损伤肿痛、疮疡初起肿痛。

〔制用法〕 共为细末，用姜汁、水、酒调煮后温热敷，或用凡士林调煮成软膏后外敷。

狗皮膏（成药）

〔组成〕 （略）

〔功效与适应症〕 散寒止痛，舒筋活络。治疗跌打损伤及风湿痹痛。

〔制用法〕 膏药烘热后外帖患处。

金黄散（《医宗金鉴》）

〔组成〕 大黄5份 黄柏5份 姜黄5份 白芷5份 陈皮1份 苍术1份 厚朴1份 南星1份 甘草1份 天花粉10份

〔功效与适应症〕 清热除湿、散瘀化痰、消肿止痛。用于疮疡阳证。

〔制用法〕 共为细末，可用葱捣汁、酒、油、蜜、菊花露、银花露、丝瓜叶捣汁等调敷。

金黄膏（《医宗金鉴》）

〔组成〕 凡士林8份 金黄散2份

〔功效与适应症〕 同金黄散。

〔制用法〕 先将凡士林烊化，加金黄散调匀成膏。用时摊纱布上贴于患处。

金枪铁扇散（《中医伤科讲义》）

〔组成〕 乳香、没药等

〔功效与适应症〕 收敛拔毒。主治各种溃疡。

〔制用法〕 共研细末，作掺药使用。

肢伤一方(《外伤科学》)

〔组成〕　当归12g　赤芍12g　桃仁10g　红花6g　黄柏10g　防风10g　木通10g　甘草6g　生地黄12g　乳香5g

〔功效与适应症〕　行气活血、祛瘀止痛。治疗跌打损伤，瘀肿疼痛。用于四肢骨折和软组织损伤初期。

〔制用法〕　水煎服，每日1剂。

肢伤二方(《外伤科学》)

〔组成〕　当归12g　赤芍12g　续断12g　威灵仙12g　生薏仁30g　桑寄生30g　骨碎补12g　五加皮12g

〔功效与适应症〕　祛瘀生新、舒筋活络。治疗跌打损伤，四肢筋脉拘挛疼痛。用于四肢损伤的中、后期。

〔制用法〕　水煎服，每日1剂。

肢伤三方(《外伤科学》)

〔组成〕　当归12g　白芍12g　续断12g　骨碎补12g　威灵仙12g　川木瓜12g　天花粉12g　黄芪15g　熟地黄15g　自然铜10g　地鳖虫10g

〔功效与适应症〕　益气养血，促进骨合。用于骨折后期。

〔制用法〕　水煎服，每日1剂。

抵当汤（丸）(《伤寒论》)

〔组成〕　桃仁（去皮尖）　大黄（酒浸）　水蛭（熬）　虻虫（熬）

〔功效与适应症〕　攻下逐瘀。治疗各种骨肿瘤有瘀阻者。

〔制用法〕　水煎服，每日1剂（亦可炼蜜为丸，每服一丸，其药效稍缓）。

九　画

活血散(《中医正骨经验概述》)

〔组成〕　乳香　没药　血竭　羌活　香附　穿山甲　煅自然铜　独活　续断　豹骨　川芎　木瓜各15g　贝母　厚朴　炒小茴　肉桂各9g　木香6g　制川乌　制草乌各3g　白芷24g　麝香1.5g　紫荆皮　当归各24g

〔功效与适应症〕　活血舒筋，理气止痛。治疗跌打损伤，瘀久疼痛或久伤不愈。

〔制用法〕　共为细末，用时以开水或黄酒调成糊状，外敷患处。

活血酒(《中医正骨经验概述》)

〔组成〕　活血散15g　白酒500g

〔功效与适应症〕　通经散瘀。用于陈旧性扭、挫伤；寒湿偏胜之腰腿痛。

〔制用法〕　将活血散泡入白酒内，7～10天即成。

活血汤(经验方)

〔组成〕　归尾9g　柴胡6g　桃仁9g　红花5g　赤芍9g　枳壳9g　血竭3g　鸡血藤15g

〔功效与适应症〕　活血祛瘀、消肿止痛。用于骨折早期。

〔制用法〕　水煎服，每日1剂。

活血止痛汤(《伤科大成》)

〔组成〕　当归12g　川芎6g　乳香6g　苏木5g　红花5g　没药6g　地鳖虫3g　赤芍9g

　　陈皮 5g　落得打 6g　紫荆藤 9g　三七 3g

　　〔功效与适应症〕　活血止痛。治疗跌打损伤肿痛。

　　〔制用法〕　水煎服，每日 1 剂。

活血散瘀汤（《医宗金鉴》）

　　〔组成〕　当归尾　川芎　桃仁（去皮尖）　大黄（酒炒）　赤芍　苏木　丹皮　瓜蒌仁　槟榔　枳壳（麸炒）

　　〔功效与适应症〕　活血逐瘀。治疗瘀血流注或损伤瘀血等症。

　　〔制用法〕　水煎服，每日 1 剂。

活络油膏（《中医伤科学讲义》）

　　〔组成〕　略

　　〔功效与适应症〕　活血通络。用于损伤后期组织硬化或粘连。

　　〔制用法〕　外擦。

独参汤（《景岳全书》）

　　〔组成〕　人参 10～30g

　　〔功效与适应症〕　补气、摄血、固脱。治疗失血后气血衰虚、气随血脱之危象。

　　〔制用法〕　水炖服。近年来亦有将其制成注射液用者。

独活寄生汤（《千金方》）

　　〔组成〕　独活 6g　防风 6g　川芎 6g　牛膝 6g　秦艽 12g　杜仲 12g　当归 12g　茯苓 12g　桑寄生 18g　党参 12g　熟地黄 15g　白芍 10g　细辛 3g　甘草 3g　肉桂 2g（冲服）

　　〔功效与适应症〕　补肝肾、补气血、祛风湿、止痹痛。治疗腰脊损伤后期，肝肾亏损，风湿痹痛而四肢屈伸不利者。

　　〔制用法〕　水煎服，每日 1 剂。

顺气活血汤（《伤科大成》）

　　〔组成〕　苏梗　枳壳　厚朴　砂仁　木香　红花　归尾　赤芍　苏木　香附　桃仁

　　〔功效与适应症〕　行气活血，祛瘀止痛。常用于胸腹挫伤，气滞胀满作痛者。

　　〔制用法〕　水煎服，每日 1 剂。

复元活血汤（《医学发明》）

　　〔组成〕　柴胡 15g　天花粉 10g　当归尾 10g　红花 6g　穿山甲 10g　酒浸大黄 30g　酒浸桃仁 12g

　　〔功效与适应症〕　活血祛瘀，消肿止痛。治疗跌打损伤瘀血停积于胁下，肿痛难忍者。

　　〔制用法〕　水煎服，每日 1 剂。

复元通气散（《正体类要》）

　　〔组成〕　木香　茴香　白芷　青皮　穿山甲　漏芦　陈皮　贝母　甘草各等份

　　〔功效与适应症〕　理气止痛。治疗跌打损伤之气滞作痛。

　　〔制用法〕　共为细末，每服 3～6g，日服 2 次。

骨折挫伤散

　　〔组成〕　略

　　〔功效与适应症〕　活血化瘀、理气止痛、接骨续筋。治疗跌打损伤之气滞作痛。尤适用于骨折初期和中期。

〔制用法〕　成品，每服 10 粒，每日服两次。

保立苏汤

〔组成〕　白芍 15g　黄芪 30g　党参 15g　炙甘草 6g　白术 15g　当归 9g

〔功效与适应症〕　益脑气、补肝肾。主要用于脑震荡后期。

〔制用法〕　水煎服。

十 画

消肿止痛膏(《外伤科学》)

〔组成〕　姜黄　羌活　栀子　干姜　乳香　没药

〔功效与适应症〕　祛瘀消肿止痛。治疗损伤初期瘀肿疼痛者。

〔制用法〕　共为细末，用凡士林调成软膏敷患处。

消瘀膏 (经验方)

〔组成〕　大黄 1 份　栀子 1 份　木瓜 4 份　蒲公英 4 份　姜黄 4 份　黄柏 6 份　蜜糖适量

〔功效与适应症〕　祛瘀、消肿、止痛。用于损伤瘀肿疼痛。

〔制用法〕　共为细末。水蜜各半调敷。

消瘀止痛膏(《中医伤科学讲义》)

〔组成〕　木瓜 60g　栀子 30g　大黄 15g　蒲公英 60g　地鳖虫 30g　乳香 30g　没药 30g

〔功效与适应症〕　活血化瘀、消肿止痛。治疗损伤初期肿胀疼痛剧烈者。

〔制用法〕　共为细末，用饴糖或凡士林调成软膏敷患处。

消瘀膏 (经验方)

〔组成〕　栀子　大黄　木瓜　姜黄　黄柏　蒲公英

〔功效与适应症〕　消肿祛瘀止痛。治疗损伤瘀肿疼痛。

〔制用法〕　共为细末，水、蜜各半调匀后敷于患处。

润肠丸(《脾胃论》)

〔组成〕　大黄　当归梢　羌活　桃仁（汤浸去皮尖）　麻仁

〔功效与适应症〕　润肠通便，活血祛风。治疗饮食劳倦，大便秘结。

〔制用法〕　共为细末，炼蜜为丸，每服 12g，空腹温开水送服。

柴胡细辛汤 (经验方)

〔组成〕　柴胡 6g　细辛 3g　薄荷 4.5g　当归　土鳖虫　丹参各 9g　半夏 4.5g　泽兰 9g　黄连 3g

〔功效与适应症〕　主治脑震荡和脑挫伤的头痛、头晕、恶心、呕吐等症。

〔制用法〕　水煎服。

柴胡疏肝散(《景岳全书》)

〔组成〕　柴胡 6g　枳壳 6g　芍药 9g　香附 6g　川芎 6g　炙甘草 3g

〔功效与适应症〕　疏肝行气，和血止痛。治疗胁肋疼痛及胁肋部损伤后诸证。

〔制用法〕　水煎服，每日 1 剂。

桂枝汤(《伤寒论》)

〔组成〕　桂枝 9g　芍药 9g　生姜 9g　大枣 4 枚　甘草 5g

〔功效与适应症〕 解肌发表，调和营卫。治疗外感风寒之头痛发热

〔制用法〕 水煎服，每日 1 剂。

桂枝加葛根汤(《伤寒论》)

〔组成〕 葛根 桂枝 芍药 生姜 大枣 甘草

〔功效与适应症〕 解肌舒筋。治疗太阳伤寒，头项强痛。

〔制用法〕 水煎服，每日 1 剂。

桂枝附子汤(《金匮要略》)

〔组成〕 桂枝 12g 炮附子 9g 生姜 9g 炙甘草 6g 大枣 4 枚

〔功效与适应症〕 温阳逐湿。治风湿相搏，身体疼烦，不能自转，脉浮而涩。

〔制用法〕 水煎服。

桂麝散(《药蔹启秘》)

〔组成〕 麻黄 细辛 肉桂 牙皂 丁香 生半夏 生南星 麝香 冰片

〔功效与适应症〕 温化痰湿，消肿止痛。治疗疮疡阴证未溃、乳癖等。

〔制用法〕 掺膏药内贴敷。

桃红四物汤(《和剂局方》)

〔组成〕 当归 12g 川芎 8g 白芍 10g 生地黄 15g 桃仁 6g 红花 6g

〔功效与适应症〕 养血活血，祛瘀。治疗疮疡皮肤病，脱疽之属于血瘀者。

〔制用法〕 水煎服，每日 1 剂。

桃花散(《外科正宗》)

〔组成〕 白石灰 大黄

〔功效与适应症〕 止血。治疗创伤失血。

〔制用法〕 将大黄煎汁后泼入白石灰内。再将石灰炒至红色，过筛备用。用时掺撒在患处，纱布包扎。

桃核承气汤(《伤寒论》)

〔组成〕 大黄（后下）12g 桃仁 12g 桂枝 6g 芒硝（冲服）6g 炙甘草 12g

〔功效与适应症〕 攻下逐瘀。治疗跌打损伤瘀血内停，或下腹蓄瘀，疼痛拒按等症。

〔制用法〕 水煎服，每日 1 剂或隔日 1 剂。

海桐皮汤(《医宗金鉴》)

〔组成〕 海桐皮 6g 透骨草 6g 乳香 6g 没药 6g 当归 5g 川椒 10g 川芎 3g 红花 3g 威灵仙 3g 甘草 3g 防风 3g 白芷 3g

〔功效与适应症〕 活络止痛。治疗跌打损伤疼痛。

〔制用法〕 共为细末，布袋装。煎水熏洗患处。

健步虎潜丸(《伤科补要》)

〔组成〕 龟板胶 鹿角胶 豹骨 何首乌 川牛膝 杜仲 锁阳 当归 熟地黄 威灵仙各 2 份 黄柏 人参 羌活 白芍 白术各 1 份 川附子 1.5 份 蜜糖适量

〔功效与适应症〕 补气血，壮筋骨。治疗跌打损伤，血虚气弱，筋骨痿弱无力，步履艰难。

〔制用法〕 共为细末，炼蜜为丸如绿豆大。每服 10g，空腹淡盐水送下，每日 2～3 次。

健脾养胃汤(《伤科补要》)

〔组成〕　党参　白术　黄芪　归身　白芍　陈皮　小茴　山药　茯苓　泽泻

〔功效与适应症〕　为调理脾胃之剂。

〔制用法〕　水煎服。

菟丝子汤（丸）(《和剂局方》)

〔组成〕　菟丝子　泽泻　鹿茸　附子　肉桂　石斛　石龙芮　熟地黄　茯苓　续断　山茱萸　肉苁蓉　补骨脂　荜澄茄　防风　杜仲　牛膝　巴戟天　沉香　茴香　川芎　五味子　覆盆子　桑螵蛸

〔功效与适应症〕　温补肾阳，填精益髓。主治肾虚腰痛。

〔制用法〕　水煎服，或炼蜜为丸口服。

十 一 画

清心药(《证治准绳》)

〔组成〕　当归　丹皮　川芎　赤芍　生地黄　黄芩　黄连　连翘　栀子　桃仁　甘草

〔功效与适应症〕　祛瘀消肿，清热解毒。用于开放性骨折、脱位及软组织损伤。

〔制用法〕　水煎服。

清营退肿膏(《中医伤科学讲义》)

〔组成〕　大黄2份　芙蓉叶2份　黄芩1份　花粉1份　滑石1份　东丹1份　凡士林适量

〔功效与适应症〕　清热祛瘀，消肿。治骨折、筋伤初期或疮疡、红肿热痛。

〔制用法〕　共研细末，凡士林调煮成膏外敷。

接骨丹(《证治全生集》)

〔组成〕　血竭4.8g　红花12g　儿茶0.72g　雄黄12g　乳香3.6g　没药4.2g　朱砂3.6g　归尾30g　麝香0.09g　冰片0.36g

〔功效与适应症〕　活血止痛接骨。治疗跌打损伤之筋骨断折。

〔制用法〕　共为细末，每次服3g，每日2次口服。

接骨膏(《外伤科学》)

〔组成〕　五加皮2份　地龙2份　乳香1份　没药1份　骨碎补1份　䗪虫1份　白及1份　蜂蜜适量

〔功效与适应症〕　接骨，活血止血。治疗损伤后瘀肿疼痛。

〔制用法〕　共为细末，蜂蜜或白酒调成厚糊状外敷。亦可用凡士林调煮成膏外敷。

接骨续筋药膏(《中医伤科学讲义》)

〔组成〕　自然铜3份　荆芥3份　防风　皂角3份　五加皮3份　续断3份　茜草根3份　羌活3份　乳香3份　没药2份　接骨木2份　骨碎补2份　赤芍2份　红花2份　白及4份　血竭4份　硼砂4份　螃蟹末4份　土鳖虫2份

〔功效与适应症〕　接骨续筋。治疗骨折或筋伤。

〔制用法〕　共为细末，用饴糖或蜂蜜调煮外敷。

接骨紫金丹(《杂病源流犀烛》)

〔组成〕　乳香　没药　自然铜　土鳖虫　骨碎补　大黄　血竭　硼砂　当归各等量

〔功效与适应症〕　祛瘀止痛，接骨续损。治疗骨折、瘀血内停者。

〔制用法〕　共为细末，每次服 5g，日服两次。

麻桂温经汤(《伤科补要》)

〔组成〕　桂枝　麻黄　白芷　红花　桃仁　赤芍　细辛　甘草

〔功效与适应症〕　通经活络，祛瘀止痛。治疗损伤后感受风寒之邪而痹痛者。

〔制用法〕　水煎服，每日 1 剂。

续骨活血汤(《中医伤科学讲义》)

〔组成〕　红花　地鳖虫　乳香　没药各 6g　赤芍　白芍　煅自然铜　落得打各 10g　续断　骨碎补　当归尾各 12g　生地黄 15g

〔功效与适应症〕　活血止血，祛瘀止痛，接骨续损。治疗骨折及软组织损伤。

〔制用法〕　水煎服，每日 1 剂。

黄芪桂枝五物汤

〔组成〕　黄芪 12g　芍药 9g　桂枝 9g　生姜 12g　大枣 6g

〔功效与适应症〕　益气温经，通痹。治疗血痹证，肌肤麻木不仁等。

〔制用法〕　水煎服，每日 1 剂。

十 二 画

舒筋汤（丸）

〔组成〕　1. 当归 10g　白芍 10g　姜黄 6g　宽筋藤 15g　松节 6g　海桐皮 12g　羌活 10g　防风 10g　续断 10g　甘草 6g(《外伤科学》)

2. 当归 12g　陈皮 9g　羌活 9g　骨碎补 9g　伸筋草 15g　五加皮 9g　桑寄生 15g　木瓜 9g（南京中医药大学经验方）

〔功效与适应症〕　祛风止痛，舒筋活络。治疗损伤后期兼风寒，筋脉拘挛疼痛者。

〔制用法〕　水煎服，每日 1 剂。

舒筋活血汤(《伤科补要》)

〔组成〕　羌活 6g　防风 9g　荆芥 6g　独活 9g　当归 12g　续断 12g　青皮 5g　牛膝 9g　五加皮 9g　杜仲 9g　红花 6g　枳壳 6g

〔功效与适应症〕　舒筋活络。治疗损伤后期筋肉挛痛者。

〔制用法〕　水煎服，每日 1 剂。

舒筋活血洗方(《中医伤科学讲义》)

〔组成〕　伸筋草 9g　海桐皮 9g　秦艽 9g　独活 9g　当归 9g　钩藤 9g　乳香 6g　没药 6g　川红花 6g

〔功效与适应症〕　舒筋活血止痛。治损伤后筋络挛痛。

〔制用法〕　水煎，温洗患处。

舒筋止痛水(《林如高正骨经验》)

〔组成〕　三七粉　三棱　生草乌　生川乌　红花　当归　樟脑　木瓜　五加皮　怀牛膝　70%的酒精

〔功效与适应症〕　舒筋活血止痛。用于跌打损伤的局部肿痛者。

〔制用法〕　密封浸泡一个月后备用。用时将药水涂擦患处。

舒筋活络膏(《林如高正骨经验》)

〔组成〕　当归60g　松节60g　稀莶草60g　蓖麻仁60g　木瓜30g　蚕砂30g　穿山甲90g　钩藤60g　海风藤60g　五加皮90g　乳香30g　没药30g　蚯蚓（干）30g　蛇蜕15g　麝香3g　炒黄丹500g

〔功效与适应症〕　祛风活络，行血止痛。治旧伤兼挟风湿而引起关节或软组织酸痛。

〔制用法〕　前十味粗料用净菜油750g，桐油250g，同入锅内熬炼，滤去药渣，再加入后六味细料。将膏药摊在布上，温贴患处。

舒筋活络药膏(《中医伤科学讲义》)

〔组成〕　红花　赤芍　生蒲黄　南星　苏木　旋覆花　生草乌　生川乌　羌活　独活　生半夏　生大黄　生木瓜　生栀子　路路通

〔功效与适应症〕　舒筋活血止痛。治疗跌打损伤之肿痛。

〔制用法〕　共为细末，用饴糖或蜂蜜调敷。

散瘀和伤汤(《医宗金鉴》)

〔组成〕　番木鳖15g　红花15g　生半夏15g　骨碎补9g　甘草9g　葱须30g　醋60g（后下）

〔功效与适应症〕　活血祛瘀，止痛。治疗软组织损伤瘀肿疼痛，以及骨关节脱位后期筋络挛缩疼痛。

〔制用法〕　用水煎药，沸后入醋，再煎5~10分钟，熏洗患处，每日3~4次。

膈下逐瘀汤(《医林改错》)

〔组成〕　赤芍6g　当归9g　川芎6g　桃仁9g　红花9g　枳壳4.5g　香附4.5g　丹皮6g　元胡3g　五灵脂6g　乌药6g　甘草9g

〔功效与适应症〕　活血祛瘀，治疗腹部损伤蓄瘀疼痛者。

〔制用法〕　水煎服，每日1剂。

葛根汤(《伤寒论》)

〔组成〕　葛根15g　麻黄8g　桂枝15g　白芍15g　甘草5g　生姜3g　大枣5g

〔功效与适应症〕　解肌舒筋。治疗外感风寒，头身疼痛，项背强。临床多用于颈椎病及肩周炎有外感者。

〔制用法〕　水煎服，每日1剂。

温胆汤(《三因极一病证方论》)

〔组成〕　半夏6g　竹茹6g　枳实6g　橘皮9g　生姜5片　茯苓5g　甘草3g

〔功效与适应症〕　理气化痰，清胆和胃。治疗胆胃不和，痰热内扰之虚烦不眠、呕吐呃逆、心悸不安、癫痫等。

〔制用法〕　水煎服，或上锉为散，每服20g（食前服）。

温经通络膏(《中医伤科学讲义》)

〔组成〕　乳香　没药　麻黄　马钱子各等量　饴糖或蜂蜜适量

〔功效与适应症〕　祛风止痛。治骨关节、软组织损伤肿痛，或风寒湿浸注，局部痹痛者。

〔制用法〕　共为细末，饴糖或蜂蜜调成软膏或用凡士林调成膏外敷患处。

跌打膏（《中医伤科讲义》）

〔组成〕 乳香150g 没药150g 血竭90g 香油10000g 三七17500g 冰片90g 樟脑90g 东丹5000g

〔功效与适应症〕 活血祛瘀，消肿止痛。用于跌打损伤，骨折伤筋，肿胀疼痛。

〔制用法〕 制成膏药，热熨后外敷患处。

跌打丸（经验方）

〔组成〕 当归1份 土鳖虫1份 川芎1份 血竭1份 没药1份 麻黄2份 自然铜2份 乳香2份

〔功效与适应症〕 活血祛瘀，接骨续筋。治跌打损伤，筋断骨折，瘀血攻心等症。

〔制用法〕 共为细末。蜜丸，每丸5g，每服1~2丸，每日1~2次。

跌打营养汤（《林如高正骨经验》）

〔组成〕 西洋参3g（或党参15g） 黄芪9g 当归6g 川芎4.5g 熟地15g 白芍9g 枸杞15g 怀山药15g 续断9g 砂仁3g 三七4.5g 补骨脂9g 骨碎补9g 木瓜9g 甘草3g

〔功效与适应症〕 益气养血，滋补肝肾，强壮筋骨。用于骨折中、后期。

〔制用法〕 水煎服，每日1剂。

跌打万花油（成药）

〔组成〕 略

〔功效与适应症〕 消肿止痛，解毒消炎。治疗跌打损伤肿痛，烫伤等。

〔制用法〕 敷贴：制成万花油纱，直接敷于患处。涂擦：把药油直接涂擦到患处。亦可在施行按摩手法时配合使用。

黑虎丹（《外科诊疗学》）

〔组成〕 灵磁石（醋煅） 公丁香 母丁香 全蝎 僵蚕 炙甲片 炙蜈蚣 牛黄 蜘蛛（炒碳） 麝香 冰片

〔功效与适应症〕 消肿提脓。治疗痈、疽、瘰疬、流痰等症，溃后脓腐不净；也可用于对升丹过敏者。

〔制用法〕 共为细末，掺撒少许药粉于疮头上，外盖太乙膏，隔日换药1次。

象皮膏（《伤科补要》）

〔组成〕 第1组：大黄10份 川芎5份 当归5份 生地5份 红花1份半 川黄连1份半 荆芥1份半 肉桂1份半 甘草2份半 麻油85份

第2组：黄蜡25份 白蜡25份

第3组：象皮2份半 血竭2份半 乳香2份半 没药2份半 珍珠1份 人参1份 冰片半份 地鳖虫5份 白及1份半 龙骨1份半 海螵蛸1份半 百草霜适量

〔功效与适应症〕 活血生肌、接骨续损。治疗开放性损伤及各种溃疡腐肉已去，且已控制感染而无明显分泌物，待其生长愈合者。

〔制用法〕 第一组药用麻油熬枯，去渣取油入第二组药物炼制成膏，第三组药物分别为末，除百草霜外（调解稠度，密封备用），混合后加入膏内搅拌均匀。用时直接摊在敷料上外敷。也可将药粉用凡士林调煮，制成象皮膏油纱外用。

十三画以上

新伤续断汤(《中医伤科学讲义》)

〔组成〕　当归尾 12g　乳香 3g　没药 3g　丹参 6g　自然铜 12g　骨碎补 12g　泽兰叶 6g　延胡索 6g　苏木 10g　续断 10g　桑枝 12g　桃仁 6g　土鳖虫 6g

〔功效与适应症〕　活血祛瘀，止痛接骨。治疗骨损伤的初、中期。

〔制用法〕　水煎服，每日 1 剂。

黎洞丸(《医宗金鉴》)

〔组成〕　牛黄 1 份　冰片 1 份　麝香 1 份　阿魏 5 份　雄黄 5 份　大黄 10 份　儿茶 10 份　血竭 10 份　乳香 10 份　没药 10 份　田三七 10 份　天竺黄 10 份　藤黄 10 份（隔汤煮十数次，去浮沫，用山羊血拌晒。如无山羊血可用子羊血代之）

〔功效与适应症〕　祛瘀生新，治跌打损伤，瘀阻气滞，剧烈疼痛，或瘀血内攻，及无名肿毒等症。

〔制用法〕　共研细末，将藤黄化开为丸，如芡实大，焙干，稍加白蜜，外用蜡皮固封。每次服一丸，开水或洒送服。外用时用茶卤磨涂。

蠲痹汤(《百一选方》)

〔组成〕　羌活 6g　姜黄 6g　当归 12g　赤芍 9g　黄芪 12g　防风 6g　炙甘草 3g　生姜 3g

〔功效与适应症〕　活血通络，祛风除湿。治疗损伤后期，风寒乘虚入络者。

〔制用法〕　水煎服，每日 1 剂。